中医药历史与文化

中医药

第三辑

中医药文化与古典文学

Chinese Medicine Culture
and Classical Literature

长春中医药大学 主办

陈玉梅 江凤艳 主编

中国社会科学出版社

图书在版编目（CIP）数据

中医药历史与文化. 第三辑/陈玉梅，江凤艳主编. —北京：
中国社会科学出版社，2023.6
ISBN 978-7-5227-2456-0

Ⅰ.①中… Ⅱ.①陈… ②江… Ⅲ.①中国医药学－文化史
Ⅳ.①R-092

中国国家版本馆CIP数据核字（2023）第155143号

出 版 人	赵剑英	
责任编辑	党旺旺	
责任校对	马婷婷	
责任印制	王 超	

出 版	中国社会科学出版社	
社 址	北京鼓楼西大街甲 158 号	
邮 编	100720	
网 址	http://www.csspw.cn	
发 行 部	010-84083685	
门 市 部	010-84029450	
经 销	新华书店及其他书店	

印 刷	北京明恒达印务有限公司
装 订	廊坊市广阳区广增装订厂
版 次	2023年6月第1版
印 次	2023年6月第1次印刷

开 本	710×1000 1/16
印 张	25.25
字 数	328千字
定 价	118.00元

编 委 会

目　录

▣ 名医·名家访谈 ▣

医之路始于足下

　　——国医大师王烈访谈 ………………………… 王　烈　崔　为 /1

▣ 典籍与文化 ▣

基于《黄帝内经》文本的中医自身发展规律探析 …………… 张超中 /19

《黄帝内经》的道家文化解读

　　——以《素问·上古天真论》为例 ………………… 臧守虎 /43

史官论气与《黄帝内经》中的气论 ……………………………… 裘　梧 /64

▣ 中医药文化与古典文学 ▣

古典文学与中医学的相融现象及其文化背景 ………… 陈庆元　王水香 /98

为什么还要有文学治疗 ………………………………………… 杨　琼 /149

先秦两汉医疗文学研究述评 …………………………… 刘怀荣　徐智宇 /162

秦汉简涉医类文献校读札记 …………………………… 方　勇　袁开惠 /186

看似胡说与骨子里的分数

　　——诗性思维、原始生死观与《庄子》的养生书写

　　………………………………………………… 白宪娟　吴明霞 /209

唐代医疗文学研究的文化阐释空间 …………………………… 田恩铭 /228

宋代谣谚中的医养观 …………………………………… 陈敏思　赵瑶丹 /240

《金瓶梅》壬子日考论 …………………………………… 羊　红 /259

丽娘之死：明清文学与医学中的所欲不得和医疗 ………… 刘　鹏 /279

文化比较视域下的心理失能研究

　　——以冯梦龙《古今笑》中的强迫症叙事为例 ………… 毛　旭 /297

明清小说痘疹知识的民间认知模式与通俗叙事路径 ………… 李远达 /316

中医"情志"与林黛玉典型型塑及当代启思 ……… 张　惠　林志秀 /334

▣ 学术动态 ▣

出土医学文献数术文化研究述要 …………………………… 谷建军 /349

地不爱宝　片羽重现

　　——《天回医简》评述 ……………………… 熊益亮　王启航 /368

明清时期医者的地域与身份

　　——评《明清江南儒医的守正与通变》……………… 高加康 /382

注释凡例 ……………………………………………………… /391

征稿启事 ……………………………………………………… /395

Contents

【 Interview with Great Doctors and Masters 】

The Road to Medicine Begins with the First Step—Interview with Wang Lie,

National Medical Master ···································· *Wang Lie Cui Wei* /1

【 Classics and Culture 】

A Probe for Self-developing Rules of TCM Based on Text of the

Huang Di Nei Jing ·································*Zhang Chaozhong* /19

Taoist Cultural Interpretation of the *Huang Di Nei Jing*:

Taking "*Su Wen·Shanggu Tianzhen Lun*" as An Example ······*Zang Shouhu* /43

A Comparative Research on Qi Theory between Official

Historians' Expositions and *Huang Di Nei Jing* ······················ *Qiu Wu* /64

【 Chinese Medicine Culture and Classical Literature 】

The Integration of Classical Literature and Chinese Medical Science and

Its Cultural Background ···················· *Chen Qingyuan Wang Shuixiang* /98

Why Do We Need Literature Therapy? ························· *Yang Qiong* /149

Review of Medical Literature Research in Pre-Qin and Han Dynasties

···································· *Liu Huairong Xu Zhiyu* /162

Reading Notes on Medical Literature in Bamboo Slips of Qin

and Han Dynasties ······························· *Fang Yong Yuan Kaihui* /186

Seemingly Ridiculous with Inner Logic: Poetic Thinking,

Primitive View of Life and Death and *Zhuangzi*'s Writings

on Health ······································· *Bai Xianjuan Wu Mingxia* /209

The Space for Cultural Interpretation of Medical Literature Studies

in Tang Dynasty ······························· *Tian Enming* /228

The View of Health Care in Folk Songs and Proverbs of Song Dynasty
·· *Chen Minsi Zhao Yaodan* /240

A Textual Study of Renzi Day in *Jin Ping Mei* ················· *Yang Hong* /259

The Death of Du Liniang: Suppressed Desire and Medical Treatment
in Literature and Medicine in Ming and Qing Dynasties ··········· *Liu Peng* /279

A Study on Mental Disability from the Perspective of Cultural Comparison:
Taking the Narratives of Obsessive-Compulsive Disorder in Feng Menglong's
Jokes Past and Present as An Example ························· *Mao Xu* /297

The Folk Cognitive Model and Popular Narrative Path of Smallpox
Knowledge in Ming and Qing Novels ····················· *Li Yuanda* /316

The Typification of Lin Daiyu through Traditional Chinese Medicine's
"Emotional Therapy" and Its Contemporary Reflections ························
·· *Zhang Hui Lin Zhixiu* /334

【 Academic Dynamics 】

An Overview of the Research of Shushu（数术）Culture Based
on the Unearthed Medical Literature ····················· *Gu Jianjun* /349

An Invaluable Treasure Generally Bequeathed by the Earth:
A Review of *Tianhui Yijian* (Ancient Medical Book on
Bamboo Unearthed in Tianhui Town) ········· *Xiong Yiliang Wang Qihang* /368

The Region and Identity of Doctors in the Ming and Qing Dynasties
A Comment on *The Cultural inheritance and Innovation of Confucian
Doctors in Jiangnan during the Ming and Qing Dynasties* ······*Gao Jiakang* /382

A Guide to Annotation ·· /391

Call for Papers ·· /395

医之路始于足下

——国医大师王烈访谈

王　烈　崔　为

国医大师王烈简介：王烈，1930年出生于辽宁省盖州市，国医大师，中国中医科学院首届学部委员。吉林省中医药终身教授，长春中医药大学附属医院教授、主任医师、博士生导师、博士后合作导师。国家中医药管理局第1—6批名老中医药专家学术经验继承工作指导老师。兼任世界中医药联合会儿科分会、中华中医药学会儿科专业委员会、全国中医药高等教育学会儿科教育研究会、中国民族医药学会儿科专业委员会等6个学会的顾问、名誉会长职务。享受国务院政府津贴，获中华人民共和国成立70周年全国中医药杰出贡献奖，有突出贡献的专家，省、市劳动模范，省、市优秀教师，白求恩式医生，吉林省英才奖章，吉林好人·最美教师等奖励和荣誉称号。王烈教授专注于中医儿科医疗、教学、科研工作，毕生致力于中医药防治小儿肺系病证的研究，尤其擅长治疗小儿肺系疾病，以哮喘防治为专。创立了中医防治小儿哮喘病"三期分治""哮喘苗期""哮咳"理论和"闻声辨咳一指诊法"，运用"三个理论、五方、十四法、五种新药、六个制剂"进行诊治，累

访谈人简介：崔为，长春中医药大学图书馆馆长，教授，博士生导师，研究方向：中医古籍整理与研究。

计诊治患儿近百万人次，被誉为"小儿王"。其学术思想被纳入国家教材，首创"哮咳"病名，并被《中医儿科临床诊疗指南》引用。中医药防治小儿哮喘被列入国家中医药管理局重点专科诊疗规范，作为适宜技术在全国推广应用。出版著作27部，其中"婴童"系列18部，发表论文200余篇，科研成果9项，国家专利3项，院内制剂69种，研制新药6种。虽年届92高龄，仍坚持工作在医疗一线，为病儿诊疗服务。指导高徒门生传承经验，坚持科研和写作。

崔为：王老您好！您曾在辽宁省医务学校、哈尔滨医科大学、长春中医学院等多所院校进行学习，先学西医，后学中医，能请您和我们分享一下您的学习经历并谈谈这个过程中的感想吗？

王烈：好的。从前我在辽宁省医务学校和哈尔滨医科大学是学习西医的，毕业以后，我又进入了长春第一汽车制造厂医院工作，成为一名儿科医师。虽然一直在从事西医儿科临床工作，但我其实一直都对中医很感兴趣。

在我14岁那年的暑假，我的母亲患上了尿蓄积证，是一个老中医用竹叶一味药治好的，当时就觉得中药很神奇。后来，我在从事西医儿科临床工作的时候，也是在老中医指导下用土豆泥外敷腮处治愈了100多个小儿疠腮炎患儿。还碰到一个因为发热住院100多天的患儿，用了很多西药治疗都没效果，后来是用中药治好的，所以我是非常信中医的，在从事西医临床工作期间，一直在自学中药四百味。1958年是我学医的转折点，那年我被组织选派至长春中医学院，参加首届西医离职学习中医班。

初入"西学中"班，我是既有期待又很忐忑。我是西医出身，有10年的临床经验，转学中医，须得建立起中医思维，理解何为阴阳五行、脏腑经络、营卫气血，何为天人合一、整体观念，诊疗时如何审证求因、四诊合参、辨证论治，方药如何配伍应用，这些对于初学者，是一个门槛。

但从医向学，当勇攀高峰。祖国医学历史悠久，凝聚诸家精华传承至今，为自己树立信心是学习好中医的第一步。想要深入理解医书还需要大量知识的积累，春华秋实，必有其勤，我成了图书馆的常客。凌晨时分起床，半夜才睡，竟然将长春中医学院馆藏的所有中医儿科文献阅读了一遍。医家李梴曾言"盖医出于儒，非读书明理，终是庸俗昏昧，不能疏通变化"，读书学习莫要欺骗自己，光是读过是不够的，还要理解。我看过的书，读书笔记就做了数十万字。古人说"书中自有黄金屋"，文献典籍承载之学价值连城，如能仔细研读必定有所收获。

后来我还向多位良师请教学习。朱志龙老先生是我的中医儿科启蒙恩师，一路谆谆教诲。孙纯一先生道"本草开路"，一语醍醐。不通药性不能明方义，何况是行医治病？张继有先生曾经说过，"知药尚应知广"。博观而约取，厚积而薄发，才能在疑难杂症诊治时福至心灵。江育仁先生也曾勉励我说，"西学中的若是志于中医，会比学中医的要好"。这话让我矢志于中医的决心更甚，逐渐对中医有了一些自己的领悟。

山东负责的《名老中医之路》编写组和吉林省媒体曾经采访我，询问我名医成长经验，我连想都没想即脱口而出："始于足下。"借今天分享，仍要提出这一点，积跬步，方可行千里。在院校学习，要充分利用高校资源，尽量形成完整的知识体系，在学习中潜移默化地建立起自己的思维框架。侍诊跟师时，也要勤学善问。只有平日多积累，才能在日后的实践中加以运用，成为合格的临床大夫。

医路漫漫，忆往昔学习之经历，感慨非常。困难是常有的事，勤学精思，克服困难是终身的修行。医者，大医精诚，须得靠杏林真本事吃饭，让本草真疗效说话。

崔为：提到本草，白屈菜治疗百日咳的研究成果耗费了您许多年的心血，您能和我们讲讲在白屈菜研究过程中的故事吗？

王烈：说到白屈菜的研究，不仅有故事，还有情缘。如果从源头讲起，那是在1969年的春夏之交，我从长春中医学院图书馆回科里经过学院中药教研室，正好与主任邓明鲁先生遇上，先生和我同年，又是老乡，他的中草药认知水平很高，寒暄几句后他提到过几天带学生进山认采中草药，我请求一同前往学习，先生欣然同意。进山途中，我看到一棵棵黄色的四叶小花随风摆动，好奇随手拔了一棵求教邓先生，先生高兴地告诉我这个是白屈菜，民间用法不一，主要用于止痛、止泻、治疗皮肤病，有毒性。旁边一个听讲的农民说他们都叫它山黄连，特别苦，有人用它治小儿拉肚。我当时觉得小儿腹泻是常见病，一味药能治也是很难得的，就问用多少剂量，老师和农民都说不清楚，我实在好奇，就采了几棵白屈菜带回去了。

和我同样对白屈菜感兴趣的闫淑珍按照药典的要求将采集好的白屈菜做成了糖浆。白屈菜是有一定毒性的，虽然听说能治腹泻，但还从未进入临床，贸然就给患儿用肯定不行。回去我便查了很多资料，翻了很多的本草著作都没有儿科临床应用的记载，最早记载白屈菜的是明代朱橚的《救荒本草》，记载是充饥食用的，经过煮、浸水处理之后去毒可以食用。在无法进行实验室研究的情况下，我们只能仿效神农尝百草的做法自己试药。将白屈菜糖浆按照100%、50%、30%、15%、5%这样的比例分别尝试，每10分钟记录反映变化。我喝下了100%的白屈菜糖浆，两小时后除了我出现口唇麻木以外，其他比例的试药者都没有症状。就这样根据尝试结果拟出了白屈菜糖浆的有效安全用量，虽然这种方法不是很完美，但在之后的实践中取得了良好的效果，对白屈菜的性味、反应至少心里有数了，预想是成功的。后来医院来了一个百日咳并腹泻的患儿，多家医院诊治不见好转，在取得家属同意后，试用了白屈菜糖浆，嘱咐他们仔细观察用药后反应，次日要来复诊。第二天患儿的父亲一大早就来诊室欣喜地说药非常灵！一夜之间不见咳嗽，大便次数也从一日十几次减少到两次了！这个结果对于研究者来说，虽然是个案，但至少说明白屈菜糖浆安全有效，这也大大增强了我用之治病的信心。1970年，长春市百日咳流行，患儿非常多，应用中西药物疗效都不尽如人意，当时我就想起了这个白屈菜糖浆治疗百日咳并同时腹泻的案例。它对咳嗽的治疗是有效果的，效果如何还需要进一步观察，于是经过周密的立项研究，通过两年治疗观察了3500多个病例，确定了白屈菜治疗百日咳不仅疗效好，还用量少，价格低。为了满足白屈菜治病和研究的需要，从1969年开始，此后的15个年头，年复一年，平均每年从夏到秋的5个月，基本上每个周末假日，我们都要深入山林采药，常常就是夏天一身汗，雨天一身泥，最高兴的就是每次都能满载而归。如今，我们对白屈菜的研究已经持续了半个多世纪了，从用它治疗百日咳为主，到发现它对小儿的哮、喘、痰、泻等多种疾病都有疗效，这些都有确切的实验和临床实践证明，白屈菜的相关制剂、复方也不下20余种，默默无名的草药如今也进入了《中华人民共和国药典》等，能够挖掘出这颗沧海遗珠，为广大病儿服务，是我非常喜悦自豪的事情！

为了探讨白屈菜的民间应用，我先后到过吉林省的长白山、靖宇、抚松、通化集安、蛟河天岗、辽宁省南边的山区、黑龙江省阿城等地方的山区，这些地方不仅有白屈菜生长，而且分布广阔，产量可观。向当地的居民请教，三省的居民基本上都称它作山黄连，关于它有什么作用，居民都讲是老一辈人传下来的。吉林省九台土们岭的老乡说："夏秋季上山被虫咬伤，将它的茎折断，用流出来的黄汁涂抹伤口，一次就好。"吉林市丰满山区的老乡说："老一辈人讲用它煮水治拉肚，但未见有人用过，不知用多少量。"辽宁省的千山也有白屈菜，民间有用黄浆点到牙上可以止牙痛，有的讲治腹痛也好使，还有的讲煮水洗皮肤治疗皮肤疮疹之类的病，但都不知道用量。在缺医少药的年代，在偏僻的山区里，就地取材应急治病是常有的事，这些经验就像神农尝百草，逐渐形成并代代相传，今天我们也可以重新审视土方、偏方、传说中的治病经验，这为我们深入研究药物提供了线索，无疑是有益的。

崔为：2017年，您给长春中医药大学图书馆捐赠100万元用以购书。书籍对于您的成长一定起到重要作用，您是如何看待中医典籍的？

王烈：中医典籍浩如烟海，在"文化大革命"期间，我被挂牌游斗之余坚持在图书馆里刻苦钻研中医古籍，我对中医古籍、对书籍有着热爱之情，我现在也天天读书。记得我刚走上讲台之初，常常不知道如何引经据典地给学生授课，于是我在那一段工作学习期间，把中医学院图书馆里所藏的清代以前的儿科古籍专著和古籍中有关儿科的内容都读了一遍。我记得有一本古籍让我印象比较深，它是明代王纶编撰的《明医杂著》，我在学习中医时，在图书馆见过本书，但当时没有仔细阅读。应该是1964年的夏天，我和当时针灸教研室刘冠军主任一起参加会议。刘先生是我学习中医时的针灸学主讲老师。先生学识渊博，熟谙经典，平时手中总是拿着杂志或书籍。他这一天手中同样拿册书。在会议室坐下，我乘机借阅，就是我曾经见到但是没有细读过的《明医杂著》，于是我回到学校后阅读这本书，书中对历代医家的理法方药都有收录和点评，其中很多观点对我临床实践有着很深的影响。

当然，在我过去的教学与临床生涯中，除了《内经》《难经》《伤寒杂病论》《神农本草经》四大经典之外，我对其他很多典籍印象也很深刻，其中主要还是以儿科典籍为主，像《小儿药证直诀》《全幼心鉴》《幼幼新书》《活幼新书》《幼幼集成》《保婴易知录》《幼科类萃》《婴儿论》《儿科醒》等，我还曾经注疏过《小儿面部形色赋》。研读这些儿科古籍，对我的儿科临床理法方药的形成和创新，打下了坚实的基础。另外，像《太平圣惠方》《本草纲目》《医宗金鉴》《本草问答》《本草蒙筌》《药鉴》《皇汉医药全书》《老老恒言》这些书，对我遣方用药，指导小儿日常保健和自身养生长寿也有很大的影响。

并且，我发现古代中医药学家，特别注重文献的研究，而且对古代文化也触类旁通，尽取其义。一般所说的一经、二史、三坟、四书、五典、六艺、七略、八索、九丘、十通这些典籍，对张仲景、王冰、巢元方、孙思邈这些伟大医家而言，都是通晓必修之文。但是我发现现在的很多年轻中医，不读古籍，不看经典，一味追求临床辅助诊疗器械和生理生化指标，遣方用药没有规矩，大方、杂方、奇方频出，所以我认为阅读中医典籍是我们从医人员有效提升和陶冶情操的必经之路，作为中医人一定要读经典，看古籍，重实践，才能做好临床。

另外，中医药文献是我们中医药传承和发展的重要物质载体，古代先贤的学术思想、中医药的科技成就很多都是通过文献的形式流传，书籍是文化传承的重要脉络，典籍是中华文化兴盛和发展的见证和赓续，我觉得作为中国人应该爱读书、会读书。所以，我才尽了一些微不足道的能力，鼓励年轻人走进图书馆，沉心读经典。

崔为：这些年来看到您一直笔耕不辍，著述颇多，能谈谈您的著书工作吗？

王烈：我是很喜欢写东西，不过都是在教学出诊之外的闲暇时间里写，一点点的积累下来就已经很多了。我认为知识和经验都要落实到笔头上，看过的书，要做点笔记，临床上的病例也要进行分析总结，60多年坚持下来，我的笔录就比较丰富了，有读书体会、临证医案、医学笔记、施教答疑、病家咨询、随笔放言等等，零零散散几十万字啊，因为都和儿科相关，我的弟子们就帮我整理出版，叫"婴童"系列①。书挺多的，内容也杂，医学理论有，临证医案也多，还有很多的研究成果和学术资料，为什么把这些也放里头呢，这是有原因的，我在从事中医儿科工作的时候有幸加入了几个儿科的学术组织，有中华中医药学会儿科分会、中国中西医结合学会儿科分会和中华中医药高等教育学会儿科教学研究会，由于在三个学会中任职，并且参加历届学术活动，收集到不少学术论文。这些学术资料都是全国各地中医儿科、中西医结合儿科工作者的研究成果，都是专业性强、学术水平高的技术资料，所有的论文都是作者精心力作，至少都是经过临床实践而经得起考验的成果，这些资料都应该好好保存。如何保存、怎样薪传呢？我灵机一动，觉得应该整理、分类、成书，命名为金方，方之重莫贵于效，有效之贵于金！这就有了《婴童金方》。之后我们的一些研究成果也这样一篇篇整理分类放入了著作当中。如今我已过耄耋之年了，还想抓紧时间写点有用的。在写作这个事上，主要就是坚持和积累，书海无涯，医无止境，工作到老，学习也必然到老。

崔为：谈到"婴童"系列，其中有不少哮喘专著，哮喘病作为儿童高发疾病，而您对小儿哮喘又有着独到的三期分治体系，请您谈一谈小儿哮喘三期分治的中医理论来源？

王烈：好的，根据对古代文献的研读，我发现哮喘病的记载在我国至少也有2000多年的历史了，特别是小儿哮喘的历史还要早于成人。虽然《黄帝内经》很少论及小儿疾病，但在《素问·通评虚实论》一篇

---

① 《婴童医论》（1999）、《婴童肺论》（1999）、《婴童病案》（2000）、《婴童哮论》（2001）、《婴童金方》（2002）、《婴童哮喘防治诠论》（2002）、《婴童医鉴》（2003）、《婴童翼集》（2004）、《婴童卮话》（2016）、《婴童侧戢》（2016）、《婴童杂著》（2017）、《婴童医案》（2017）、《婴童释问》（2017）、《婴童哮喘》（2018）、《婴童药录》（2019）、《婴童纲要》（2020）、《婴童心方》（2021）。

中见有"乳子中风热，喘鸣肩息"的描述，这里所说的乳子就是小儿，虽然只有9个字，但非常可贵地提出了小儿病的病因，还有病证。谈到小儿哮喘，在古代中医文献中，治哮喘即一期，症状缓解了，基本就停止进一步诊治。对小儿哮喘的治疗大多还是以辨证为主。到了明清两代，讨论哮喘病因病机的说法就五花八门了，比如明代万全提出轻、重和根治的经验。清代陈修园认为哮喘的病因在内伤外邪两个方面，"外则不离乎风寒，内则不离乎水饮"。我觉得到了明清时期，中医对小儿哮喘的研究才逐渐完善，列哮喘为专病，相关著述中论述也较为详细。

基于这些古人的理论，我带领我的团队对数千例哮喘病小儿的病因调查后，认为古人所论是具有时代性的，现代科技发达，比如电器、装修、空气污染、饮食多杂和精神心理这些复杂因素都可能诱发哮喘。因此我结合当代实际以及《黄帝内经》所说的"五脏六腑皆令人咳"的观点提出哮喘致病因素虽然杂乱，但总不离内之虚和外之实两个方面，其中，内虚在肾，外实在邪。虚则肾及肺脾，实则诸邪化毒，进一步提出了"无毒不哮、正存无恙"的观点。

此外，我在临床历时60余年，治疗小儿哮喘数十万计，我认为小儿哮喘的哮喘之病，病伤肾及肺脾，这和很多古代先贤医家的认识是一样的，其中最主要的病因就是毒热，对于毒热的本质，我一直认为是"火"。哮喘的病机变化也在火，我的这一思想都是受到了前人的启发，比如明代李士材、张景岳，清代的方仁渊、顾靖远、沈金鳌等，我在读书中阅读过古代朝鲜许浚的《东医宝鉴》，他也认为哮喘与火有关。对于临床上所看到的痰壅这一病理产物，我认为现代医学将其与气管分泌物相比是不对的，我们中医所讲的痰是可包括肺内分泌物之类的，但不尽然。而我们看待小儿哮喘有的痰鸣音，是包含了痰质与痰气两个方面的，古人有说"百病皆由痰作祟"，这两者致病是多且广的。所以，哮喘的病理改变，轻重、多少和深浅，对哮喘临床的证候、病情、经过，甚至预后都有影响，这启发了我对小儿哮喘病分期的思考。

现代《中医儿科学》教材提出将哮喘分为发作期和缓解期。但我通过多年的临床经验总结和文献梳理，认为哮喘还应加一期，叫稳定期，或者叫作无症状期，像明代万全所讲的"断根"治疗。我们中医常讲"治病求本"，"本"就是根本。讲哮喘的论治，发作期是哮喘的应激期，症状明显，病情较重，总的来说，古今治疗，大同小异，我在临证中，对于发作期的诊治，采用"药方由人，用药在我"的原则。病情缓和进入缓解期，它的主要表现是哮吼基本消失，但是咳嗽和痰成为主要证候，应该着重调理肺和脾。中医讲"肺为贮痰之器，脾为生痰之源"，这一期主要是解决咳嗽和痰，但是我主张用药不能速减或减味，不能大起大落。经过一段时间的治疗后，患儿病情缓解期症状逐渐消退进入平常状态，这时候大多大夫认为已获全功，患儿家长也认为病已痊愈。此时就造成了"医者不治，病者不医"的局面。很多大夫就会告诉患者家长，此病已愈，无须再来。上述描述的治疗现状，就是发作期和缓解期的治疗现状。

我通过在多年小儿哮喘临证中总结，应再加一期即稳定期，这就是中医讲的治未病范畴。《内经》中说"圣人不治已病治未病"。"未病"包含无病状态、病而未发、病而未传几层含义。中医"治未病"的根本原则在于道法自然、平衡阴阳，通过预先采取治疗方法，防止疾病的发生与演化。中医讲"未病先防"，古人讲的"断根"治疗就是指的这一期。这期的治疗，我通过多年的临床实践，认为要"扶肾气、除伏痰"，用"防哮汤"。

我认为，哮喘论治分三期，在临床中应该加以推广。在哮喘疾病的治疗中，一定要重视养护正气的重要性，诚所谓"正气存内，邪不可干"！

崔为：当今时代背景下，社会条件、生活水平跟以往相比有了很大的提升，小儿患者的治疗与成人有一些区别，同时养育和调护需求可能也发生了一些变化，您在这些方面有什么建议呢？

王烈：小儿患者较成人而言言语表达能力差，所以临床诊疗大部分需要医生通过望、闻、问、切等方法从客观上去收集资料，把握病情。做好这一工作后，余下关键就落在了煎服法上。我们说"诊病合理，方虽中病，服不得法，亦难奏功"，有很多病儿服药后疗效不好，实际上是因为煎服法不对造成的。煎药要注意煎煮时间、煎煮器具等等，服药则重在药量。古今医籍中，论小儿病，药多细，唯药量不明，其中是妙不是奥。奥者在理，妙者由人。小儿用药之量，一般习惯8岁用全量，6岁用半量，3岁四分之一量，1岁八分之一量。这是从年龄考虑，为参考用量，也可以说是安全有效之量，但药效未必最佳，实际还得结合小儿的形体、病情综合考量。

还有一个不可避免的问题是，小儿喂药比较困难。从前有学生问我，怎么才能把又苦又难闻的中药喂进去呢？这需要家长多下些功夫，幼小婴儿可以用奶瓶。1岁左右的就只能灌药，这个过程不能捏鼻子，以防呛入气管，必要时可以借助药用匙。先将患儿头部固定，再用药用匙将药液灌入舌下，咽下后将匙提出。3岁以上的幼儿，家长将药和水准备好后，可以通过沟通和鼓励，动员孩子自己服药。服药时间尽量选空腹服药，一般饭前20分钟便可。如果有呕吐，可以先减量，吐后补喂一次。药液太苦难以下咽时，还可以加点白糖调味。总的来说，这个过程需要细心耐心，同时需要家长的帮助。作为一名中医儿科大夫，患儿的诊治常常是急躁不得的。

随着生活水平的提高，孩子的日常饮食中经常过食、偏食，损伤脾胃，因此在小儿养育和调护方面，我在这里想针对饮食和营养提出一些建议。

首先婴幼儿在添加辅食时，应该遵循由少到多、由稀到稠、由细到粗、由一种到多种的原则，使脾胃逐渐适应食物质和量的转换，其功能才会逐渐完善，减少疾病的发生。其次，古人常说"欲得小儿安，常要三分饥与寒"，这里提到的"三分饥"，就是说不要贪食，不要过饱。因为小儿的脏腑生理功能尚未健全，吃得过饱，意味着胃的工作量就要加大，这对孩子来说是一种伤害，可能会引发一系列胃肠道疾病。《金匮要略》说"四季脾旺不受邪"，中医认为脾为后天之本，如果平时能保持脾的功能正常，阴阳调和，就能增强人体抵抗能力，不受邪侵扰。再次，疾病愈后期，有些家长因为心疼孩子，在孩子病情快康复时，认为孩子近期吃饭不好，缺乏营养，就毫不节制地给孩子做很多肥甘厚味、油腻肉类或难消化的食物，孩子饮食不知饥饱，就可能会因此造成饮食积滞，反而不利于疾病康复。《内经》中提到的"食复"，就是因饮食不当而出现病情反复的现象。因此幼儿彻底痊愈之前，饮食都应该保持清淡而营养。

另外，现在儿童的肥胖率普遍较高，就是因为过度饮食出现了营养过剩的情况。一些孩子因为体型感到自卑，出现心理问题，这个过程中孩子不一定会明显表现出来，家长要及时发现，给予足够关注，以适当方法及时处理解决。

崔为： 您曾经在个人多部著作中反复提及孙思邈的《大医精诚》，请您谈一谈作为一名医生应该具备的医德？

王烈： 我年轻时总说"医之为艺诚难矣，而治小儿为尤难"，儿童是我们祖国的希望，他们健康成长才能为祖国建设贡献力量，所以我踏入杏林至今60余载，潜心专攻小儿科就是为了呵护孩子们健康成长。我的很多作品上都有保赤堂的号，保赤二字，是从"佑我赤子"演绎而成，古谓：赤子，婴儿也。作为儿科医生，保护赤子、保护小儿是天职，而幼小婴儿又是小儿之重。所以在2001年我就把张奇文教授题、河南赵学礼教授书的保赤堂牌匾悬挂在自己出诊的诊室以自勉。在数十年的临证中，虽被国家评为"国医大师"，但是我仍不敢妄称医术至精。医之道，不有静敏之思，则难以窥其奥。我认为这与我遵行孙思邈的《大医精诚》密不可分。《大医精诚》是中医人必须背诵和引以为座右铭的文章。孙思邈提出，作为医生，要有精湛的医术，要有高尚的品德修养，策发大慈恻隐之心，普救含灵之苦，且不得自逞俊快，邀射名誉，恃己所长，经略财物的医德要求。我在临床生涯中也在不断地践行。作为一名普通的儿科医生，自立志从医始，就应该以治病救人为己任，在工作中严格要求自己，想尽办法为患者解除病痛。曾经有过由于患者太多而把医院的夹壁墙挤倒的事情，于是我就提前上班，增加夜诊，节假日也放弃休息为患儿诊病。我记得应该是2004年夏天，那时候因身体欠佳，我有意限制诊病人数，方便休息恢复，但不少远从外县、外省而来的患者，舟车劳顿加之患儿病痛，相比之下他们更需要帮助，我也身拖病体加号为患儿诊病。因为疗效显著，尤其是治愈诸多疑难杂症，很多患者用现金或礼物以示感谢，都被我谢绝，对于实在推脱不掉的，一定把实物换成现金还给患者，然后将东西交给科内同志处理。我认为"为医者，首讲德，无德之医必为名利所困，潜方用药别有所图，往往贻害病儿，为害不浅"。

崔为： 现阶段我国接受中医药高等教育的学生规模逐年递增，越来越多的年轻人选择中医，爱上中医，学习中医，作为国医大师，请谈谈您的中医学习之法？

王烈： 国家对中医药事业的重视和青年人对中医药的热爱使中医药进一步发展和延续，有继承才有提高。近些年，我在医院出诊中看到越来越多的年轻孩子忙碌于医院各个科室，包括我自己的团队中也不断有年轻人加入，我很欣慰，我认为想要学习、学好中医，应该遵循三步原则，即"一信、二学、三研究"。

首先，学中医就要信中医，我一直教育我的学生相信中医才有可能学好中医，这种对中医的坚定信念是我们中医人学习中医的基础，我的学生第四届国医大师南征教授也认为只有信中医，才能成大医。但是，我也常常告诫学生，学习过程中，对于流传于今日的中医药内容还需要做到"取其精华，剔除糟粕"，因为不同时期的中医学发展受当时社会科技水平的限制，其中掺有很多非科学的东西。所以，我这里说的"信中医"不是盲目地"全盘接受，一并拿来"的迷信，这个意识是很重要的。

然后，如果选择了学中医，就一定要刻苦地学习，不可走马观花，三天打鱼，两天晒网，拥有较强的学习能力是成为好中医的前提，我从西学中开始就潜心学习。在"文化大革命"期间，我被挂牌游斗之余的一大心理慰藉就是还可以走进学校，坚持在图书馆里挑灯夜读，刻苦钻研中医古籍，我不知道现在图书馆还用不用借阅卡，但是我记得很多古籍的借阅卡上都写过我的名字，我现在虽然已经年过90，但是，我每天都有读书的习惯，我不仅精读中医古今医籍，还在学习西医现代书籍。我认为，现代中医学的发展，应该与西医先进技术和理论相结合，但不是简单地相加或代替，而是利用先进的西医学知识来武装自己，这其中蕴涵着科学协作、协同放大的方法，所谓"综合即是创新"，其目的是为了提高我在临床中的疗效。

其次，学习中医一定要有研究，只读书而不去钻研书里的知识是不可取的，我觉得如果中医人在古人的圈子里徘徊，不研究和发展中医等于失职，也必将使中医走向灭亡，发展即是创新，应该做到"师古而不泥古"，做真正的新中医。比如我之前提到的小儿哮喘病的三期分治理论，还有哮喘苗期理论，都是在我研读古人医籍的基础上有所发现而提出的新理论。我要指出的是，现在很多中医科研人员用现代科技和方法研究中医无可非议，但常常有很多人在研究过程中抛弃了中医药的基本理论和特色，这就成为无根之木，即使成绩斐然，也已经不能算中医的现代研究。在研究工作中单纯追求实验结果而偏离了临床实践，违背了科学研究最终是更好地为临床服务的宗旨，这些是中医科学研究中应引起重视的问题。

崔为：2009年，国家中医药管理局王烈工作室被评为全国首届先进名中医室，您先后培养了数十名师承高徒、研究生、进修生和各级人才，其中有一些人已经成为全国各地区的领军人物，能请您谈一谈在中医药传承与人才培养方面的经验吗？您认为现在中医儿科建设的落脚点应当放在何处？

王烈：说到中医药传承，我们传统教学模式中有一种很好的形式，叫作师带徒，已经传承千年，"医圣"张仲景学医张伯祖，丹溪千里求师罗知悌，传为杏林佳话。教与学，是中医药传承的关键一环，我学习伊始先学"如何为人徒"，后学"如何为人师"，对此稍有体会。

古文艰涩，释读经典，尚须医古文基础，读记背诵是基本功，得由学生自己修炼。中医药学与阴阳学说、五行学说、儒家学说、玄学、道学等理论思潮密不可分，理论深奥，学生固然可以通过多读经典，增长学识，但治病之法代代相传，深悟高明却传承不易。作为老师，不仅应该将自己掌握的技能无私传授给学生，还应该把自己学习、临证的感悟介绍给学生，缩短培养时间。对学生而言，需要熟谙各家学说，在了解老师感悟的基础之上，悉心加以体会，之后方能悬壶，这样诊治水平的提高自不待言。学习与体悟同样重要，缺一不可，相得益彰。

我从1978年开始带徒，至今已有40余年，学生主要是通过跟着我出诊进行学习。徒弟在侍诊过程中熟知老师的辨证方法和思路，逐渐掌握老师的遣方规律，长此以往就可以将方药运用自如，获得很好的疗效，出师之后在各地慢慢成为一方名医，说明继承得很好，所谓薪火相传就是这样的道理。

关于儿科建设，1983年在山东省潍坊市召开首届中医儿科学术会议的时候，我曾经提出过"十项倡议"，请当时山东省卫生厅的向克厅长过目，他说好，表示支持。这"十条倡议"，向会议发出，作为工作的参考。今天可以拿出来结合新时代发展再讲一讲。

首先是科学研究。近年来，越来越多的中医儿科同道重视科学研究，在临床研究中发现问题，找出研究热点，申报以国家自然科学基金为代表的科研基金，每年中医儿科都有10余项国家自然科学基金中标，研究领域涉及儿科各个系统疾病，大家从临床中找到中医药的切入点并深入机制探讨。其他基金项目也都有中医儿科学者的参与，学术研究成果不断呈现，推动着中医儿科学的不断发展。尤其是"十三五"期间，我的弟子孙丽平教授主持完成了国家重点研发计划中有关中医药减少儿童细菌感染性疾病的示范研究，更是证明了中医药可以有效减少抗生素的滥用和耐药，而且证明了不同于西药的抗菌作用机制，更是彰显了中医药在治疗儿科疾病中的非凡作用。

其次是教材研究。当年"十条倡议"中的第一条，就是编写《实用中医儿科学》，由当时全国中医儿科权威专家协力编成，为中医儿科工作者学习所用。而今，现代中医儿科学术专著、教材又有所进步，注重反映中医儿科的最新研究成果，并且比较系统、完整地反映了中医儿科学和中西医结合儿科的进展，体现中医学的传承与创新及中医西医互相学习补充共同发展。

最后，中医儿科学术发展的关键，仍在于人才培养。从20世纪50年代初，在国家发展中医事业的政策支持下，从中医进修学校到中医学院，采用现代高等教育模式培养中医，逐步建立完善了中医学包括中医儿科学的课程设置、教学大纲、教材、教学参考资料、临床见习实习、考核考试等教学体制，近些年多所全国中医药高等学校中医儿科专业的招生，以及硕士、博士学位点的建设，说明中医儿科多层次、多形式人才培养的格局已经形成。我期望能将传统与创新结合，院校教育与传统师承教育结合为基本，将理论与实践相结合，守正创新，持续培养新时代中医儿科学人才，将中医儿科学学科建设得更为完备。

崔为：作为一个西学中的儿科大家，您如何看待现今中医与西医之间的关系？中医今后该如何发展？

王烈：中医学在我国历史悠久，形成体系发展至今已有三千年历史。中医学能够传承到今天，说明它具有强大的生命力，和人民大众的生命健康息息相关。西医学是在科学发展的条件下迅速建立起来的现代医学，大约在明清时期进入我国，清末以后在我国发展迅速，形成西医体系，同时也加快了我国人民卫生事业的发展，在救死扶伤的事业上也做出了伟大的贡献。根据我国存在两种医学的实际，国家倡导中西医结合，采取西医学习中医以及中医学习西医的措施，我就是国家首届西医离职学习中医的学员，我对现在中西医结合、西学中和中学西等几种医学生培养形式在今后的走向方面颇有感慨。

中医的脏腑经络、营卫气血等系统理论和辨证施治的体系在经年累月验证行之有效后成了治病法则，就很难去更新改变，它独特的理论体系也很难和西医结合，更谈不到从结合到化合。西学中这一派人数不多，但国家初衷是好的，从半个多世纪的实践来看，西学中的人要过中医的文字、文词、文理等这些关卡，不容易，学了之后，继续从事西医的也大有人在。因为先学的西医，学中医就容易三心二意了。说到中学西，新中国成立后的中医进修教育，特别是我国中医药高等院校培养的中医师，已经按照西医课程和中医课程三七开的模式培养学生，多年下来证明是成功的，培养出来的学生仍然姓"中"，但是基本上也具备了现代医学知识。中医学西医，一是时代需要，二是自身发展需要，所以学起来大多是一心一意的，西医接纳中医药不容易，但中医兼用西医药顺理成章。所以在中西医并重的时代，以中容西是行之有效的措施。中医容西从半个多世纪的实践来看，在教学上从培养中医开始就将西医的生理、解剖、诊断、手术等方面的内容作为中医的基础课程，极大地拓宽了中医诊病视野以及治疗范围。以儿科为例，哮喘病中医治疗有优势，一旦出现危象，用西法救治一时有何不可？中医不做，病人也会自求西医作为，中医取用自己不足的措施，不会减中医的特色，而是增加中医之光。

最后，中医和西医二者虽然各有不同，但是它们的任务、目的都是一致的，就是治病救人。从现实来看，病人就诊，什么病选西医，什么病选中医，归根结底就是看疗效，有了疗效，尤其是高效，作为病人什么话都不会有。所以关于中医今后的发展方向这个问题，我们就是要拓宽视野，不讲中医西医之争，在中医临床的各个领域，我们要讲的是治病救人的本领，在急证、慢证、大病小伤、所有疾病领域水平有多高，从当前来审视，中医治疗许多大证取得了殊奇疗效，关键是在方药，中药有万千，精选组合效力惊人。综上所说，就是要开动脑筋，下大力气，研究新方，攻坚破难，解决难题，在业内刻苦钻研，创新经传，以最新而有效之法打拼一片天地。

致谢：本次访谈得到了孙丽萍教授的支持与帮助，得到了袁倩、鄢梁裕、刘亚新全力协助，在此一并表示感谢。

基于《黄帝内经》文本的中医自身发展规律探析

张超中

摘要：《黄帝内经》是《汉书》"方技"四家的集大成者，体现了中国上古文明的真精神。唐代王冰通过重新编次《黄帝内经素问》，不仅再现了中医技术从无形到有形的演变规律，也使中医学成为社会文明发展"补弊救偏"的基本学术。从此入手研究中医药的发展规律，有助于开启未来文明发展的大门。

关键词：中医学；《黄帝内经》；文明；集大成

百年以来，我国学术界对中医药的理论特质及其发展规律的探讨持续不断，看法各异，其中以"存废之争"的表现最具戏剧性，规模性的冲突前前后后达五次之多，直到21世纪初余波尚在。2005年，鉴于形势发展的需要，中国政府在中国中医研究院成立50周年之际将其更名为"中国中医科学院"，从而以肯定中医药为"科学"的方式表明了对中医药的坚定支持。2019年10月25日，全国中医药大会在京召开，习近平总书记作出重要指示"要遵循中医药发展规律，传承精华，

作者简介：张超中，中国科学技术信息研究所研究员，研究方向：中医药发展战略。
基金项目：国家社会科学基金项目（17BGJ003）。

守正创新"，把中医药发展纳入到了中华民族及其文明发展的广阔历史之中。10月26日，《中共中央国务院关于促进中医药传承创新发展的意见》发布，这一文件在将中医药的地位提升至前所未有新高度的同时，也对如何"遵循中医药发展规律"提出了新的时代要求。事实上，早在2005年12月，时任国家中医药管理局政策法规司司长的桑滨声曾经找到贾谦，希望他牵头承担一项课题，"遵循自身发展规律，保持中医优势特色的政策研究"。2008年2月，贾谦完成了课题的总报告，其中总结出中医药自身发展的五大规律，其第一规律就是"中医与中华传统文化密不可分"，其他则分别是"中医是临床医学，实验室研究不出中医药理论""中医属于意会知识范畴、适于师徒传承""个性化治疗使中医适宜于诊所形式"和"中医中药不分家"等。[①] 这里之所以强调"密不可分"，是因为在经过长期的"剥离"实践之后，中医药的发展已经背离了自身发展规律，无由做到"传承精华，守正创新"。因此，看似很平淡的一句"密不可分"，既是对中医药自身发展规律的领悟，同时也是对其自身发展历史源流的回归。由此上溯，则可发现在古代中国，人们对"医"的文化属性也有重视与觉悟与否的区别，并因此对中医学的传承产生了重大影响。以史为鉴，或将有补于未来。

一 《黄帝内经》的重新编次凸现了中国上古文明的真精神

《黄帝内经》是中医学的"群经之首"，一般来说，与《难经》《伤寒杂病论》和《神农本草经》一起称为中国传统医药学的"四大经典"。在我国历史上，"医"和"药"的起源甚早，其本经皆以中华文明的人文始祖"黄帝""神农"（炎帝）命名，反映出中华民族不忘本来、慎终

---

① 贾谦：《中医五大自身发展规律》，《中医药文化》2008年第5期。

追远的文明传统。2010年以来，编纂《中华医藏》逐渐成为国家重大文化工程，现已初步选取医药典籍2289种入藏，其中包括民族医药著作224种，体现出新时代中华文明复兴发展的新气象，《黄帝内经》在《中华医藏》中独占鳌头，反映出其不可取代的历史和现实地位。

　　《黄帝内经》之名首见于班固的《汉书·艺文志·方技略》，《黄帝内经》十八卷位列七家"医经"之首，其他尚有《外经》三十七卷、《扁鹊内经》九卷、《外经》十二卷、《白氏内经》三十八卷、《外经》三十六卷、《旁篇》二十五卷，共计医经二百一十六卷。古本医经今惟存《黄帝内经》，今本《黄帝内经》由《素问》和《灵枢》各二十四卷八十一篇组成，其中《素问》以唐代王冰的编次注释本为通行本，《灵枢》以南宋史崧的家藏本为通行本。《灵枢》又名《九针》，为针灸学的元典，其"灵枢"之称最早见于唐代王冰的"重广补注黄帝内经素问序"。重温该篇序言，可知王冰以《黄帝内经》为"大道"之"言"，是黄帝精神思想的直接表现，其历史传承谱系虽隐显不同，而"道"皆"一贯"：

　　　夫释缚脱艰，全真导气，拯黎元于仁寿，济羸劣以获安者，非三圣道则不能致之矣。孔安国序《尚书》曰：伏羲、神农、黄帝之书，谓之三坟，言大道也。班固《汉书·艺文志》曰：《黄帝内经》十八卷。《素问》即其经之九卷也，兼《灵枢》九卷，乃其数焉。虽复年移代革，而授学犹存，惧非其人，而时有所隐，故第七一卷，师氏藏之，今之奉行，惟八卷尔。然而其文简，其意博，其理奥，其趣深，天地之象分，阴阳之候列，变化之由表，死生之兆彰，不谋而遐迩自同，勿约而幽明斯契，稽其言有征，验之事不忒，诚可谓至道之宗，奉生之始矣。假若天机迅发，妙识玄通，蒇谋虽属乎生知，标格亦资于诂训，未尝有行不由迳，出不由户者也。然刻意研精，探微索隐，或识契真要，则目牛无全，故动则有成，犹鬼神幽赞，而命世奇杰，时时间出焉。则周有秦公，汉有淳于公，魏有张公、华公，皆得斯妙道者也。咸日新其用，大济蒸人，华叶递荣，声实相副，盖教之著矣，亦天之假也。①

这篇序言犹如一部微型的中医发展历史，把其来源、传承、文本、理论及其功用叙述得清晰周详。时至宋代，林亿在其新校正的《黄帝内经素问》序言中也表达出了同样的理念，并更强调中医与中华文化发展"其致一也"：

臣闻安不忘危，存不忘亡者，往圣之先务；求民之瘼，恤民之隐者，上主之深仁。在昔黄帝之御极也，以理身绪余治天下，坐于明堂之上，临观八极，考建五常，以谓人之生也，负阴而抱阳，食味而被色，外有寒暑之相荡，内有喜怒之交侵，夭昏札瘥，国家代有。将欲敛时五福，以敷锡厥庶民，乃与岐伯上穷天纪，下极地理，远取诸物，近取诸身，更相问难，垂法以福万世。于是雷公之伦，授业传之，而《内经》作矣。历代宝之，未有失坠。苍周之兴，秦和述六气之论，具明于左史。厥后越人得其一二，演而述《难经》。西汉苍公，传其旧学，东汉仲景，撰其遗论。晋皇甫谧刺而为《甲乙》，及隋杨上善纂而为《太素》。时则有全元起者，始为之训解，阙第七一通。迄唐宝应中，太仆王冰笃好之，得先师所藏之卷，大为次注，犹是三皇遗文，烂然可观。惜乎《唐令》列之医学，付之执技之流，而荐绅先生罕言之，去圣已远，其术晻昧，是以文注纷错，义理混淆，殊不知三坟之余，帝王之高致，圣贤之能事，唐尧之授四时，虞舜之齐七政，神禹修六府以兴帝功，文王推六子以叙

———————————

① 《黄帝内经素问》，人民卫生出版社1963年版，"序"第5—6页。

卦气，伊尹调五味以致君，箕子陈五行以佐世，其致一也。奈何以至精至微之道，传之以至下至浅之人，其不废绝为已幸矣！①

上述两篇序言皆是在对《黄帝内经素问》通解的基础上写就的，谓之"三圣道""三坟"之"道""三皇遗文"，说明中医学与中华文明的起源具有一致性，后世中医学的发展虽然表现出比较强的专业性，但其理绪并无变化。其实，晋朝的皇甫谧在编次《针灸甲乙经》之后写就的序言中，早就表达出同样的观点：

夫医道所兴，其来久矣。上古神农始尝草木而知百药。黄帝咨访岐伯，伯高，少俞之徒，内考五脏六腑，外综经络血气色候，参之天地，验之人物，本性命，穷神极变，而针道生焉。其论至妙，雷公受业传之于后。伊尹以亚圣之才，撰用《神农本草》，以为《汤液》。中古名医有俞跗，医缓，扁鹊，秦有医和，汉有仓公。其论皆经理识本，非徒诊病而已。②

由此可见，古人编次和注释《黄帝内经》，"皆经理识本"，归于上古"医道"，历代发展也不离此"理"此"道"，表现出鲜明的规律性，即"中医与中华传统文化密不可分"。我们看到，皇甫谧之后，南朝全元起始为《素问》训解，历代之注疏也踵续不断，据《黄帝内经研究大成》的统计，其可观者甚多。③对比之下，则可见进入现代以来，受科学技术体系及其范畴的影响，有关中医学的论著多讲究建立概念和理论

---

①《黄帝内经素问》，人民卫生出版社1963年版，"序"第3页。

② 张灿玾，徐国仟主编：《针灸甲乙经校注》，人民卫生出版社1996年版，"序"第16页。

③ 王洪图总主编：《黄帝内经研究大成》，北京出版社1997年版。

体系，但对《黄帝内经》等中医药经典的文化背景及其来源存而不论，致使中医药的现代发展偏于以科学技术的创新规律为导向，违背了自身发展规律。古今对比，感慨系之。

事实上，古人对中医自身发展规律也有不同的表述方式，至于何者为宜，历史自会给出答案。唐代宝应年间，当王冰看到《素问》全元起本已经篇目混乱，残缺不全，并由此而造成源流不清，经旨不明，他以高度的历史责任感自觉为其重新编次补注，力求恢复其原始面貌。为此他"乃精勤博访，而并有其人，历十二年，方臻理要，询谋得失，深遂夙心"①。段逸山教授有全元起《黄帝内经素问》辑复本问世，两相对勘，则知全元起本注重技术性，而王冰编次本注重中医之"道统"，最能表现王冰之观念的就是他把"上古天真论"移至篇首，全元起本则把"平人气象论"作为《素问》开篇。历史选择的结果是，全元起本被逐渐淘汰，王冰本则流传至今，成为经典，这已成为对中医自身发展规律的最佳阐释。

后世认同王冰的重新编次，说明其中必有"至理"。从移至篇首的"上古天真论"中看到，这个"至理"就是能够使人长寿，"春秋皆度百岁"甚至"寿敝天地，无有终时"的"道"之"生"理：

> 昔在黄帝，生而神灵，弱而能言，幼而徇齐，长而敦敏，成而登天。乃问于天师曰：余闻上古之人，春秋皆度百岁，而动作不衰；今时之人，年半百而动作皆衰者。时世异耶？人将失之耶？岐伯对曰：上古之人，其知道者，法于阴阳，和于术数，食饮有节，起居有常，不妄作劳，故能形与神俱，而尽终其天年，度百岁乃去。
>
> ……
>
> 黄帝曰：余闻上古有真人者，提挈天地，把握阴阳，呼吸精

---

① 《黄帝内经素问》，人民卫生出版社1963年版，"序"第6页。

气，独立守神，肌肉若一，故能寿敝天地，无有终时，此其道生。中古之时，有至人者，淳德全道，和于阴阳，调于四时，去世离俗，积精全神，游行天地之间，视听八达之外，此盖益其寿命而强者也，亦归于真人。其次有圣人者，处天地之和，从八风之理，适嗜欲于世俗之间。无恚嗔之心，行不欲离于世，被服章，举不欲观于俗，外不劳形于事，内无思想之患，以恬愉为务，以自得为功，形体不敝，精神不散，亦可以百数。其次有贤人者，法则天地，像似日月，辨列星辰，逆从阴阳，分别四时，将从上古合同于道，亦可使益寿而有极时。①

今读"上古天真论"，从中可见"真人""至人""圣人""贤人"等境界不同的修道成就，似乎与平常所谓的"医学"形象大相径庭，反而属于道家、儒家等所推崇的文化形象，与皇甫谧所谓"非徒诊病"的论述若合符节，即没有多少如今所说的疾病医学的影子。其实，这里真真实实提出了走出疾病医学模式，转向健康医学模式的基础性原则，此即"将从上古，合同于道"。这样做的实际目的就是要尽可能地延长人的寿命，最理想的结果就是"寿敝天地，无有终时"，突破人类寿命的极限。从中华文化的发展历史来看，这是注重养生修炼的结果。王冰自述"弱龄慕道，夙好养生，幸遇真经，式为龟镜"，②其编次注释的目的就是能使"真经"发挥"龟镜"的作用，真正体现出"大圣"之初心，即"庶厥昭彰圣旨，敷畅玄言，有如列宿高悬，奎张不乱，深泉净滢，鳞介咸分，君臣无夭枉之期，夷夏有延龄之望，俾工徒勿误，学者惟明，至道流行，徽音累属，千载之后，方知大圣之慈惠无穷。"③王冰是在唐宝应

①《黄帝内经素问》，人民卫生出版社1963年版，第1—8页。
②《黄帝内经素问》，人民卫生出版社1963年版，"序"第6页。
③《黄帝内经素问》，人民卫生出版社1963年版，"序"第7页。

元年完成整个工作的，这一年是公元762年，至今已经过去了1261年，对比如今医药发展的情势，确实感受到了"方知大圣之慈惠无穷"。

一般来说，上古时期人的寿命大多短暂，所谓非"夭"即"枉"，《黄帝内经》却以百岁甚至"无有终时"为导向和目标，看似玄虚，其中却含有"至理"，能否理解这个"至理"既成为理解中国上古文明精神的关键，也是在今天发挥中医药原创潜力及其特色优势的关键。事实上，《黄帝内经素问·移精变气论》指出的"得神者昌，失神者亡"，这是中医学创立和发展的总纲。[1]通过对比上古、中古、今世（暮世）之人的寿命长短以及疾病治疗的难易程度，从中可以看到中医学解决一人、一世甚至万世问题的总体思路及其宗旨，即保持精神的完整性，这既是"上古天真论"的独特价值，也是《黄帝内经》全书的总纲。因此，思接上古，并不是无缘无故的"幽情"，"将从上古"，就是要从中找寻长寿的根本及其规律，使"百岁"可期。事实上，《黄帝内经》既阐明了长寿的规律，也从中可见中国上古文明之盛及其取得的综合性的最高成就。《尚书·洪范》有"寿、富、康宁、攸好德、考终命"五福之说，世人谓之洪福，"寿"为第一。可见除了长寿之外，其他皆是附加价值，这也是中华传统文化创立发展"颠扑不破"的历史规律。《黄帝内经》存其真义，但需要真眼光才能"知"，这也是皇甫谧、王冰、林亿等编次注释的真实历史价值。

二　今本《黄帝内经》实为"方技"思想之集大成者

在一般的历史分期中，由汉代上溯至远古，这属于中华文明的原创期，其典籍史册表现的当是中华民族的原始精神，此从《黄帝内经》可

---

[1] 张超中：《黄帝内经的原创之思》，中国医药科技出版社2013年版。

见其盛况。而在《汉书·艺文志》中,《黄帝内经》十八卷列"医经"之首,"医经"则与"经方""房中""神仙"同属"方技"的范畴。其《方技略》云:

> 方技者,皆生生之具,王官之一守也。太古有岐伯、俞拊,中世有扁鹊、秦和,盖论病以及国,原诊以知政。汉兴有仓公。今其技术晻昧,故论其书,以序方技为四种。[1]

班固(32—92),字孟坚,扶风安陵人,东汉史学家、文学家。他在"方技略"中提到的代表性人物跨越"太古"(上古)、"中世"(中古)和"汉"(今世),在年代的表述上与《黄帝内经素问》同例,只是具体表述不同。从班固简略的概括中可知,"医官"在负责治病(医经、经方)和指导养生(房中、神仙)之外,尚担负着收集"舆情"的责任,此即所谓的"论病以及国,原诊以知政"。那么,从具体病情中能够看出国情与政情,其所体现的是一种"身国同构"的文化传统。一般来说,这种传统属于典型的道家思想,与儒家的"家国同构"传统显著不同。与对儒道之间差异的分疏不同,学者们大都同意道家、道教与医家之间关系密切,甚至到了同源同构的程度。但在班固看来,道家出于"史官",和医家之"方技"毕竟不同:

> 道家者流,盖出于史官,历记成败存亡祸福古今之道,然后知秉要执本,清虚以自守,卑弱以自持,此君人南面之术也。合于尧之克攘,《易》之嗛嗛,一谦而四益,此其所长也。及放者为之,

---

① 上海古籍出版社、上海书店编:《二十五史》第1册《汉书》,上海古籍出版社、上海书店1986年版,第534页。

则欲绝去礼学，兼弃仁义，曰独任清虚可以为治。①

班固生活在东汉时期，所谓"今世"。从上古至于今世，不仅道家思想随时代而演化，医学也同样如此，遂有班固感叹"今其技术晻昧"，只能通过"书"之记载，来想象和追溯上古时代之盛况。关于古代道家，《汉书·艺文志》所存篇目，其早期作者多为"帝王之师"，如《伊尹》《太公》《辛甲》《鬻子》《管子》等，由此而论，所谓"君人南面之术"固有其事，但也不应当仅限于此。《老子》可谓是古代道家思想，或者说"古之道术"的集大成者，其对后世之政治、军事、医学、文学、宗教等产生了巨大影响，并在东汉末期直接促进了道教的产生。道教在隋唐之后，内丹逐渐成为其神仙说的支撑性道术，并且与医学产生了非常紧密的关系。由此再看目前通用本的《黄帝内经》与"方技"之四种的关系，可以认为，从内容来看，该书应当是"方技"思想的集大成者。《汉书·艺文志》对四者的概括分别如下：

> 医经者，原人血脉经落骨髓阴阳表里，以起百病之本，死生之分，而用度箴石汤火所施，调百药齐和之所宜。至齐之得，犹磁石取铁，以物相使。拙者失理，以愈为剧，以生为死。
>
> 经方者，本草石之寒温，量疾病之浅深，假药味之滋，因气感之宜，辩五苦六辛，致水火之齐，以通闭解结，反之于平。及失其宜者，以热益热，以寒增寒，精气内伤，不见于外，是所独失也。故谚曰："有病不治，常得中医。"
>
> 房中者，情性之极，至道之际，是以圣王制外乐以禁内情，而

----

① 上海古籍出版社、上海书店编：《二十五史》第1册《汉书》，上海古籍出版社、上海书店1986年版，第530页。

为之节文。传曰："先王之作乐，所以节百事也。"乐而有节，则和平寿考。及迷者弗顾，以生疾而陨性命。

神仙者，所以保性命之真，而游求于其外者也。聊以荡意平心，同死生之域，而无怵惕于胸中。然而或者专以为务，则诞欺怪迁之文弥以益多，非圣王之所以教也。孔子曰："索隐行怪，后世有述焉，吾不为之矣。"①

《黄帝内经》为"医经"之首，然其中有药方十三首，其中包括载于《素问遗篇·刺法论》的小金丹，通称"内经十三方"。这十三方方药虽少，但它是我国运用方剂治疗疾病的早期记载。在《素问·汤液醪醴论》中，有汤液醪醴方：

黄帝问曰：为五谷汤液及醪醴奈何？岐伯对曰：必以稻米，炊之稻薪。稻米者完，稻薪者坚。帝曰：何以然？岐伯曰：此得天地之和，高下之宜，故能至完，伐取得时，故能至坚也。②

今天人们论述《黄帝内经》中的方剂，绝大多数情况下只注意到其具体组方，而对与之相联系的思想观念存而不论。"汤液"自古有之，但时代不同，则有"用"与"不用"之别，所谓"夫上古作汤液，故为而弗服也。中古之世，道德稍衰，邪气时至，服之万全。"③在"经方"中也列有《汤液经法》三十二卷等，据传为伊尹所作。《汤液经法》又名《汤液经》，唐以后失传。1948年，杨绍伊以王叔和《脉经》和孙思

① 上海古籍出版社、上海书店编：《二十五史》第1册《汉书》，上海古籍出版社、上海书店1986年版，第533页。

②《黄帝内经素问》，人民卫生出版社1963年版，第86页。

③《黄帝内经素问》，人民卫生出版社1963年版，第86—87页。

邈《千金翼方》为本，校勘考订重建出《汤液经》一书，其宗旨和重点内容为服食补益和养生延年对方药的运用。汉代张仲景撰《伤寒杂病论》，得益于《汤液经》甚多，后世多宗之以治病，对其原本的养生要义则不甚了了。班固引谚语"有病不治，常得中医"反证对"经方"的误用之失，说明药害早已有之，而解决的办法就是"中医"。此处"中医"为该名词最早出现者，在语境上应当是指"自然疗法"，所谓"取法乎上，仅得其中"，从而避免了下等的结果。引申来看，"中医"也可训为"神医"，[①]即发挥"神"之"用"，以之因应四时之化，促进疾病的自然康复。因此，"中医"的早期意义与促进养生之类的"非药物疗法"密切相关，这也是"医经"的本来目的。

养生和"治未病"原是"方技"之通例，这也是"房中"与"神仙"得与"医经"和"经方"并列的原因。《素问·阴阳应象大论》指出："能知七损八益，则二者可调，不知用此，则早衰之节也。"对此王冰注曰：

> 用，为房色也。女子以七七为天癸之终，丈夫以八八为天癸之极。然知八可益，知七可损，则各随气分，修养天真，终其天年，以度百岁。《上古天真论》曰：女子二七天癸至，月事以时下。丈夫二八天癸至，精气溢泻。然阴七可损，则海满而血自下；阳八宜益，交会而泻精。由此则七损八益，理可知矣。[②]

王冰以损益互根之理解释，比较隐讳。1973年，长沙马王堆三号汉墓出土了多种帛书，其中有《天下至道谈》等"房中"著作，其中对"七损八益"作出了具体解释：

---

① 张超中：《黄帝内经的原创之思》，中国医药科技出版社2013年版，第83页。
②《黄帝内经素问》，人民卫生出版社1963年版，第43页。

气有八益，有（又）有七孙（损）。不能用八益、去七孙（损），则行年卅而阴气自半也，五十而起居衰，六十而耳目不葱（聪）明，七十下枯上浇（脱），阴气不用，溧泣留（流）出。令之复壮有道，去七孙（损）以振其病，用八益以贰其气，是故老者复壮，壮（者）不衰……

八益：一曰治气，二曰致沫，三曰智（知）时，四曰畜气，五曰和沫，六曰窃积气，七曰寺（待）赢，八曰定顷（倾）。

七孙（损）：一曰闭，二曰泄，三曰渴（竭），四曰勿，五曰烦，六曰绝，七曰费。[①]

当然，这种解释也只是其可能的意义之一种，但在关于《素问》之名的解释中，北宋张君房在《云笈七签·轩辕本纪》中曾经这样记载："天降素女以治人疾，帝问之，遂作《素问》也。"[②]在《素女经》等房中著作中，"素女"也是向黄帝教授养生之道的老师，从名字上似可说《素问》与《素女经》之间有着某种关联。在《素问·上古天真论》中所举出的"半百而衰"的原因中，"醉以入房，以欲竭其精，以耗散其真，不知持满，不时御神，务快其心，逆于生乐"[③]等等，显然是违背了房中养生的原则。因此，《素问》中包含房中家的作品，也是理所当然的事情。

关于"神仙"一家，《素问·上古天真论》开篇就指出黄帝"成而登天"，王冰在注释中说，黄帝在平定天下后，"铸鼎于鼎湖山，鼎成而白日升天，群臣葬衣冠于桥山，墓今犹在"[④]。此桥山墓即黄帝陵，位于

---

① 宋书功编著：《中国古代房室养生集要》，中医医药科技出版社1991年版，第78—79页。
②（宋）张君房辑，蒋力生等校注：《云笈七签》，华夏出版社1996年版，第608页。
③《黄帝内经素问》，人民卫生出版社1963年版，第2页。
④《黄帝内经素问》，人民卫生出版社1963年版，第1页。

今陕西省延安市的黄陵县，每年清明节期间国家在此举行公祭黄帝大典。在道教神仙术中，黄帝"铸鼎"飞升属于"外丹"一系，其事可与今日之宇宙飞船和载人太空舱类比。除此之外，道教内丹术在后世得到独立发展，其理论体系即建立在人体自身的精气神学说之上。今研究《素问》中的"真人"，可知"医经"本也与"神仙"相通，或者说"神仙"养生，其理论或本于《黄帝内经》。

从上述研究可知，《黄帝内经》实际上是"方技"的集大成者，班固列出岐伯、俞拊、扁鹊、秦和、仓公作为从上古到今世"方技"的代表性人物，在这五人中，除了秦和是医官，其他四人的身份各个不同。岐伯是《黄帝内经》等文献中的医祖，他向黄帝解答各种医学问题，是中医学理论体系的阐述者。通过岐伯的讲述，后世了解到上古时代"真人""至人"的存在，这些人可能是他的"先师"一辈，或者更远，说明医学自古就存在师承体系，因此到了"中古"和"今世"，扁鹊和仓公各有师承，他们的老师长桑君和公乘阳庆也自当各有授受。扁鹊和仓公不是医官，只是以医技高超为世所重，但同时也遭人妒忌，命运坎坷。对此司马迁在《史记·扁鹊仓公列传》的最后评论可谓中肯：

> 太史公曰：女无美恶，居宫见妒；士无贤不肖，入朝见疑。故扁鹊以其伎见殃，仓公乃匿迹自隐而当刑。缇萦通尺牍，父得以后宁。故老子曰"美好者不祥之器"，岂谓扁鹊等邪？若仓公者，可谓近之矣。①

医学和医者造福世人，但社会复杂多面，人心不平，医者常常陷

---

① 上海古籍出版社、上海书店编：《二十五史》第1册《史记》，上海古籍出版社、上海书店1986年版，第312页。

入不测之渊，这也使得医学的传承慎之又慎，故而显得秘之又秘。通过医家的坎坷遭遇，当能进一步理解《老子》教人"和光同尘"思想的珍贵。事实上，《老子》思想本来就具有两重意义，是一种集做人和处事为一体的基本原则。很多人从《老子》中学习处世之道，以求自度度人，只是稍微不慎，就会堕入平庸，失去了生命的"光芒"。而一旦无"光"，即是凡尘，就无所谓"和"和"同"。因此，"和光同尘"的本义就是"和而不同"，有一种"实实在在"的"生生之""实"在其中，《素问·上古天真论》提出的"将从上古，合同于道"，其道理即在于上古时代的精神之"实"。结合这个时代的精神特征，当能对俞跗的"神技"取得更切实的理解。《史记·扁鹊仓公列传》指出：

> 臣闻上古之时，医有俞跗，治病不以汤液醴酒，镵石挢引，案扤毒熨，一拨见病之应，因五藏之输，乃割皮解肌，诀脉结筋，搦髓脑，揲荒爪幕，湔浣肠胃，漱涤五藏，练精易形。①

因其中有"割皮解肌"等类似于现代外科手术的字面表述，这让不少学者误以为对俞跗的记载有夸大之嫌，难以理解我国上古时期的外科技术发展何以能至此最高水平。据传，我国民间仍然存在俞跗类的人物及其技术，他们自有其传承，说明上述记载确有出处。另外，根据《黄帝内经·素问·移精变气论》，俞跗的医术也属于"祝由"一类的"方技"，其中的"形""神"之变，与今世之"整容术"有天壤之别：

> 黄帝问曰：余闻古之治病，惟其移精变气，可祝由而已。今世

---

① 上海古籍出版社、上海书店编：《二十五史》第1册《史记》，上海古籍出版社、上海书店1986年版，第309页。

治病，毒药治其内，针石治其外，或愈或不愈，何也？岐伯对曰：往古人居禽兽之间，动作以避寒，阴居以避暑，内无眷慕之累，外无伸宦之形，此恬憺之世，邪不能深入也。故毒药不能治其内，针石不能治其外，故可移精祝由而已。当今之世不然，忧患缘其内，苦形伤其外，又失四时之从，逆寒暑之宜，贼风数至，虚邪朝夕，内至五藏骨髓，外伤空窍肌肤，所以小病必甚，大病必死，故祝由不能已也。①

对此，我国南北朝时期刘勰的《文心雕龙·神思》可以参证：

古人云："形在江海之上，心存魏阙之下。"神思之谓也。文之思也，其神远矣。故寂然凝虑，思接千载；悄焉动容，视通万里；吟咏之间，吐纳珠玉之声；眉睫之前，卷舒风云之色；其思理之致乎！故思理为妙，神与物游。神居胸臆，而志气统其关键；物沿耳目，而辞令管其枢机。枢机方通，则物无隐貌；关键将塞，则神有遁心。是以陶钧文思，贵在虚静，疏瀹五藏，澡雪精神。②

从"移精变气""移精祝由"和"疏瀹五藏，澡雪精神"，当可意会"漱涤五藏，练精易形"的上古精神风貌。后世儒家主静诚敬，变化气质，其说不同，其用则与"练精易形"同功。当今中医药教育受西方科学的具象思维影响太大，对上古时期的思维方式已经形同陌路，难以理解，而其中最难理解的就是上古精神的实质。可以说，中国上古文明是这一时期的时代精神创造出来的，现代科学对中医药理论的

---

① 《黄帝内经素问》，人民卫生出版社1963年版，第82—83页。

② （南朝·梁）刘勰著，周振甫注：《文心雕龙注释》，人民文学出版社1991年版，第295页。

暌违首在精神，方法倒在其次，而通过追溯上古精神，重启中医药创造性转化的现代契机，这在理论上不仅可行，其在实践上也有一如既往的传统。《礼记·曲礼下》载："君有疾饮药，臣先尝之：亲有疾饮药，子先尝之。医不三世，不服其药"。对此"三世"，从汉代到唐代的解说基本上以经验为义，把"三世"解为"三代"，如此"世家"，其药可信。东汉郑玄注曰："医不三世，不服其药，慎物齐也"。唐代孔颖达《正义》曰："凡人病疾，盖以筋血不调，故服药以治之，其药不慎于物，必无其徵，故宜戒之，择其父子相承至三世也，是慎物调齐也"。又说云，'三世'者，一曰黄帝《针灸》，二曰神农《本草》，三曰素女《脉诀》，又云夫子《脉诀》。若不习此三世之书，不得服食其药。然郑云'慎物齐也'，则非谓《本草》《针经》《脉诀》，于理不当，其义非也。"[1] 郑玄此解，与"去国三世，爵禄有列于朝，出入有诏于国"之义同，谓"三世，自祖至孙。逾久可以忘故俗，而犹不变者，爵禄有列于朝，谓君不绝其祖祀，复立其族，若臧纥奔邾，立臧为矣。"[2] 郑玄此解，可谓之"小传统"，"又说"之"三世"，可谓之"大传统"。如果因"小"失"大"，"不服其药"也合乎情理。从现实情况来看，如今中医药的传承发展大多局限于"自祖至孙"的"三世"体系之内，"三世医学"的精神尚待发扬。

近年来，柳长华教授倡导"三世医学"，接受和认同者也逐渐多了起来。他认为，"考古与文献记载，伏羲制九针，神农尝百草，黄帝与岐伯论医，后世称其为'三世医学'。"他进一步阐释说，伏羲、神农、黄帝是中华民族的"人文初祖"，也是创造中医的代表人物，相关重要的发明创造，都会归到他们的名下。这种文化传统，是中华民族融合

---

① （清）阮元校刻：《十三经注疏》（全2册），中华书局1980年版，第1268页。
② （清）阮元校刻：《十三经注疏》（全2册），中华书局1980年版，第1257页。

的象征，是凝聚民族精神和力量的象征。①历史表明，中医药的融合发展不仅"祖述""三世"，而且"宪章""生生"，从而体现出博大精深之气象。因此，需要明其渊源，传其精神，才能实现与时代需求相适应的"创造性转化"，今天亦不例外。

三　中医药的传承发展与社会文明演化适成"互补"之势

对于中医药学术发展规律的讨论，《黄帝内经素问·著至教论》明确指出"医之道"来源于"二皇"，有关"医道"的文章需要贯通天地人才能传于"后世"，发挥作用：

> 黄帝坐明堂，召雷公而问之曰：子知医之道乎？雷公对曰：诵而未能解，解而未能别，别而未能明，明而未能彰，足以治群僚，不足治侯王。愿得受树天之度，四时阴阳合之，别星辰与日月光，以彰经术，后世益明，上通神农，著至教疑于二皇。帝曰：善。无失之，此皆阴阳表里上下雌雄相输应也，而道上知天文，下知地理，中知人事，可以长久，以教众庶，亦不疑殆，医道论篇，可传后世，可以为宝。②

至于中医药在社会应用中的发展，《黄帝内经》则以"天"与"人""古"与"今""人"与"己"的通应为原则来把握，《黄帝内经素问·举痛论》对此"善言"医者称其有"明"：

---

① 边钰：《名人大讲堂开讲！听儒雅大咖柳长华话中医药文化"简史"》，2020年7月，川观新闻（https://cbgc.scol.com.cn/news/320218）。

②《黄帝内经素问》，人民卫生出版社1963年版，第547页。

善言天者，必有验于人；善言古者，必有合于今；善言人者，必有厌于己。如此，则道不惑而要数极，所谓明也。①

《说文解字·厂部》："厌，合也。""厌"训为"合"。王冰释"明"为"深明至理"，②与"道不惑"互相发明，亦与"神明"有关。《灵枢·官能》对此有"若神"之叹：

法于往古，验于来今，观于窈冥，通于无穷。粗之所不见，良工之所贵。莫知其形，若神仿佛。③

以上举例，只是一斑，说明《黄帝内经》全书皆贯穿着以"古"为"范"的精神，王冰重新编次《黄帝内经素问》，使这种"崇古"特征在形式上表现出来。不仅《黄帝内经》，中国文化亦然。对于这种普遍现象，不识者以为这源于反对社会进步的"消极"心态，而对其中蕴藏着的文化精神缺乏深刻理解。《老子》第38章指出："失道而后德。失德而后仁。失仁而后义。失义而后礼。夫礼者，忠信之薄而乱之首。"长期以来，上述文字留给人们的印象是老子对"礼"抱有成见，不满之情溢于言表。其实这是老子通过古今对比而观察到的社会真实的变化形态，而要改变这种现状，只能"取法乎上"，回归"古之道术"。我们看到，《黄帝内经》之所以以"古"为"教"，其中的原因不在于物质生活水平的高低，而是古代社会普遍存在的人们精神上的"淳朴"和"富足"，这种状态本身就是最高的道术，其文明成就则是人们的寿命"皆可百数"。对当代社会来说，实现健康的老

---

① 《黄帝内经素问》，人民卫生出版社1963年版，第218页。
② 《黄帝内经素问》，人民卫生出版社1963年版，第218页。
③ 河北医学院校释：《灵枢经校释》下册，人民卫生出版社1982年版，第306页。

龄化，人均寿命达到百岁仍然是一个理想上的目标，"善言古者，必有合于今"，从中寻找解决问题，实现目标的思想方法，这应当成为当代人的必修课。

从经文来看，《黄帝内经》也可谓"善言古者"，即通过古今对比显现出传承发展之规律。从技术的特征来看，这是一个从"无"到"有"，从"无形"到"有形"的演化发展过程。从其思想宗旨来看，则是从"治已病"回归到"治未病"的过程。从"无"到"有"，则是从"上古"之"独立守神""移精变气""汤液醪醴"到"当今之世"之"毒药""镵石针艾"，并可从技术手段的多样化发展反衬"道德"与"技术"之间的相反相成之势。除此前节录的"上古天真论篇第一"之外，此又可见于如下诸篇：

> 黄帝问曰：医之治病也，一病而治各不同，皆愈何也？岐伯对曰：地势使然也……故砭石者，亦从东方来……故毒药者，亦从西方来……故灸焫者，亦从北方来……故九针者，亦从南方来……故导引按跷者，亦从中央出也。故圣人杂合以治，各得其所宜。（《黄帝内经素问·异法方宜论篇》）
>
> 黄帝问曰：余闻古之治病，惟其移精变气，可祝由而已。（《黄帝内经素问·汤液醪醴论篇》）
>
> 帝曰：上古圣人作汤液醪醴，为而不用何也？岐伯曰：自古圣人之作汤液醪醴者，以为备耳。夫上古作汤液，故为而弗服也。中古之世，道德稍衰，邪气时至，服之万全。帝曰：今之世不必已何也？岐伯曰：当今之世，必齐毒药攻其中，镵石针艾治其外也。（《黄帝内经素问·汤液醪醴论篇》）

从"寿敝天地，无有终时"到"杂合以治"，这是一个从无病到有病的过程，其在理论上反映出来的则是一个从不知"道德"到有意识的"淳德全道"，再到"道德稍衰"以至于亏缺的过程，技术的多样化发展过程实际上是为了弥补"道德"的衰败。因此，这在意义上与女娲炼五色石以补天相同。但是，有形技术的功用也是有限的，如果只在技术创新上着眼，那么就会病越治越多，以至于纠缠不清，健康无望，惟有传承上古精神，在传承中求发展，在发展中落实传承，才能根本解决健康与疾病之康庄大道。因此，"圣人"以"治未病"为"得道"之实，崇尚"无为"以"治身"，在"杂合以治"之余教之以"治未病"。其事见于如下诸篇：

> 夫四时阴阳者，万物之根本也，所以圣人春夏养阳，秋冬养阴，以从其根，故与万物沉浮于生长之门……是故圣人不治已病治未病，不治已乱治未乱，此之谓也。夫病已成而后药之，乱已成而后治之，譬犹渴而穿井，斗而铸锥，不亦晚乎！（《黄帝内经素问·四气调神大论篇》）
>
> 帝曰：调此二者奈何？岐伯曰：能知七损八益，则二者可调，不知用此，则早衰之节也……是以圣人为无为之事，乐恬憺之能，从欲快志于虚无之守，故寿命无穷，与天地终，此圣人之治身也。（《黄帝内经素问·阴阳应象大论篇》）

由此可见，社会越是发展，"道德"越是居于潜在的"核心"地位，中医药技术也借助于"反者道之动"之势成为真正的"道术"。只是一般来说，人们多从有形处用力，忽视了无形的根本作用，对《老子》所说的"无之以为用"难解其意，亦难尽其妙。而在技术之发展越来越繁杂的今天，恰恰需要以"道德"之教化促进中医药"大用"的发挥，这也是中医自身发展规律在当世亟待研究的根本原因。

四 从中医药自身发展规律看其未来发展之可能

从提出中医药发展规律的时代背景来看，其最主要的原因是近现代以来对中医药的认识不清，定位不准，以至于影响到对中华民族复兴发展道路的选择。我们注意到，在2017年7月1日正式实施的《中华人民共和国中医药法》中，"中医药"的概念已由原来"狭义"的"汉族医学"扩展成为"广义"的包括"少数民族"在内的"中华民族""医药"的总称，此则反映了中华民族融合发展的规律。该法的第二条专门就中医药的名称规定如下：

> 本法所称中医药，是包括汉族和少数民族医药在内的我国各民族医药的统称，是反映中华民族对生命、健康和疾病的认识，具有悠久历史传统和独特理论及技术方法的医药学体系。[①]

从上述条文不难看出，中医药是中华民族的医药学，要理解其"独特理论及技术方法"，需要回到其对"生命、健康和疾病的认识"的"悠久历史传统"中，这样一来，此处"中医药"所指的就是《中华人民共和国宪法》第二十一条条文中与"现代医药"并列的"我国传统医药"。对于最终没有采用"传统医药法"或者"中医药与民族医药法"名称的原因，有关方面给予了明确解释：

> 中医药既是传统的，也是现代的，如果法律名称叫"传统医药法"，则难以体现中医药运用现代科学技术不断进行发展创新

---

① 黄薇主编：《中华人民共和国中医药法解读》，中国法制出版社2017年版，第3页。

的要求。[①]

实际上，上述对中医药"现代性"的解释是不充分的，特别其关于"难以体现中医药运用现代科学技术不断进行发展创新的要求"的解释，反映出对中医药自身发展规律的认识尚存在不明之处。从研究的角度来看，《中华人民共和国中医药法》的条文确定也是当时认识水平的综合表现，并不一定能够体现出最为深刻合理的认识。从遵循中医药发展规律提出的背景来看，中医药的创新发展本有其自己的规律，即对社会发展的"补弊救偏"，如今硬性要求"运用现代科学技术不断进行发展创新"，在性质上违背了这一历史性的要求，在思维上则背离了"和实生物，同则不继"的创新发展的根本原理。一旦中医药失去了自主吸收和发展的能动性，遵循自身发展规律也就成为空谈，这是近百年来的中医药发展带给我们的深刻历史教训。

有鉴于此，当年王冰对《黄帝内经素问》的重新编次和增补堪称典范，有关运气的"七篇大论"目前已经成为研究《黄帝内经》学术思想及其运气理论的最早文本。王冰"时于先生郭子斋堂，受得先师张公秘本，文字昭晰，义理环周，一以参详，群疑冰释。恐散于末学，绝彼师资，因而撰注，用传不朽。"[②]用新资料补上阙文，有如完璧归赵，此举得到林亿的大力称赞："迄唐宝应中，太仆王冰笃好之，得先师所藏之卷，大为次注，犹是三皇遗文，烂然可观。"[③]由于这些资料"犹是三皇遗文"，其在精神上与各篇相通，故而能够相映生辉。经文增补是这样，理论创新也是这样，后世的发展表明，对经典的注疏是中医理论创造性发展的关键，这在本质上是一种阐释性的发展，其发展规律与运用科学

---

① 黄薇主编：《中华人民共和国中医药法解读》，中国法制出版社2017年版，第8页。

②《黄帝内经素问》，人民卫生出版社1963年版，"序"第6页。

③《黄帝内经素问》，人民卫生出版社1963年版，"序"第3页。

技术促进其创新发展的规律并不相同。从传统来讲，中医药属于方技，具有方术和道术的性质，其与道德或者说道德的主体密不可分，并不是现代意义上纯粹的科学技术。强不同以为同，这既是一个时代性的误解，同时也是一个仍待深入研究的大课题，其在实质上是与文明发展相关的科技多样化与转型发展问题。本来是找寻中医药的发展规律，却无意间开启了未来文明发展的大门。由此可见，一旦把握住了自身发展规律，中医药将会开启一个中华文明发展的新时期，对此应当充满自信。

《黄帝内经》的道家文化解读

——以《素问·上古天真论》为例

臧守虎

摘要： 在研究《黄帝内经》与道家文化关系的基础上，以《黄帝内经》所受道家文化影响较大的《素问·上古天真论》为例，对其中所援引的"登天""天师""以妄为常""真""持满""美其食，任其服，乐其俗""朴""真人""至人""圣人""贤人"等道家术语、概念、文句进行考证，并在道家文化背景下予以诠释，进一步证明《黄帝内经》所受道家思想文化的影响。同时指出，正确地理解与诠释中医理论的经典《黄帝内经》，离不开对道家典籍、道家文化的学习与研究。

关键词：《黄帝内经》；《素问·上古天真论》；道家；真人；天师

众所公认，中医文化是中国传统文化的一个组成部分，中医文化植根于中国传统文化，与中国传统思想文化有着千丝万缕的联系，在其发生、发展过程中深受包括易学文化、儒学文化、道学文化在内的中国传统文化影响。作为中医理论的经典著作——《黄帝内经》（以下简称《内

作者简介： 臧守虎，山东中医药大学中医文献与文化研究院教授，研究方向：中医文献、中医哲学、中医文化。

经》）尤其深受道家①思想文化的影响，潘雨廷②、徐文兵③、刘力红④等众多专家、学者都指出这一点，对此笔者深以为然，故近20年来一直在从事《内经》的道家文化解读工作。欲在道家文化背景下对《内经》进行解读，前提是明晰《内经》与道家的关系，对此笔者也已从多个方面进行过粗略的考察。⑤在此基础上，本文以受道家文化影响较大的《素问·上古天真论》为例，对"登天""天师""以妄为常""真""持满""美其食，任其服，乐其俗""朴""真人""至人""圣人""贤人"等道家概念、术语、文句进行考证并在道家文化背景下予以诠释，以进一步证明《内经》所受道家思想文化之影响。

一 登天

《素问·上古天真论篇》开篇云："昔在黄帝，生而神灵，弱而能言，幼而徇齐，长而敦敏，成而登天。"⑥此段文字与《史记·五帝本纪》"黄帝者，少典之子，姓公孙，名轩辕。生而神灵，弱而能言，幼而徇齐，长而敦敏，成而聪明"⑦以及《大戴礼记·五帝德篇》中的记载大同小异，其中《史记·五帝本纪》《大戴礼记·五帝德篇》中的"聪明"在

---

① "道家"之名首见于司马谈《论六家要旨》："道家因阴阳之大顺，采儒墨之善，撮名法之要。"显然，这里的"道家"指由改造和发展《老子》思想而来的黄老之学、黄老道家。本文所说的"道家"包括老庄之学、黄老之学在内。

② 潘雨廷：《易与佛教易 与老庄》，上海古籍出版社2005年版，第171—174页。

③ 徐文兵、梁冬：《徐文兵、梁冬对话：〈黄帝内经·上古天真〉》，江西科学技术出版社2013年版，第5页。

④ 刘力红：《思考中医》，广西师范大学出版社2002年版，第406—407页。

⑤ 臧守虎：《〈黄帝内经〉与道家关系略考》，载《齐文化与当代社会》，齐鲁书社2008年版，第277—291页。

⑥ 本文所引《内经》原文，皆据郭霭春主编《黄帝内经素问校注》，人民卫生出版社1992年版。

⑦ （汉）司马迁：《史记》，中华书局1959版，第1页。

《素问·上古天真论》中作"登天",《黄帝内经素问校注》云:"此作'登天',疑王氏所改,有意尊显道家。"①

关于"登天",《黄帝内经素问校释》解释为"登上天子之位"②,显然属于望文生义。据诸多典籍记载,黄帝是升天而去的。如《庄子·大宗师》载:"夫道……黄帝得之,以登云天。"③《史记·封禅书》载:"黄帝采首山铜,铸鼎于荆山下。鼎既成,有龙垂胡髯下迎黄帝。黄帝上骑,群臣后宫从上者七十余人,龙乃上去。"④王冰注云:"有熊国君少典之子……后铸鼎于鼎湖山,鼎成而白日升天,群臣葬衣冠于桥山,墓今犹在。"⑤马莳注云:"《史记正义》以十五为成,则不宜曰登天。若训为道之成,则登天亦或有之。"⑥等等,皆可证"昔在黄帝……成而登天"是指黄帝得道成仙升天而非登上天子之位。

"登天"又称"升遐""登遐""登假"。张介宾《类经》注"成而登天"曰:"成而登天,谓治功成,天年尽,在位百年,寿百十一岁而升遐也。凡人之死,魂归于天,今人云死为升天者,盖本诸此。"⑦即以"登天"为升遐。而所谓的"升遐""登遐""登假",本是古代某些部族对人死后的火葬之称,如《墨子·节葬下》云:"秦之西,有仪渠之国,其亲戚死,聚柴薪而焚之,熏上,谓之登遐。"⑧后来又演变为对帝王之死的讳称,如《礼记·曲礼下》云:"告丧,曰天王登假。"⑨《魏书·天

---

① 郭霭春主编:《黄帝内经素问校注》,人民卫生出版社1992年版,第2页。

② 山东中医学院,河北医学院:《黄帝内经素问校释》,人民卫生出版社1982年版,第4页。

③ 陈鼓应:《庄子今注今译》,商务印书馆2016年版,第213页。

④ (汉)司马迁:《史记》,中华书局1959版,第1394页。

⑤ 郭霭春:《黄帝内经素问校注》,人民卫生出版社1992年版,第2页。

⑥ (明)马莳:《黄帝内经素问注证发微》,人民卫生出版社1998版,第3页。

⑦ (明)张介宾:《类经》,人民卫生出版社1965年版,第1页。

⑧ 王焕镳:《墨子校释》,浙江文艺出版社1984年版,第204—205页。

⑨ 王梦鸥:《礼记今注今译》,天津古籍出版社1987年版,第48页。

象一》："延昌四年正月丁巳，世宗升遐。"①"升遐""登假"也是道家对修道成仙之特称。如《庄子·德充符》云："彼（王骀）且择日而登假，人则从是也。"《庄子·大宗师》云："古之真人，不逆寡，不雄成，不谟士，若然者，过而弗悔，当而不自得也。若然者，登高不慄、入水不濡、入火不热，是知之能登假于道者也若此。"其他如《晋书·许迈传》云："君元吉自天，宜学升遐之道。"②苏轼《辨道歌》云："一丹休别内外砂，长修久饵须升遐。肠中澄结无馀粗，俗骨变换颜如葩。"③等。因此，所谓的黄帝"成而登天"实际上寓黄帝登天成仙之意。

按，如上所见，在王冰之前的文献中，已有黄帝"登天"之说，黄帝"登天"之说渊源有自，而非必待王冰之改。最晚成书于战国初期的道家开山之作《老子》中已有"不失其所者久也，死而不亡者寿也"④"有国之母，可以长久。是谓深根固柢、长生久视之道也"之说；在《老子》的基础上，《庄子》又提出和描述了"神人""真人""至人"（详下）等境界，一步步诱发了人们得道成仙升天的理想，尤为产生于东汉末年、由道家发展而来、以道家理论为圭臬的道教所信奉。故黄帝"登天"之说反映了《内经》与道家的关系，《黄帝内经素问校注》所谓"尊显道家"是真，而"有意"则未必尽然。

二 天师

《素问·上古天真论》载"昔在黄帝……乃问于天师曰……岐伯对曰……"，从上下文语境看，其中的"天师"指岐伯而言无疑，《千金要

---

① （北齐）魏收：《魏书》，吉林人民出版社1995年版，第1425页。

② （唐）房玄龄：《晋书》，吉林人民出版社1995年版，第1263页。

③ 谢桃坊：《苏轼诗研究》，巴蜀书社1987年版，第149页。

④ 本文所引《老子》，除特殊说明者，皆据高明：《帛书老子校注·帛书老子甲本勘校复原》，中华书局1996年版。

方》卷二十七引"乃问于天师"即作"黄帝问于岐伯",历代注家也大多以此为解,如马莳注云:"天,乃至尊无对之称,而称之为师,又曰天师,帝之尊岐伯者如此。"①吴崑注云:"天师,尊称也,谓岐伯。"②除此之外,《内经》中"天师"尚见于《素问·五运行大论》:"请天师而问之曰:论言天地之动静,神明为之纪;阴阳之升降,寒暑彰其兆。"联系上下文义,此处的"天师"也是指岐伯。

众所周知,《内经》是以黄帝与岐伯、鬼臾区、伯高、少师、少俞、雷公等问答形式而成,其中黄帝独尊岐伯为天师,原因何在?对此,张介宾《类经》中云:"《内经》一书,乃黄帝与岐伯、鬼臾区、伯高、少师、少俞、雷公等六臣,平素讲求而成。六臣之中,惟岐伯之功独多,而爵位隆重,故尊称之为天师。"③这一解释未中肯綮。李今庸《古医书研究》云:"此文'天师'一词,诸注多谓是黄帝对岐伯的'尊称',然其尊称之义,或有未之明者,或有明之而未当者。"④虽然指出"或有未之明者,或有明之而未当者",但也没有进一步说明"天师"的内涵。

《庄子》之前的文献未见"天师"之说。《庄子·徐无鬼》篇载黄帝与小童的对话云:"黄帝将见大隗(笔者注:喻"道")乎具茨之山……无所问途,适遇牧马童子,问途焉,曰:'若知具茨之山乎?'曰:'然。''若知大隗之所存乎?'曰:'然。'黄帝曰:'异哉小童……请问为天下。'……小童曰:'夫为天下者,亦奚以异乎牧马者哉!亦去其害马者而已矣!'黄帝再拜稽首,称天师而退。"⑤在这里,"天师"是黄帝对得道小童的尊称。又,成书于东汉的道教典籍《太平经》云

---

① (明)马莳:《黄帝内经素问注证发微》,人民卫生出版社1998版,第4页。
② (明)吴崑:《内经素问吴注》,山东科学技术出版社1984版,第1页。
③ (明)张介宾:《类经》,人民卫生出版社1965年版,第2页。
④ 李今庸:《古医书研究》,中国中医药出版社2003年版,第105页。
⑤ 陈鼓应:《庄子今注今译》,商务印书馆2016年版,第731—732页。

"复见天师言，乃知其有不足也"① "今天师使之，敢不言！每言不中天师法"② "今能极意真门，唯天师录示所不及"③ 等，这几处的"天师"均是对道教天师道（即五斗米道）创建者张道陵及其他首领的称呼，至今犹然。如前所述，道教由道家发展而来、以道家理论为圭臬，道教"天师"之说亦当出自《庄子》。《内经》主要是以黄帝与岐伯问答形式而成，其中称岐伯为"天师"，也反映了《内经》与道家的密切关系。

三　以妄为常

《素问·上古天真论》载岐伯语曰："今时之人不然也，以酒为浆，以妄为常，醉以入房……故半百而衰也。"关于其中的"以妄为常"，吴崑注曰："上古之人，不妄作劳。今则以妄为常，言其不慎动也。"④张介宾注曰："肆乎行也。"⑤马莳注曰："以妄为常，异于上古之人不妄作劳者矣。"⑥三家之说大致相同，虽对理解原文有一定的帮助，但未能揭示出其与道家之关系。而如能结合道家思想文化来理解，则可以得出一些新的认识。

"妄""常"意义相反。妄，《说文·女部》释曰："乱也。"⑦即悖乱、违背之义。"常"与"恒"同义，《说文·二部》释"恒"曰："常也。"⑧为恒久、长久之义。《易经》中有《无妄》《恒》二卦，《无妄》卦象为

---

① 杨寄林：《太平经今注今译》，河北人民出版社2002年版，第77页。
② 杨寄林：《太平经今注今译》，河北人民出版社2002年版，第98页。
③ 杨寄林：《太平经今注今译》，河北人民出版社2002年版，第361页。
④（明）吴崑：《内经素问吴注》，山东科学技术出版社1984版，第2页。
⑤（明）张介宾：《类经》，人民卫生出版社1965年版，第3页。
⑥（明）马莳：《黄帝内经素问注证发微》，人民卫生出版社1998版，第5页。
⑦ 汤可敬：《说文解字今释》，岳麓书社1997年版，第1779页。
⑧ 汤可敬：《说文解字今释》，岳麓书社1997年版，第1948页。

☰，下震上乾，"震，动也""乾，天也"①，下震上乾的☰有象征动而顺天、行动顺应天道之义；《恒》卦象为☰，下巽上震，"巽……为风""震为雷"②，下巽上震的☰有象征"雷风相与，巽而动……天地之道，恒久而不已也"③之义。《易经》为大道之源，一般认为成书于西周中后期，曾做过"周守藏室之史"④的老子应该读过此书并受其启发，在《老子》中引进了"妄""恒"的概念。对此，以陈鼓应为代表的学者多有阐发，不再赘述。⑤

在《老子》中，"恒""常"指"道"作为宇宙普遍规律的常久性。如《老子》第1章曰："道，可道也，非恒道也。名，可名也，非恒名也。"第2章曰："有无之相生也，难易之相成也，长短之相形也，高下之相盈也，音声之相和也，先后之相随，恒也。"第52章曰："用其光，复归其明。毋遗身殃，是谓袭常。"第55章曰："知和曰常，知常曰明。"等等。《老子》第16章更是将"妄""常"对举，曰："夫物云云，各复归于其根。归根曰静。静，是谓复命；复命常也，知常明也；不知常妄，妄作，凶。"意谓：万物繁盛到了极点，又各自返回到它们的根本。回复到根本叫做静。达到了静，这就叫做回复到本来的状态。回复到本来的状态，这是事物永恒的规律。能够认识这个规律者才是"明"。不能认识这个永恒的规律就会悖离规律，悖离规律就会产生凶险。

如上所见，《老子》之前的《易经》中虽已有"妄""恒"（常）的概念，但考诸先秦文献，以"妄""常"对举，仅见于《老子》。《素问·上古天真篇论》"以妄为常"句，不仅也用到"妄""常"之概念，而且也以"妄""常"对举，皆说明其受道家思想影响。不仅如此，与

---

① 周振甫：《周易译注》，中华书局1991年版，第284—285页。
② 周振甫：《周易译注》，中华书局1991年版，第284—285页。
③ 周振甫：《周易译注》，中华书局1991年版，第114页。
④ （汉）司马迁：《史记》，中华书局1959年版，第2139页。
⑤ 参见陈鼓应：《老子今注今译》，商务印书馆2003年版。

之相关的是，《素问·六节藏象论》"五运相袭……帝曰：有不袭乎？岐伯曰：苍天之气，不得无常也。气之不袭，是谓非常，非常则变矣"也与《老子》尤其是上引《老子》第52章相关，皆应本诸《老子》得解。

四　真

《素问·上古天真论》篇不仅标题中有"天真"一词，正文尚云"今时之人则不然也……以欲竭其精，以耗散其真""恬惔虚无，真气从之""真牙生而长极""余闻上古有真人者……"。除此以外，《内经》其他篇章多见"真言""真脏""真脉""脏真""真邪""真气""真要"等与"真"相关的一系列词汇。无疑，要准确地理解这些词汇的含义，离不开对"真"的理解。

关于"真"，杨少涵有《十三经无"真"字——儒道分野的一个字源学证据》[①]文，主题、结论鲜明。贺娟也指出："考儒家的经学文献，未曾见到过关于'真'的任何表述。"[②]众所周知，"十三经"是儒家的经典，"十三经无'真'字"也就意味着"真"与儒家无涉。当然，这不是说有了十三经之时汉语中还没有"真"字，而是说十三经中没有使用过"真"字。儒家经典中没有使用过的"真"字，初见于道家开山之作《老子》中，共出现过3次，即《老子》第21章云："孔德之容，唯道是从。道之物，惟恍惟忽。忽呵恍呵，中有象呵。恍呵忽呵，中有物呵。幽呵冥呵，中有情呵。其情甚真，其中有信。"第40章云："是以建言有之曰：明道如昧……质真如渝……"第54章云："修之身，其德

---

① 杨少涵：《十三经无"真"字——儒道分野的一个字源学证据》，《哲学动态》2021年第8期。

② 贺娟：《〈黄帝内经〉本体论自然观——真气论》，《北京中医药大学学报》2019年第3期。

乃真。"在《庄子》中，"真"字更是频繁出现，多达62处，并提出了"真宰""真君""真性""真知""全真""葆真""反其真""守其真"等与"真"相关的一系列概念和命题。

贺娟说："《黄帝内经》真气概念的提出，是源自对道家'真'字的继承。"①其实，既然"真"字初见于道家开山之作《老子》，则不仅是"真气"之"真"源自对道家"真"字的继承，上举所有涉"真"的概念和命题都是源自于道家。这本身表明道家文化对《内经》的影响，是《内经》受道家文化深刻影响的一个有力的证据。因此，《内经》之"真"以及一系列涉及"真"的概念、命题，也须在道家文化背景下才能得以正确理解。在这方面，道家文献自身已经给出了一些解释，可以帮助我们理解《内经》中的"真"及涉"真"词语。例如，上引《老子》第21章云："孔德之容，唯道是从。道之物，惟恍惟忽。忽呵恍呵，中有象呵。恍呵忽呵，中有物呵。幽呵冥呵，中有情呵。其情甚真，其中有信。"《庄子·渔父》云："真者，精诚之至也……真者，所以受于天也，自然不可易也。"②《淮南子·精神训》云："所谓真人者，性合于道也。故有而若无，实而若虚……此精神之所以能登假于道也。"③原来，"真"是指"道"中的"情（精）"之"真"，而"真人"即是与"道"相合之人，故《素问·六微旨大论》云："与道合同，唯真人也。"《素问·上古天真论》云："余闻上古有真人者……能寿敝天地，无有终时，此其道生。"又如，《庄子·秋水》云："无以人灭天，无以故灭命，无以得殉名。谨守而勿失，是谓反其真。"《吕氏春秋·先己》云："凡事之本，必先治身，啬其大宝，用其新，弃其陈，腠理遂通，精气日新，邪气尽

---

① 贺娟：《〈黄帝内经〉本体论自然观——真气论》，《北京中医药大学学报》2019年第3期。

② 陈鼓应：《庄子今注今译》，商务印书馆2016年版，第944页。

③ 陈广忠：《淮南子译注》，吉林文史出版社1990年版，第314—315页。

去，及其天年，此之谓真人。"①这又与《素问·移精变气论》所云"故病未已，新病复起……去故就新，乃得真人"有相通之处，可以互解。

五　持满

《素问·上古天真论》还有"不知持满"一语，乃岐伯批评"今时之人"之语。关于"持满"，王冰注曰："言轻用而纵欲也。《老子》曰：'持而盈之，不如其已。'言爱精保神，如持盈满之器，不慎而动，则倾竭天真。"张介宾注曰："持，执持也……不知持满，满必倾覆。"②张志聪注曰："不知持满，不慎谨也……言不知道者，不能慎谨调养，而丧其精气神也。"③虽已认识到与《老子》及其"道"的关系，但仍未达其的诂。

按，"持满"一词化出于《老子》"持而盈之"一语。《老子》第9章云："持而盈之，不若其已……金玉盈室，莫之守也。"其中的"盈"与"满"同义，《说文·皿部》云："盈，满器也。"④《说文·水部》云："满，盈溢也。"⑤《素问·上古天真论》不作"持盈"而作"持满"，或为避汉惠帝刘盈之名讳。刘盈在位时间为公元前194—187年，表明《素问·上古天真论》有可能成书于公元前194年之后。不过，《内经》中也多不避"盈"字之文，如《素问·六节藏象论》有云："故大小月三百六十五日而成岁、积气余而盈闰矣。""余已闻六六九九之会也，夫子言积气盈闰，愿闻何谓气？"《素问·平人气象论》云："病肝脉来，盈实而滑，如循长竿，曰肝病。""病脾脉来，实而盈数，如鸡举

---

① （战国）吕不韦：《吕氏春秋》，上海古籍出版社1989年版，第27页。
② （明）张介宾：《类经》，人民卫生出版社1965年版，第2页。
③ （清）张志聪：《黄帝内经素问集注》，上海科学技术出版社1959年版，第2页。
④ 汤可敬：《说文解字今释》，岳麓书社1997年版，第676页。
⑤ 汤可敬：《说文解字今释》，岳麓书社1997年版，第1549页。

足，曰脾病。"等等，其中的原因应该是由于《内经》非成书于一人一时、或由于避讳不严所致。

那么，究竟应该如何理解"持满"或者"持盈"？结合《老子》第4章"道冲，而用之又弗盈也"、第15章"保此道不欲盈。夫唯不欲盈，是以能敝而不成"、第23章"曲则全……洼则盈"、第45章"大盈若盅，其用不穷"以及第16章"致虚极也，守静笃也，万物并作，吾以观其复也。夫物云云，各复归于其根。归根曰静，静，是谓复命。复命常也，知常明也；不知常妄，妄作，凶"，不难看出，《老子》之主旨其实是反对过于盈满、一味盈满的，认为盈满是建立在虚空、虚静基础上的，盈满与虚空、虚静也是可以相互转化的。《孔子家语·三恕》亦载：

> 孔子观于鲁桓公之庙，在敧器焉。夫子问于守庙者曰："此谓何器？"对曰："此盖为宥坐之器。"孔子曰："吾闻宥坐之器，虚则敧，中则正，满则覆。明君以为至诚，故常置之于坐侧。"顾谓弟子曰："试注水焉。"乃注之水，中则正，满则覆。夫子喟然叹曰："呜呼！夫物恶有满而不覆哉？"
>
> 子路进曰："敢问持满有道乎？"子曰："聪明睿智，守之以愚；功被天下，守之以让；勇力振世，守之以怯；富有四海，守之以谦。此所谓损之又损之道也。"[1]

所述"持满"之道可与《老子》相互发明。其中所谓的"中则正"，也即《老子》第42章所云"道生一，一生二，二生三，三生万物，万物负阴而抱阳，冲（帛书甲本、汉简本皆作"中"[2]）气以为和"；所谓的

---

① 杨朝明，宋立林：《孔子家语通解》，齐鲁书社2013年版，第99页。
② 北京大学出土文献研究所：《北京大学藏西汉竹书》（贰），上海世纪出版股份有限公司、上海古籍出版社2012年版，第177页。

"损之又损之道",也即减少人为的欲望、因循顺应自然的法则,也即《老子》第19章所云"见素抱朴,少私而寡欲"、第48章所云"为学者日益,闻道者日损。损之又损,以至于无为"、第25章所云"人法地,地法天,天法道,道法自然"。

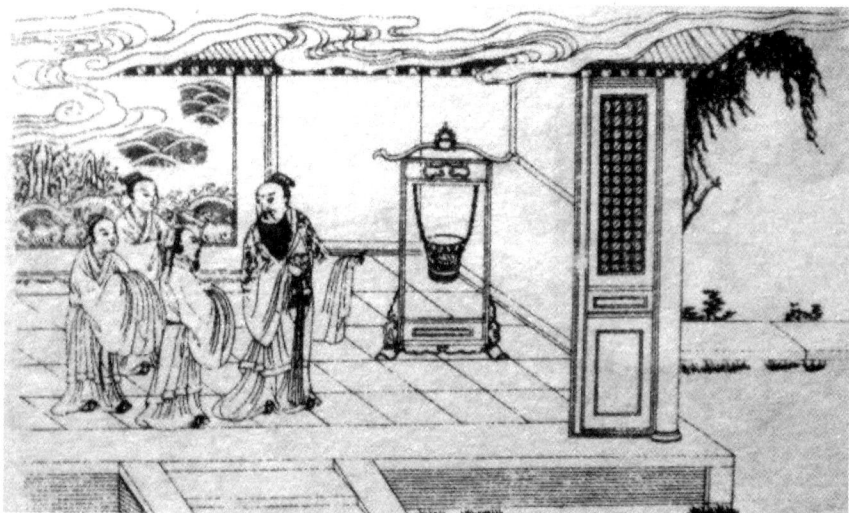

孔子观欹图

如此理解"持满",才与《老子》一书"有无之相生也,难易之相成也,长短之相形也,高下之相盈也,音声之相和也,先后之相随,恒也""反也者,道之动也"突出的辩证思维相符,也与《素问·上古天真论》上、下文义相协。

六 美其食,任其服,乐其俗

《素问·上古天真论篇》又云:"故美其食,任其服,乐其俗,高下不相慕,其民故曰(日)朴……合于道。"其中"美其食,任其服,乐其俗"几句,帛书《老子》作"甘其食,美其服,乐其俗,安其居",

王弼本《老子》作"甘其食，美其服，安其居，乐其俗"①，二者相较大同小异，只不过句子次序略有不同。这种不同，可能是由于所据版本不同造成的，也可能是引用者意引、节引所造成的。但无论是哪一种情况，《素问·上古天真论》引用了《老子》是毫无疑问的。有关于此，王礼贤教授曾著短文——《〈黄帝内经〉与〈道德经〉》，指出《内经》"美其食，任其服，乐其俗"出自王弼本《老子》第80章，并且通过此二处的对比，得出"《内经》不单以《道德经》为自己立论的主要依据，且遣词行文也往往近乎直接引用"②的结论。

此文在当时给笔者的启发，不在于作者指出"'美其食，任其服，乐其俗'出自王弼本《老子》第80章"，而在于：《内经》中引用道家文献之处比比皆是，像这样明显称引《老子》之文之处，是否有必要专门撰文指出？中医业内人员在多大程度上认识到《内经》与道家的这种密切关系？于是，通过文献检索，发现从这一角度对《内经》进行研究的人员、论文的确不多，因此也更加坚定了对《内经》进行道家文化解读的决心。

七 朴

关于"朴"，《说文·木部》释曰："木皮也。"③据此解释"其民故曰（日）朴"显然不通。《黄帝内经素问校注》引《说文》之解后，进一步解释说："凡木之皮，皆较他皮为厚，引申有淳朴义。"④也殊为牵强，仍未达其道家文化意蕴。

---

① 楼宇烈：《王弼集校释》，中华书局1980年版，第190页。

② 王礼贤：《〈黄帝内经〉与〈道德经〉》，《中医药文化》2010年第1期。

③ 汤可敬：《说文解字今释》，岳麓书社1997年版，第770页。

④ 郭霭春主编：《黄帝内经素问校注》，人民卫生出版社1992年版，第8页。

在道家文献尤其是《老子》中，"朴"是"道"之喻、"道"之称，喻指万物化生之前原始混沌状态的"道"。如《老子》第15章"古之善为道者……敦呵其若朴"、第19章"见素抱朴，少私而寡欲"、第28章"恒德乃足，复归于朴……朴散则为器"、第32章"道恒无名，朴虽小，而天下弗敢臣。侯王若能守之，万物将自宾……譬道之在天下也，犹小谷之与江海也"、第37章"道恒无名，侯王若能守之，万物将自化。化而欲作，吾将镇之以无名之朴。镇之以无名之朴，夫将不欲"等皆可证。

从音韵的角度考证，"朴""匏"乃一音之转："'朴''匏'音通，朴之言匏，匏者匏瓜、匏瓠（即葫芦）。'朴'后来又可读为'瓢'，为葫芦之半可舀者……"[1] "朴"就是"匏"，而"匏"也即葫芦，古代拴于腰间以助渡水、称为"腰舟"，如《诗经·邶风·匏有苦叶》云："匏有苦叶，济有深涉。"[2] 葫芦之所以拴于腰间以助渡水，是因为葫芦有浮力。正如俗话说：按下葫芦浮起瓢。你用力把葫芦摁到水里，但只要一松手，它就又浮起来了，没有人能使它臣服，而只有向它臣服，故《老子》第32章云"道常无名。朴虽小，天下不敢臣"。葫芦一切两半，就成了两只瓢，此也即《老子》第28章所说的"朴散则为器"。

《老子》第42章云："道生一，一生二，二生三，三生万物，万物负阴而抱阳，冲气以为和。"《周易·系辞》云："是故形而上者谓之道，形而下者谓之器。"[3] "朴"既然比喻万物化生之前原始混沌状态的"道"，那么"朴散则为器"则可比喻"道"所化生的阴、阳二气；而由一只葫芦切成的两只瓢重新合在一起，那就是象征阴、阳二气"中气以为和""复归于朴"，古代婚礼中的"合卺"仪式就象征这种意义。古代婚

---

① 萧兵、叶舒宪：《老子的文化解读》，湖北人民出版社1994年版，第371页。
② 程俊英：《诗经译注》，上海古籍出版社2004年版，第50页。
③ 周振甫：《周易译注》，中华书局1991年版，第250页。

礼中，其它程序走完以后，新郎新娘携手进入洞房，二人还要"共牢而食，合卺而酳"。其中所说的"卺"就是由一只葫芦分成的两只瓢，《礼记集说》云："以一匏分为两瓢谓之卺，婿与妇各执一片以为酳。"①女为阴、男为阳，男、女是"道"分化以后产生的阴、阳，是"朴散"以后而成的两只瓢，"合卺"就是两只瓢重新合在一起，象征阴阳合体、男女合体、"复归于朴"。——以上皆可证《素问·上古天真论》"其民故曰朴"之"朴"也即匏、匏瓠、葫芦，比喻"道"、指称"道"。如此理解，方与"其民故曰（日）朴"下文所云"故合于道"相协。

"朴""匏"相通，"匏"又与"壶"相通，如《诗经·豳风·七月》"七月食瓜，八月断壶"②之"壶"、《世说新语·简傲》"（刘道真）初无他言，唯问：'东吴有长柄壶芦，卿得种来不？'"③之"壶芦"皆是"匏"、葫芦。"瓠""壶"相通，葫芦用以喻指原始未分的混沌状态，则"壶"自然也有类似的象征意蕴。《庄子》一书"寓言十九"，其中《应帝王》篇载有壶子的故事：

> 郑有神巫曰季咸，知人之死生、存亡、祸福、寿夭，期以岁月旬日若神。郑人见之，皆弃而走……列子与之见壶子。出而谓列子曰："嘻！子之先生死矣！弗活矣！不以旬数矣！吾见怪焉，见湿灰焉。"列子入，泣涕沾襟以告壶子。壶子曰："乡吾示之以地文，萌乎不震不止。是殆见吾杜德机也。尝又与来。"明日，又与之见壶子。出而谓列子曰："幸矣！子之先生遇我也，有瘳矣！全然有生矣！吾见其杜权矣！"列子入，以告壶子。壶子曰："乡吾示之以天壤，名实不入，而机发于踵。是殆见吾善者机也。尝又与

---

① （元）陈澔：《礼记集说》，中国书店1985年版，第324页。
② 程俊英：《诗经译注》，上海古籍出版社2004年版，第230页。
③ 龚斌：《世说新语校释》，上海古籍出版社2011年版，第1497页。

来。"明日，又与之见壶子。出而谓列子曰："子之先生不齐，吾无得而相焉。试齐，且复相之。"列子入，以告壶子。壶子曰："吾乡示之以以太冲莫胜，是殆见吾衡气机也……尝又与来。"明日，又与之见壶子。立未定，自失而走。壶子曰："追之！"列子追之不及。反，以报壶子曰："已灭矣，已失矣，吾弗及已。"壶子曰："乡吾示之以未始出吾宗。吾与之虚而委蛇，不知其谁何，因以为弟靡，因以为波流，故逃也。"①

这当然是一个寓言故事。在这个故事中，壶子这个虚构的人物先后展示出"地文，萌乎不震""天壤""太冲莫胜""未始出吾宗"四种阴阳变化的状态。如上所述，"朴""匏""壶"皆相通，都是比喻"道"。因此，壶子所展示的这四种状态实质上也就是"道"化生万物的四种状态。其中，"地文，萌乎不震"也就是纯阴无阳的状态，孤阴不生、孤阳不长，对人来说就意味着死亡；"天壤"是阴中生阳、阳由阴生、阳气来复的状态，是由将死向生转归的过程；"太冲莫胜"是阴阳燮和的状态，也即《老子》第42章所说的"冲气以为和"的状态；"未始出吾宗"比"太冲莫胜"更胜一筹，也即《老子》第4章所说的"道冲，而用之又弗盈也。渊呵，似万物之宗……湛呵似或存，吾不知其谁之子也"、《素问·宝命全形论》所载"帝曰：愿闻其道。岐伯曰：凡刺之真……观适之变，是谓冥冥，莫知其形。见其乌乌，见其稷稷，从见其飞，不知其谁。伏如横弩，起如发机"的状态，类于原始的、先天的混沌状态，是道家所追求的最理想状态。②

---

① 陈鼓应：《庄子今注今译》，商务印书馆2016年版，第257—258页。

② 臧守虎：《道、医"悬壶"的文化意蕴阐释》，《中医文化论丛》齐鲁书社2005年版，第162—166页；《道家文化背景下〈内经〉诠释——以〈素问·宝命全形论〉为例》，《山东中医药大学学报》2014年第5期。

古代典籍中尤其是道教典籍中也不泛有关"壶"与医家、医药相关的神话描述。如《后汉书·方术列传》载：

> 费长房者，汝南人也，曾为市椽。市中有老翁卖药，悬一壶于肆头，及市罢，辄跳入壶中。市人莫之见，惟长房于楼上覩之，异焉，因往再拜……长房旦日复诣翁，翁乃与俱入壶中。惟见玉堂严丽，旨酒甘肴盈衍其中，共饮毕而出……长房遂欲求道，随从入山中……遂能医疗众病。[1]

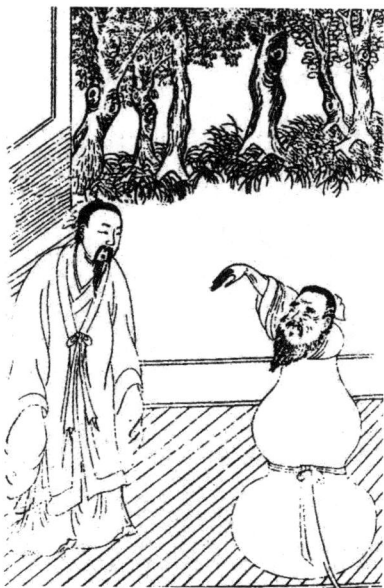

费长房与葫芦仙，出自明刻《列仙全传》

费长房与卖药老翁"俱入壶中"，其实就是《老子》第28章"复归于朴"的神话表述。后来的道家人物，如八仙中的吕洞宾、铁拐李、张

---

[1]（南朝·宋）范晔：《后汉书》，中华书局1965年版，第2743—2744页。

果老都随身佩带一个葫芦，皆取此象征意义。古代中医以葫芦盛药，以佩带、悬挂葫芦作为身份的标识，称行医为"悬壶"皆由此而来，无外乎取"提挈天地，把握阴阳"、使人体保持阴阳均衡乃至回复到完好无损的初始状态之意。道家以回归原始的混沌状态为尊生、养生的理想境界，以佩带葫芦为其身份的标志；医家以燮理人体阴阳、使之均衡中和为目标，以"悬壶"为行医之称。二者同途同归、同曲同工，实是道、医相互影响、相互融会的一个鲜明标志。

八　真人、至人、圣人、贤人

《素问·上古天真论》末集中描写了"真人""至人""圣人""贤人"四种人，作为四种不同养生境界的代表。

"真人""至人""圣人""贤人"四者之中，"真人""至人"独见于道家典籍，尤其是《庄子》中有大量的描述。如《庄子·逍遥游》云："至人无己，神人无功，圣人无名。"《庄子·大宗师》云："古之真人，不逆寡，不雄成，不谟士。若然者，过而弗悔，当而不自得也。若然者，登高不慄，入水不濡，入火不热。是知之能登假于道者也若此。古之真人，其寝不梦，其觉无忧，其食不甘，其息深深。真人之息以踵……古之真人，不知说生，不知恶死；其出不䜣，其入不距；翛然而往，翛然而来而已矣。不忘其所始，不求其所终；受而喜之，忘而复之，是之谓不以心捐道，不以人助天。是之谓真人。若然者，其心志，其容寂，其颡頯，凄然似秋，暖然似春，喜怒通四时，与物有宜而莫知其极。"《庄子·达生》云："至人潜行不窒，蹈火不热，行乎万物之上而不慄。"等等。"真人""至人"独见于道家典籍的事实，已经表明了《素问·上古天真论》中的"真人""至人"之说源自于道家，是受道家的影响。其次，与《素问·上古天真论》相较，对于"真人""至人"，

《庄子》中多从具体行为表现来描述，而《素问·上古天真论》多从阴阳的抽象角度来描述。但无论从什么角度的描述，在我们一般人看来，二者所达到的境界几乎相同，其中的差别是微乎其微的。也正因此，《庄子·天下》篇中说："不离于真，谓之至人。"《素问·上古天真论》亦云："有至人者……亦归于真人。"二者在关于"真人""至人"区别的认识，在表述上也是基本相同和一致的。再次，如上述"真"字条所述，所谓的"真人"其实就是与"道"相合、与自然相协之人，而《庄子·大宗师》所说的"若然者……喜怒通四时，与物有宜而莫知其极"，与《素问·上古天真论》所说的"有真人者……故能寿敝天地，无有终时，此其道生……有圣人者，淳德全道，和于阴阳，调于四时"义通，皆可证《内经》所受道家文化的影响。①

　　"圣人"除见于道家典籍外，虽然尚见于儒家、墨家典籍中，不过其内涵并不相同。在道家典籍中，"圣人"以"道""德""无为""自然"等为标准，如《老子》第2章云："是以圣人居无为之事，行不言之教。万物作而弗始也，为而弗恃也，成功而弗居也。"第25章云："人法地，地法天，天法道，道法自然。"第47章云："是以圣人不行而知，不见而名，弗为而成。"而儒家典籍中的"圣人"以"仁""义""礼""智"等为标准，但在道家看来"仁""义""礼""智"等都是"道""德"层层剥落以后等而下之的产物，如《老子》第18章云："故大道废，案有仁义。智慧出，案有大伪。六亲不和，案有孝慈。邦家昏乱，案有贞臣。"第38章云："故失道而后德，失德而后仁，失仁而后义，失义而后礼。夫礼者，忠信之薄也，而乱之首也。"因此，儒家的"圣人"在

---

　　① 臧守虎等：《视域交融下的〈老子〉〈黄帝内经〉互诠——以〈老子〉第59章为主线》，《山东中医药大学学报》2021年第2期；臧守虎等：《〈黄帝内经〉引〈老子〉考论四则》，《中华中医药杂志》2020年第10期；杨天真，臧守虎：《试论〈黄帝内经〉与道家的关系——以〈素问·上古天真论〉为例》，《山东中医药大学学报》2012年第2期。

道家典籍中遭到批评、成为被讥讽嘲笑的对象。如《老子》第5章云："天地不仁，以万物为刍狗；圣人不仁，以百姓为刍狗。"第19章云："绝圣弃智，民利百倍；绝仁弃义，民复孝慈。"《庄子·胠箧》中甚至说："圣人不死，大盗不止。"还以盗窃为譬说："夫妄意室中之藏，圣也；入先，勇也；出后，义也；知可否，知也；分均，仁也。五者不备而能成大盗者，天下未之有也。"对比之下，《素问·上古天真论》中的"圣人"无疑更近于道家的"圣人"。至于"贤人"，在儒家、墨家典籍中都是作为被效法、推崇的对象，而在道家典籍中则是被否定的对象，如《老子》第3章云："不上贤，使民不争。"第79章云："是以圣人为而弗有，成功而弗居也，若此其不欲见贤也。"《素问·上古天真论》在"真人""至人""圣人""贤人"四者的排序之中，将"贤人"排在最后、列为最后一等，似乎也有贬低"贤人"的意味。

清代戴震《与是仲明论学书》中云："经之至者，道也；所以明道者，词也；所以成词者，字也。由字以通其词，由词以通其道。必有渐。"①在字、词基础上形成的概念是思维活动的基本支点，是构架某一理论体系的基石。探讨两种学术体系之间的关系，首先要看这两种学术体系之间是否有共同、共用的术语、概念，更重要的还要看这些术语、概念在其学派体系中所占据的地位以及影响。唯有如此，才能真正达到辨章学术、考镜源流的目的。因此，我们应该"从一个个概念，一条条理论，一种种学说入手，将它们回置于其产生、发展的特定历史条件下，放在其得以发生、发展的哲学、文化、宗教、伦理道德等具体历史背景下去研究和再现其形成过程。"②通过以上对《素问·上古天真论》中10余处术语、概念、文句等与道家文献的对比、考证、诠释可

---

① 李敖主编：《戴震集　雕菰集　严复集》，天津古籍出版社2016年版，第157页。

② 王振国：《当代中医基础学科群架构形成的历史局限性——兼论中医文献研究在基础学科理论构建与规范中的地位》，《山东中医药大学学报》2005年第1期。

见，二者多有相同、相似、相通之处。这种现象绝非偶然和孤立，而是形成了一个完整的证据链，进一步证明《内经》受道家思想文化的深刻影响，《内经》是援引了道家的概念、思想以发挥医理。因此，正确地理解与诠释《内经》这部中医理论的经典著作，离不开对中国传统文化尤其是道家文化的学习与研究。

据笔者目前的研究来看，《内经》各篇所受道家思想文化影响的程度不一。其中所受影响较大者，除了《素问·上古天真论》篇以外，还有《素问·阴阳应象大论》《素问·灵兰秘典论》《素问·移精变气论》《素问·宝命全形论》诸篇，对此笔者也已多有发明。至于《内经》其他篇章中零星地援引道家术语、概念者，更是举不胜举。要发现《内经》中援引的这些零星的道家术语、概念，更需要对《内经》、道家文化、道家文献达到相当精熟的程度。由于受时间、精力、学识所限，笔者对于《内经》的道家文化解读，在道家典籍方面尚主要限于《老子》《庄子》以及《管子》之《内业》《心术上》《心术下》《白心》四篇的研读，而对于《淮南子》《黄帝四经》《文子》《尸子》等其他道家典籍的全面研读则力有未逮。相信随着对道家典籍研读范围的不断扩大，随着对这一课题研究的不断扩展和深入，《内经》的道家文化解读会进入一个新的阶段。

史官论气与《黄帝内经》中的气论

裘 梧

摘要：文章梳理了史官与医学之渊源，两者同源于上古时期的巫，有着非常深远而又密切的关系。在发展中又都经历了祛魅的过程，纷纷脱离巫的色彩。史官关于气的论说和实证，对《黄帝内经》的气论产生了相当深远而又根本的影响。史官对天气与星气的关注、对云气与风气的体察，在天人合一的观念影响下，对《黄帝内经》的宇宙观和身体观产生积极影响。川以导气的地理思想影响了天人相应的经络观，望气与候气的观候思想影响了诊疗观，冲气为和的和谐思想影响了阴阳和合的身体观。基于史官对气论的原初性的发展，对《黄帝内经》气论思想开展关联性的梳理和研究，是一项必要而基础性的工作。

关键词：史官；《黄帝内经》；气；天人之际；中医学

史官文化源远流长，史官书写了中华民族灿烂辉煌的历史，启迪了诸子百家的思想智慧，成就了中华文明注重历史、以史为鉴的鲜明特征。刘师培曾说："是则史也者，掌一代之学者也；一代之学，即一国

作者简介：裘梧，北京中医药大学马克思主义学院副教授，研究方向：中医哲学、中医文化学。

基金项目：中央高校基本科研业务费专项资金（2020-JYB-ZDGG-096、2022-JYB-JBRW-001）、北京市社科基金项目（22LSB010）。

政教之本。"①史官是系统掌握同时代学术思想全貌的人，而一个时代的学术思想又往往作为理论指导着政治和教化等方方面面，因而史官与各行各业其实有着颇为密切的关系。医家回溯中医学的源流，已经注意到了中医学与史官文化的密切联系。民国时期"京城四大名医"之一的萧龙友曾说："例如黄帝时代，六相皆以医兼史，凡百政教，悉统于医，故医之历史，此际最为光荣，而典章无可考。自医与史分之后，政教并为史家所专，而医则降为技术类，虽然降自降，而历代设官论政，亦未尝不以医为要也。"②萧龙友认为医与史有着深层次的共通性，黄帝时代医之历史"最为光荣"，其原因在于"以医兼史"，从而能够使"凡百政教，悉统于医"。史官"历记存亡祸福古今之道"，是历史经验的归纳者和总结者，而其目的则是帮助君王实现更好的治理。"医道通治道"的观念，是奠基在人文初祖肇造中华文明的上古年代的。

"气"这一范畴极具中国文化特色，是中国的思想家乃至普通民众用于观察、理解大千世界和日常生活时不可或缺的思想范畴。查考文献，史官应当是探索"气"的思想和哲学的先驱。③作为天文历数之学的司掌者，史官归纳总结天道运行的规律，并对气有所发现、观察、记录、归纳、提炼，是完全合乎史官的职守和思维方式的。事实上，从既是史官又是道家学派创始人——老子的思想中，我们可以看到史官对于气的探讨不断深入并触及了哲学思想的内核。长久以来，对"气"的讨论主要集中在哲学领域，聚焦于古代哲学家们的哲学思辨。当然，哲学家们对气的思考是持久而深入的，呈现出了气论思想在不同时代的发展与贡献。但是，如果只是专注于气的哲学，就会脱离气在日常生活和传

---

① 刘师培：《古学出于史官论》，转引自阎步克：《乐师与史官：传统政治文化与政治制度论集》，生活·读书·新知三联书店2001年版，第40页。

② 张绍重主编：《萧龙友医集》，中国中医药出版社2018年版，第666页。

③ 李存山先生将史官伯阳父对地震的议论，作为气论哲学的开端。参见李存山：《中国气论探原与发微》，中国社会科学出版社1990年版，第34页。

统科学中的鲜活运用，进入"形而上"的抽象世界，从而远离气的生动一面。

如果我们把目光集中到先秦和秦汉，那么对"气"的讨论，最为集中的无疑是《黄帝内经》。据统计，《黄帝内经》中"单纯提到'气'有八百多处，使用以气组成的气名近两千处"。①从气论学史的角度审视，《黄帝内经》是宏大而丰富的气学著作，展现出中国古代气论包罗万象的广大和精微。《黄帝内经》尽管是一部精深的医学理论著作，但其中的思想理论不完全是医家所独自发明的，而是在其成书过程中受到了先秦和秦汉各种思想哲学的影响。考察当时的公共知识和思想背景，我们看到史官关于气的论说和实证，对《黄帝内经》的气论产生了相当深远与根本的影响。

一　天人之际：史与医的渊源和关切

司马迁在《报任安书》中说《史记》的创作"亦欲以究天人之际，通古今之变，成一家之言"。②"天人之际"是史官与医家共同关注的领域，而对"天人之际"的探求和追寻，显然可以追溯到史官与医家产生发展的上古时代。史官渊源于传说中的古史时代，敬天事神的巫师和传唱史诗的乐师是史官的源头。③葛兆光先生通过分析良渚玉琮、濮阳蚌壳龙虎、凌家滩玉龟玉板等象征天地的史前文物和遗迹，指出"中国古代的思想世界一开始就与'天'相关"，而对"象征天地"的器物的掌握与解释，也"导致了'巫'和'史'的形成。"④

---

① 王洪图总主编：《黄帝内经研究大成》，北京出版社1997年版，第1105页。

② （汉）班固：《汉书》，中华书局2007年版，第622页。

③ 许兆昌：《史官源流考》，《吉林大学社会科学学报》1997年第1期。

④ 葛兆光：《中国思想史》第1卷，复旦大学出版社2001年版，第14—19页。

关注天道变化，一开始就是史官重要的工作职守。司马迁记述了史官这一职官的源流。他在《史记·太史公自序》的开篇中说：

> 昔在颛顼，命南正重以司天，北正黎以司地。唐虞之际，绍重黎之后，使复典之，至于夏商，故重黎氏世序天地。其在周，程伯休甫其后也。当周宣王时，失其守而为司马氏。司马氏世典周史。[①]

司马氏家族世代都是史官，他们的祖先最早可以追溯到南正重和北正黎，是世世代代执掌天地之序的职守。

重和黎是上古传说中"绝地天通"的重要人物。在《国语·楚语》中，楚国大夫观射父向楚昭王讲述了这一上古史上的重要事件。[②]观射父说上古之时，由巫觋专司礼仪祭祀。这些巫觋是由"民之精爽不携贰者"来担任的，他们具有"齐肃衷正"的品质，在智、圣、明、聪等方面都有过人之处，故而能够胜任这项工作，据说能够感通鬼神赐福于人间。但是到了少皞金天氏的时代，君王的统治出现了衰败，社会上出现了"民神杂糅"的现象，本来该由巫觋专司的事神活动，变成了"家为巫史"的泛滥行为。普通百姓没有巫觋的那些特殊品质，因而鬼神的护佑也"失灵"了，造成了"祸灾荐臻，莫尽其气"的局面，灾祸接踵而至，本该享受的气数和气运戛然而止。于是颛顼帝"命南正重司天以属神，命火正黎司地以属民"即以南正重专司天官，处理人神关系，火正黎（即"北正黎"）专司地官，处理民政事务，从而将民间的巫史之事全部收归官府。重与黎作为史官的源头，从一开始就执掌着巫的职能。

医家在滥觞之时，也脱胎自上古时代的巫。《灵枢·贼风》中，岐

---

① （汉）司马迁：《史记》，中华书局2009年版，第758页。
② 《国语》，上海古籍出版社1998年版，第559—560页。

伯说："先巫者，因知百病之胜，先知其病之所从生者，可祝而已也。"①
《黄帝内经》将古时运用祝由之术治病的"先巫"视作医家的先驱。陈
邦贤先生的《中国医学史》也说："中国医学的演进，始而巫，继而巫
和医混合，再进而巫、医分立。"②随着时代的发展，学术的昌明，巫史
与巫医在发展中经历了祛魅的过程，也纷纷脱离巫的色彩。但是，从早
期来看，两者是有着非常深远而又密切的共同渊源。

　　重黎的后代在帝尧的时代被立为羲和之官，司掌天文观测和历法制
定。《史记·历书》说："尧复遂重黎之后，不忘旧者，使复典之，而立
羲和之官。明时正度，则阴阳调，风雨节，茂气至，民无夭疫。"③通过
羲和之官的观测，人们掌握了四时变化，校正了日月星辰运行的度数，
从而能够顺应天时变化开展各项生产生活的事务，这样就会阴阳调和，
风调雨顺，丰茂之气来至人间，民众不会遭遇夭折瘟疫。值得注意的
是，《汉书·艺文志》说"阴阳家者流，盖出于羲和之官"，为医学提供
了阴阳五行理论的阴阳家，渊源于"羲和之官"，而羲和之官其实是一
种史官。④可以说，阴阳五行思想也是渊源于史官对于日月星辰和大地
物宜的观察。

　　在《国语·周语下》中，单襄公曾说："吾非瞽、史，焉知天道？"⑤
《国语·鲁语下》中，公父文伯的母亲向公父文伯讲述天子勤政所要处
理的事务："少采夕月，与大史、司载纠虔天刑。"⑥意思是说，天子要
穿上彩色的礼服，与太史、司载等官员恭敬地观察天象、考订行度、预
知妖祥。从单襄公和公父文伯之母的讲述中，我们可以看出，史官知晓

---

① 《灵枢经》，人民卫生出版社2012年版，第101页。
② 陈邦贤：《中国医学史》，商务印书馆，1937年版，第7页。
③ （汉）司马迁：《史记》，中华书局2009年版，第139页。
④ （汉）班固：《汉书》，中华书局2007年版，第335页。
⑤ 《国语》，上海古籍出版社1998年版，第90页。
⑥ 《国语》，上海古籍出版社1998年版，第205页。

天道，是当时社会共有的认知。王博先生指出："史官由于其职掌的关系，在工作中渐渐形成了一些稳定的思维特征，比较明显的有：一是推天道以明人事（以天占人）"；二是辩证思维；三是侯王中心的思考方式。"①史官这种"推天道以明人事"的思维方法，对中国文化产生了深远的影响。

医学与古人的天学关系密切，因而与史官有着天然的联系。《素问·举痛论》中，黄帝说："余闻善言天者，必有验于人。"②天人相应，天道在人道上有所验证，是古代医学思想的一种基本思维方式。唐代"药王"孙思邈，在《备急千金要方》开宗明义的《大医习业》中劝诫学医者："至于五行休旺，七耀天文，并须探赜，若能俱而学之，则于医道无所滞碍，尽善尽美矣。"③强调了学医者应当探究天学的奥秘，如此才能在医道的追求中无所阻碍，成就大医境界。

在《周礼》中，医官被列于"天官"，彰显出古人对医疗这一职业与"天"密切相关的理解。关于"天官"的意义，《周礼注疏》引东汉经学家郑玄《三礼目录》云："象天所立之官"。④在《天官冢宰》中，医官之守分为"医师""食医""疾医""疡医""兽医"，涵盖了疾病创伤之医，养生保健之医以及兽医等医药职能。"天官冢宰"统理众官，医官作为天官的组成部分，这也是本文开篇萧龙友先生所言"凡百政教，悉统于医"的根据。

在后来的职官中，史官和医官在职官上都属于太常系统。《汉书·百官公卿表上》："奉常，秦官，掌宗庙礼仪，有丞。景帝中六年更名太

---

① 王博：《老子思维方式的史官特色》，陈鼓应主编：《道家文化研究》第4辑，上海古籍出版社1994年版，第46页。

②《黄帝内经素问》，人民卫生出版社2012年版，第149页。

③（唐）孙思邈著，李景荣等校释：《备急千金要方校释》，人民卫生出版社2014年版，第3页。

④ 李学勤总主编：《十三经注疏·周礼注疏》，北京大学出版社1999年版，第1页。

常。属官有太乐、太祝、太宰、太史、太卜、太医六令丞。"①秦代已经存在掌管宗庙礼仪事务的"奉常"之官，这个职官在汉代被更名为"太常"，太史和太医都是"太常"的属官，"常"的意义表现出对于天人规律的探索和运用。尽管后世的王朝官制在不断变化，但这一配置的影子仍在后世的官制中能够看到。例如在《唐六典》中，曾为太史所执掌的太卜，与太医同属于太常寺。

对于史官而言，运用数术进行占卜是本职工作。在《国语》和《左传》等史籍中，记载着大量史官占卜以备君主决狐疑的故事，留下了很多古老的筮例。古人认为人是受数术所描述的规律所支配的，这不仅仅表现在人的社会关系上，也表现在人的身体健康上。这就对数术在诊疗中的运用提出了要求。《灵枢·岁露论》说："乘年之衰，逢月之空，失时之和，因为贼风所伤，是谓三虚。故论不知三虚，工反为粗。"②《灵枢·官针》说："故用针者，不知年之所加，气之盛衰，虚实之所起，不可以为工也。"③医工要用针灸对病人开展治疗，必须知晓"年之所加"，即患者的年命与当年干支的关系，以判断病人本身"气之盛衰"，才可加以施治。晋代名医葛洪曾说：

> 若徒有信道之心，而无益己之业，年命在孤虚之下，体有损伤之危，则三尸因其衰月危日，入绝命病乡之时，招呼邪气，妄延鬼魅，来作殃害。其六厄并会，三刑同方者，其灾必大。其尚盛者，则生诸疾病，先有疹患者，则令发动。是故古之初为道者，莫不兼修医术，以救近祸焉。④

① （汉）班固：《汉书》，中华书局2007年版，第103页。
②《灵枢经》，人民卫生出版社2012年版，第141页。
③《灵枢经》，人民卫生出版社2012年版，第22页。
④ 王明：《抱朴子内篇校释》，中华书局1985年版，第271页。

葛洪既是一位名医，又是一位追求长生不死的神仙道士。他主张学道者一定要学习医术作为护身的本领。这是因为随着岁月的更替，每个人的年命都会受到天干地支的影响，经历危险的时段。这种危险往往表现在疾病的发作上，成为追求长生的直接威胁，因而需要通过医术保护自己的健康。唐代"药王"孙思邈，在《备急千金要方》开宗明义的《大医习业》中劝诫学习者"又须妙解阴阳禄命，诸家相法，及灼龟五兆，《周易》六壬，并须精熟，如此乃得为大医。"[①]他也把命理、占卜、相术等数术作为"大医习业"的学业内容，而这些学问和技术，是从史官那里发展和传承下来的。

二 天气与星气

在《黄帝内经》中，天气被认为是生命的根本。《素问·六节藏象论》中，岐伯说："夫自古通天者，生之本，本于阴阳，其气九州九窍，皆通乎天气。"[②]人是与天相通的，天是生命的根本。天人之所以能够相通，就在于气作为媒介。葛洪曾说："夫人在气中，气在人中，自天地至于万物，无不须气以生者也。"[③]葛洪的这段气论，可以很好地说明这一点。在《素问》中，还有一篇名为《生气通天论》的篇章，专门讲述生命之气与天气的相通。

从《礼记·月令》中，我们看到史官已经认识到天气规律性的升降变化，构成了推动季节变化的重要力量，与世间众生的生、长、收、藏息息相关。例如孟春之月"天气下降，地气上腾，天地和同，草木萌

---

① （唐）孙思邈著，李景荣等校释：《备急千金要方校释》，人民卫生出版社2014年版，第2页。

② 《黄帝内经素问》，人民卫生出版社2012年版，第43页。

③ 王明：《抱朴子内篇校释》，中华书局1985年版，第114页。

动"，孟冬之月"天气上腾，地气下降，天地不通，闭塞而成冬"。①观察到这种变化，"太史"就要向天子报告季节将要更替，天子就要进行斋戒，以清净的身心虔敬地率领百官到都城的四郊迎接新的季节到来。

在《文子·上德》中，老子说："天气下，地气上，阴阳交通，万物齐同，君子用事，小人消亡，天地之道也。天气不下，地气不上，阴阳不通，万物不昌，小人得势，君子消亡，五谷不植，道德内藏。"②老子认为天气下降、地气上升，能够使阴阳交通，是万物昌盛、君子用事的天地正道。反之如果天地之气相反相背，不相交通，则万物不昌，小人得势，天地间正常的运行就会被扰乱。这样的思想，在《素问·四气调神大论》中也能够看到类似的表述。在《文子·自然》中，老子说："天气为魂，地气为魄，反之玄妙，各处其宅，守之勿失，上通太一，太一之精，通合于天。"③这个说法与《礼记·郊特牲》中"魂气归于天，形魄归于地"是相通的。④古人认为"天气"形成人的"魂"，"魂"也是一种"气"，在人死后是要"归于天"的，也就是回归到"天气"之中的。

"天气"运行有其自然的过程，如果人的活动不注意把握其节律，身体就会遭到"天气"的侵害，从而产生疾病。在史官的记述中，春秋时代的医家已经将"天气"看做是造成疾病的原因。《左传·昭公元年》记载了秦国医官医和为晋侯治病时所发表的言论：

> 天有六气，降生五味，发为五色，徵为五声，淫生六疾。六气曰阴、阳、风、雨、晦、明也，分为四时，序为五节，过则为

① 李学勤总主编：《十三经注疏·礼记正义》，北京大学出版社1999年版，第463、546页。
② 王利器：《文子疏义》，中华书局2009年版，第293页。
③ 王利器：《文子疏义》，中华书局2009年版，第361页。
④ 李学勤总主编：《十三经注疏·礼记正义》，北京大学出版社1999年版，第817页。

灾，阴淫寒疾，阳淫热疾，风淫末疾，雨淫腹疾，晦淫惑疾，明淫心疾。①

医和指出天之"六气"产生了人们日常感受知见的滋味、颜色、声音，但如果不受节制，对于人身产生过度的影响，就会造成六类疾病。《素问·五运行大论》中岐伯说：

> 臣览《太始天元册》文，丹天之气经于牛女戊分，黅天之气经于心尾己分，苍天之气经于危室柳鬼，素天之气经于亢氐昴毕，玄天之气经于张翼娄胃。所谓戊己分者，奎壁角轸，则天地之门户也。夫候之所始，道之所生，不可不通也。②

《太始天元册》，除了《素问》七篇大论中的《天元纪大论》《五运行大论》有所引用外，不见于其他文献。但是，从"太始""天元"的书名术语中以及《素问》引用的文字内容中，我们可以猜测这部典籍的内容主要涉及宇宙论和天文历数，与史官之学有着很密切的关系。《五运行大论》的引文讲述了行经周天二十八宿不同星座的五种"天之气"。岐伯认为对这五种与五行五色密切相关的"天之气"的观察，是对天地阴阳开展测候和总结规律的开始。

史官之天学往往被称为"星气"之学，揭示出天学与气论之密切联系。史官非常注重对"星气"之观察和占候。《周礼·春官宗伯》对属于史官的"冯相氏"和"保章氏"的职能进行了描述，这两个职官基本承担起了天文观测、历法制定和修正、吉凶占验等职能。特别是"保章

---

① 杨伯峻编著：《春秋左传注》，中华书局1990年版，第1222页。
②《黄帝内经素问》，人民卫生出版社2012年版，第252—253页。

氏"的职能侧重于用星辰运动、星土分野、太岁行度、日旁云气、律吕风气等五种方式来占验吉凶，救止政失，预言来事。当中国的历史进入战国时代，诸侯国之间攻伐兼并，天灾人祸频繁不断，统治者对通过观察天象预知吉凶的需求非常急迫，"其察機祥候星气尤急"。①《史记·秦始皇本纪》记载，秦始皇统一天下后"候星气者至三百人"。②《汉书·艺文志》录有《常从日月星气》二十一卷的典籍名目。李零先生指出："常从，古书亦作常枞或商容。"③商容传说是老子的老师，《淮南子·缪称训》说"老子学商容，见舌而知守柔矣。"④在皇甫谧《高士传》中，商容有疾，老子向他请教："先生无遗教以告弟子乎？"商容也应当是精通观察日月星气的史官之学的。

气论是古代天文学理解"星气"的理论基底。《说文解字》云："曐，万物之精，上为列星。"⑤"曐"即古"星"字，象天上众星之形，后简化为"星"字。《管子·内业》也说："凡物之精，此则为生，下生五谷，上为列星。"⑥在古人的观念中，天文学所观测的星辰，其实是精气所化。《史记·天官书》云："星者，金之散气……汉者，亦金之散气。""汉"即"天汉"、银河。在司马迁的看来，星辰其实是"金之散气"。⑦《周易·说卦传》云："乾为天……为金。"⑧根据《说卦传》所列的卦象，所谓"金"其实是"天"之义，因而星辰也就是"天"之散气，是"天气"的表现。《淮南子·天文训》云：

---

① （汉）司马迁：《史记》，中华书局2009年版，第161页。
② （汉）司马迁：《史记》，中华书局2009年版，第48页。
③ 李零：《兰台万卷：读〈汉书·艺文志〉》，生活·读书·新知三联书店2011年版，第175页。
④ 何宁：《淮南子集释》，中华书局1998年版，第746页。
⑤ （汉）许慎撰，（宋）徐铉校订：《说文解字》，中华书局2013年版，第137页。
⑥ 黎翔凤：《管子校注》，中华书局2004年版，第931页。
⑦ （汉）司马迁：《史记》，中华书局2009年版，第159页。
⑧ 李学勤总主编：《十三经注疏·周易正义》，北京大学出版社1999年版，第330页。

道始生虚霩，虚霩生宇宙，宇宙生气。气有涯垠，清阳者薄靡而为天，重浊者凝滞而为地。清妙之合专易，重浊之凝竭难，故天先成而地后定。天地之袭精为阴阳，阴阳之专精为四时，四时之散精为万物。积阳之热气生火，火气之精者为日；积阴之寒气为水，水气之精者为月。日月之淫为精者为星辰。天受日月星辰，地受水潦尘埃。①

从《淮南子》所阐述的宇宙生成论中，可以看到古人将天地、日月、星辰乃至上下四方之中、往古来今之内的一切都看作是"气"所生成运化的产物。

《素问·金匮真言论》描述了五行视野下世界与人体的分类对应关系：

东方青色，入通于肝，开窍于目，藏精于肝……上为岁星……南方赤色，入通于心，开窍于耳，藏精于心……上为荧惑星……中央黄色，入通于脾，开窍于口，藏精于脾……上为镇星……西方白色，入通于肺，开窍于鼻，藏精于肺……上为太白星……北方黑色，入通于肾，开窍于二阴，藏精于肾……上为辰星……。②

五行之气通于人身脏腑孔窍，最终是"在天成象""上为列星"的。

一些学者基于当代学术的发展，认为古人将当今意义上的天文学和气象学混为一谈，是古人自然科学落后的表现。如果基于"仰则观象于

---

① 何宁：《淮南子集释》，中华书局1998年版，第165—167页。
② 《黄帝内经素问》，人民卫生出版社2012年版，第17—19页。

天"的思维方式，古人将仰头看天观察到的一切"气"的现象作为对象进行研究，是完全符合中国原初的思维方式发展理路的。还原到古人气论思维的基础之上进行审视，则可以看到这种混而为一的学问在彼时彼地的合理性。

三 云气与风气

尽管气论在中国古代哲学思想中有着长足的发展，形成了诸如超越视野囊括宇宙的"元气说"、普摄无形到有形的"太虚即气"说等等，但是，回到原初时古人对于气的察见和思考，却起自于对目视可见的云气的观察。《说文解字》对"气"的字义解释就是"云气也，象形。"[①]《庄子·逍遥游》说"藐姑射之山"的神人"乘云气，御飞龙，而游乎四海之外"。[②]天上的云气变幻多样，向人间昭示着世界的广大，激发起古人无穷的想象。《素问·六微旨大论》中，黄帝感叹道："鸣呼远哉！天之道也，如迎浮云，若视深渊，视深渊尚可测，迎浮云莫知其极。"[③]天道渺远，如同浮云般变化万千，难以把握。而这并不说明天道不可知，云气正是古人借以占测天道的端绪之一。《左传》中说："昔者黄帝氏以云纪，故为云师而云名。"[④]传说在黄帝的时代，官职以"云"来命名，说明了当时人们对云气的关注。《说文解字》说："云，山川气也。"[⑤]云气并不是无根之萍，而是生起于大地上的山川，因而将天气与地气联系起来。古人观察到云气从山川升腾而上，又化作雨露降落大

---

① （汉）许慎，（宋）徐铉校订：《说文解字》，中华书局2013年版，第8页。
② （清）郭庆藩：《庄子集释》，中华书局2004年版，第28页。
③ 《黄帝内经素问》，人民卫生出版社2012年版，第263页。
④ 杨伯峻编著：《春秋左传注》，中华书局1990年版，第1386页。
⑤ （汉）许慎，（宋）徐铉校订：《说文解字》，中华书局2013年版，第242页。

地。《说文解字》说："雨，水从云下也。"[1]雨的造字就是从云朵中降下水滴这一现象的象形，"雨"作为偏旁构成了人们观察天地之间各种大气现象的文字的基础。"云行雨施，品物流形"，是古人对大千世界观察和感受所得到的体悟。[2]"广大精神，请归之云"，是古人对云的哲学化思考和想象。[3]古人通过对云气的观察，开始对气产生更加深刻的认知。他们基于观察到的云气流动、变化的现象，认识到这种云气的变幻无常，背后隐藏着原因、动力、能量和规律。气不仅仅是物质，或者说气的观念所侧重的是由气所承载的现象，所蕴含的势与能量，及其中产生支配的规律、规范和法则。

除了日月星辰，史官对天象的观测还包括云气和风气。《史记·天官书》指出"日月晕适，云风，此天之客气，其发见亦有大运"。[4]云气和风气一样，都是永恒星空和日月运行之外的"客气"，有着预示事物变化吉凶的占测意义。郑玄说："以二至二分观云色，青为虫，白为丧，赤为兵荒，黑为水，黄为丰。"[5]古代农业社会靠天吃饭，通过观察云气之象，预测来年丰歉，预备可能的虫灾水灾。所以《左传》中说："凡分、至、启、闭，必书云物，为备故也。"[6]在春分秋分、夏至冬至、立春立夏、立秋立冬这些重要的节气，史官一定要记录云气之象的观察，以有所占测，有所预备。

在天人感应的观念下，天人之间不再是天道运行单方面地影响人事，人事也会反过来影响天道。《庄子·在宥》中，广成子说黄帝"自

---

① （汉）许慎，（宋）徐铉校订：《说文解字》，中华书局2013年版，第241页。
② 李学勤总主编：《十三经注疏·周易正义》，北京大学出版社1999年版，第7页。
③ 王先谦：《荀子集解》，中华书局1988年版，第477页。
④ （汉）司马迁：《史记》，中华书局2009年版，第162页。
⑤ 李学勤总主编：《十三经注疏·周礼注疏》，北京大学出版社1999年版，第707页。
⑥ 杨伯峻编著：《春秋左传注》，中华书局1990年版，第303页。

而治天下，云气不待族而雨，草木不待黄而落，日月之光益以荒矣"。①
就是在批评黄帝的政失导致了天地自然的变化，甚至影响到了云气凝聚
降雨，颇有汉代盛行的"阴阳灾异"说的味道。《天官书》中论述了对
各种云气的观察与占测，特别指出"日旁云气，人主象"，因而也受到
君主的关注。②前面提到"保章氏"的职能之一就是"以五云之物，辨
吉凶、水旱降、丰荒之祲象。"③也就是通过观察日旁云气之色，辨别水
灾旱灾的征兆，预言丰年或荒年及所带来的吉凶。

后来的天文学对云气的形象多有论述，将《天官书》中的云气占
测进一步系统化，例如《开元占经·云气杂占》中有对"帝王气""贤
人气""将军气""兵气""风云气""九土异气"等分类的云气占断，又
有"云气犯二十八宿占""云气犯列宿占"等以星座为参考系的云气占
断，等等。④对云气的观察和占测包含了农事、政治、军事、礼俗、访
贤、风土等方方面面。

《黄帝内经》中多有关于云气的论述，其主旨有二：一是通过云气
变化探知"天气"运行的本质和规律，阐明"天气"变化对人身的影
响。如《素问·四气调神大论》中说：

> 天气，清净光明者也，藏德不止，故不下也。天明则日月不
> 明，邪害空窍，阳气者闭塞，地气者冒明，云雾不精，则上应白露
> 不下。交通不表，万物命故不施，不施则名木多死。恶气不发，风
> 雨不节，白露不下，则菀槁不荣。贼风数至，暴雨数起，天地四时
> 不相保，与道相失，则未央绝灭。⑤

---

① （清）郭庆藩：《庄子集释》，中华书局2004年版，第380页。
② （汉）司马迁：《史记》，中华书局2009年版，第160页。
③ 李学勤总主编：《十三经注疏·周礼注疏》，北京大学出版社1999年版，第707页。
④ （唐）瞿昙悉达：《开元占经》，九州出版社2012年版，第947—952页。
⑤ 《黄帝内经素问》，人民卫生出版社2012年版，第8—9页。

天地之气失去交通，气候失常，就会出现"云雾不精"的现象，导致"白露不下"，造成草木不能生长乃至死亡，从而令万物灭绝。

二是依据天人相应的道理，通过云气的意象指导对生命机能和疾病机理的认知。《阴阳应象大论》中说："故清阳为天，浊阴为地；地气上为云，天气下为雨；雨出地气，云出天气。故清阳出上窍，浊阴出下窍；清阳发腠理，浊阴走五脏；清阳实四肢，浊阴归六府。"①天地阴阳之气的运行是，地阴之气上升为云，天阳之气下降为雨。雨的下降是受到地气的作用，云的上升是受到天气的作用。因而人身中的阴阳运行也遵循这种规律。《灵枢·决气》中，岐伯向黄帝辨析人身中"精""气""津""液""血""脉"的区别时说到"气"的作用是："上焦开发，宣五谷味，熏肤，充身，泽毛，若雾露之溉，是谓气。"②"气"从上焦中开动发布，宣达五谷之味，熏蒸皮肤，充养身体，润泽毛发，如同云雾和甘露一般降下灌溉。《灵枢·营卫生会》中有"上焦如雾，中焦如沤，下焦如渎"的说法，"上焦如雾"，也是指得这个意思。③《灵枢·玉版》中说："人之所受气者，谷也。谷之所注者，胃也。胃者，水谷气血之海也。海之所行云气者，天下也。胃之所出气血者，经隧也。经隧者，五脏六腑之大络也，迎而夺之而已矣。"④《灵枢》把人的胃比喻为水谷气血之海，人的生命机能所依靠的水谷精微之气流注到胃中，再从胃输送到全身。胃输送气血的方式，在内景上如同大海之上蒸腾的云气流布到天下各地，经由五脏六腑的大络所构成的隧道输送到全身，蔚为壮观。

古人在对云气的观察中，察觉到其中蕴含推动云气运动变化的力

① 《黄帝内经素问》，人民卫生出版社2012年版，第22页。

② 《灵枢经》，人民卫生出版社2012年版，第68页。

③ 《灵枢经》，人民卫生出版社2012年版，第51页。

④ 《灵枢经》，人民卫生出版社2012年版，第104页。

量，那就是风。《黄帝内经》中"适若昏，昭然独明，若风吹云，故曰神"①，"刺之要，气至而有效，效之信，若风之吹云，明乎若见苍天"②等说法，都表明古代医家从风云之象中把握到了更加深刻的意义。杨儒宾先生认为："天壤之间，论内涵接近'气'者，莫过于'风'。"③从视觉上，风是无形无相的，但可以被其他的感官所感知，也可以借由风所吹动的物体所察觉。在人类历史长久的发展历程中，风时时刻刻都在与人发生着作用，人们从对世界的观察和认知中，把风作为一种基本的物象加以把握。在伏羲画卦的传说中，以风为物象的巽卦就是"以通神明之德，以类万物之情"的八卦之一。人们长久地观察到南风带来温暖和生机。《孔子家语》中引舜帝《南风》之诗："南风之薰兮，可以解吾民之愠兮；南风之时兮，可以阜民之财兮。"④对此，杨儒宾先生评论到："南风吹起，这不只是物理气息的流动，它也带来了农收、成长、生命，南风构成了农业文明春季的底据。"⑤南方是"生育之乡"，南风能够"养生育之气"，乃所谓"治安之风"，即代表着治理和安定的风。⑥风因此被人们看作是表征君王美政或恶政的"庶征"之一。《尚书·洪范》说："庶征：曰雨，曰旸，曰燠，曰寒，曰风……曰休征：……曰圣，时风若。曰咎征：……曰蒙，恒风若。"⑦"风"是五种庶征之一，君王圣明，则风有适时而动的征象；君王昏蒙，则风有恒动不休的征象。

---

① 《黄帝内经素问》，人民卫生出版社2012年版，第115页。

② 《灵枢经》，人民卫生出版社2012年版，第3页。

③ 杨儒宾：《气的考古学——风、风气与玛纳》，载杨儒宾：《五行原论：先秦思想的太初存有论》，联经出版社2018年版，第108页。

④ 廖名春、邹新明校点：《孔子家语》，辽宁教育出版社1997年版，第90页。

⑤ 杨儒宾：《气的考古学——风、风气与玛纳》，载杨儒宾：《五行原论：先秦思想的太初存有论》，联经出版社2018年版，第121页。

⑥ 廖名春，邹新明校点：《孔子家语》，辽宁教育出版社1997年版，第90页。

⑦ 李学勤总主编：《十三经注疏·尚书正义》，北京大学出版社1999年版，第318—321页。

观察风气成为史官的职责之一。《周礼·春官宗伯》说保章氏"以十有二风察天地之和，命乖别之妖祥"①郑玄注解说："十有二辰皆有风，吹其律以知和不，其道亡矣。"②郑玄认为保章氏所观察的"十二风"即与十二律吕相应的十二辰之风。通过吹动律管，辨别风气是否与律吕相和。郑玄认为在他的时代，这种方法已经失传。《后汉书·律历志》中也说"音不可书以晓人，知之者欲教而无从，心达者体知而无师，故史官能辨清浊者遂绝"。③在《后汉书·律历志》中，人们尽管已经不能通过吹律来辨别音声相和，但运用律管候气的方法流程却仍然有流传和记载。

除了"十二风"之外，还有"八风"的说法。《说文解字》说：

> 风，八风也。东方曰明庶风，东南曰清明风，南方曰景风，西南曰凉风，西方曰阊阖风，西北曰不周风，北方曰广莫风，东北曰融风。风动虫生。故虫八日而化。④

《说文解字》的释义反映了秦汉时代人们对风的整体性认识。在《淮南子·天文训》中，我们可以看到对"八风"更为详细的论述：

> 何谓八风？距日冬至四十五日条风至。条风至四十五日明庶风至。明庶风至四十五日清明风至。清明风至四十五日景风至。景风至四十五日凉风至。凉风至四十五日阊阖风至。阊阖风至四十五日不周风至。不周风至四十五日广莫风至。条风至则出轻系，去稽留。明庶风至则正封疆，修田畴。清明风至则出币帛，使诸侯。景

① 李学勤总主编：《十三经注疏·周礼注疏》，北京大学出版社1999年版，第708页。
② 李学勤总主编：《十三经注疏·周礼注疏》，北京大学出版社1999年版，第708页。
③ （南朝·宋）范晔，（唐）李贤等注：《后汉书》，中华书局1965年版，第3015页。
④ （汉）许慎，（宋）徐铉校订：《说文解字》，中华书局2013年版，第286页。

风至则爵有位，赏有功。凉风至则报地德，祀四郊。阊阖风至则收悬垂，琴瑟不张。不周风至则修宫室，缮边城。广莫风至则闭关梁，决刑罚。①

在《淮南子》的记述中，从冬至日开始计算，"八风"以四十五天为一个阶段进行交替，构成了一年的轮换周期。八风的变化轮替昭示着天地之间的阴阳变化，人们也顺应天道制定时令，根据时风办理不同的事务。对于风的观察，古人还发明了叫做"风角"的数术，根据风来开展吉凶占断。

在医学中，风是人们认识理解身体机能和疾病的重要观念，并被认为是重要的致病诱因，因风而引起的病证被称为"风证"。前文所引《左传·昭公元年》医和的论述中，风是天之"六气"，也是造成疾病的病因之一。"风淫末疾"，医和认为风容易造成四肢上的疾病。在《素问》中有一篇《风论》的专论，专门论述因风而引起的疾病，并提出"故风者百病之长也，至其变化乃为他病也，无常方，然致有风气也"的著名观点。②风被认为是最为重要的病因，并能转变衍生出其他疾病，是"百病之长"。《素问·上古天真论》说："夫上古圣人之教下也，皆谓之虚邪贼风，避之有时，恬惔虚无，真气从之，精神内守，病安从来。"③强调对于"虚邪贼风"要避之有时，从而避免外邪入侵造成疾病。

《灵枢·九宫八风》是一篇关于"八风"的专论，揭示出"八风"与"太一"信仰的紧密关系和数理机制，并可与阜阳双古堆汝阴侯汉墓出土的太一式盘相印证。《灵枢·九针论》说："风者人之股肱八节也。

① 何宁：《淮南子集释》，中华书局1998年版，第195—199页。
② 《黄帝内经素问》，人民卫生出版社2012年版，第162页。
③ 《黄帝内经素问》，人民卫生出版社2012年版，第3页。

八正之虚风，八风伤人，内舍于骨解腰脊节腠理之间，为深痹也。"①这是说"八风"对应着人体四肢的八大主要关节。"虚风"伤人，会深深进入人体的骨节之中，形成"深痹"，如不及时进行正确的治疗，会产生严重的后果。

《九宫八风》对"实风"和"虚风"作了区别："因视风所从来而占之。风从其所居之乡来为实风，主生，长养万物。从其冲后来为虚风，伤人者也，主杀主害者。谨候虚风而避之，故圣人曰避虚邪之道，如避矢石然，邪弗能害，此之谓也。"②"实风"和"虚风"是根据太一所居的方位来进行判断的，风从太一所居的方位吹来，是"实风"，主生，能够长养万物；风如果从太一所居对冲的方位吹来，则是"虚风"，主杀，能伤人，就属于需要躲避的"虚邪贼风"。

《九宫八风》对伤害人身的八种"虚风"进行了详细的论述：

　　风从南方来，名曰大弱风，其伤人也，内舍于心，外在于脉，气主热。风从西南方来，名曰谋风，其伤人也，内舍于脾，外在于肌，其气主为弱。风从西方来，名曰刚风，其伤人也，内舍于肺，外在于皮肤，其气主为燥。风从西北方来，名曰折风，其伤人也，内舍于小肠，外在于手太阳脉，脉绝则溢，脉闭则结不通，善暴死。风从北方来，名曰大刚风，其伤人也，内舍于肾，外在于骨与肩背之膂筋，其气主为寒也。风从东北方来，名曰凶风，其伤人也，内舍于大肠，外在于两胁腋骨下及肢节。风从东方来，名曰婴儿风，其伤人也，内舍于肝，外在于筋纽，其气主为身湿。风从东南方来，名曰弱风，其伤人也，内舍于胃，外在肌肉，其气主体

①《灵枢经》，人民卫生出版社2012年版，第138页。
②《灵枢经》，人民卫生出版社2012年版，第135页。

重。此八风皆从其虚之乡来,乃能病人。三虚相抟,则为暴病卒死。两实一虚,病则为淋露寒热。犯其雨湿之地,则为痿。故圣人避风,如避矢石焉。其有三虚而偏中于邪风,则为击仆偏枯矣。[①]

在这里,八种"虚风"有了不同的名称,并在脏腑和四肢躯干有着不同的驻留特征和疾病表现。虚风和实风、邪风等相作用,还会造成更加复杂和严重的病情,因而说"圣人避风,如避矢石"。

四 川以导气

气与川在文字造字上具有相似性,都是象形字,描绘出了一种流动的状态。气在河川中流动,通过河川而被引导、宣泄,成为古人理解、干预大地山川和人体生命运行的重要模式。关于气论,周太史伯阳父论地震,是非常著名的一段文字。周幽王二年,西周三条河川的源头因地震而壅塞,伯阳父就作出了"周将亡矣"的预言。他进一步解释道:

> 夫天地之气,不失其序;若过其序,民乱之也。阳伏而不能出,阴迫而不能烝,于是有地震。今三川实震,是阳失其所而镇阴也。阳失而在阴,川源必塞;源塞,国必亡。夫水土演而民用也。水土无所演,民乏财用,不亡何待?[②]

在哲学史上,伯阳父的这段文字被认为是标志着气论哲学化的开

---

① 《灵枢经》,人民卫生出版社2012年版,第135—136页。
② 《国语》,上海古籍出版社1998年版,第26—27页。

端。如果继续查考《国语》中的其他文字，我们可以看到东周时对这一说法有更加详细的解释。周灵王二十二年，王城洛阳附近的谷水和洛水发生了争流的事件，对王宫的安全造成了威胁。周灵王打算采用壅堵的方法治理水患，太子晋劝谏他不要这么做。太子晋的理由是，古代长养民众的执政者不会去做破坏山丘、填平沼泽、防堵河川、疏干湖泽的事情。这是因为：

> 夫山，土之聚也，薮，物之归也，川，气之导也，泽，水之钟也。夫天地成而聚于高，归物于下。疏为川谷，以导其气；陂塘汙庳，以钟其美。是故聚不阤崩，而物有所归；气不沈滞，而亦不散越。是以民生有财用，而死有所葬。①

在这里，太子晋提出了一个非常重要的判断，认为河川发挥导泄气的作用。在造化作用下，天地之气汇聚于高处的山丘，最终归复于地势低下的湖泊沼泽而成就万物，就需要通过河川谷地来导泄。川谷不被壅塞，阴气的运行就不会沉积瘀滞，阳气的运行也不会发散逾越到川谷之外。

《黄帝内经》的身体观念把人体结构与天地山川相对应。《灵枢·邪客》说："地有十二经水，人有十二经脉。地有泉脉，人有卫气。"②无论是地上的河川，还是人身的经脉，都起到导气循行的作用。

《黄帝内经》还把人身的十二条经脉与神州大地上十二条主要的河川相对应，以体现"参天地而应阴阳"的身体观念。关于经水与经脉的对应，《灵枢·经水》中有着详细的说明：

---

① 《国语》，上海古籍出版社1998年版，第101—102页。
② 《灵枢经》，人民卫生出版社2012年版，第119页。

足太阳外合清水……足少阳外合于渭水……足阳明外合于海
水……足太阴外合于湖水……足少阴外合于汝水……足厥阴外合于
渑水……手太阳外合淮水……手少阳外合于漯水……手阳明外合于
江水……手太阴外合于河水……手少阴外合于济水……手心主外合
于漳水……①

对每一条经脉的循行,《黄帝内经》又提出五腧穴的理论,用河川
发源流淌的意象说明经气的运行规律。《灵枢·九针十二原》说:"所出
为井,所溜为荥,所注为腧,所行为经,所入为合,二十七气所行,皆
在五腧也。"②关于"井""荥""输""经""合"的意义,唐代医家杨上
善在《黄帝内经明堂》的注解中做了解释。"井"是经络之气涌出之穴,
杨上善说:"泉源出水之处,则称为井"。③"荥"穴是经络之气涌出后流
溢所及之穴,杨上善说:"水溢为荥,谓十二经脉从指出已,流溢此处,
故名为荥。"④"输"穴是经络之气趋从地势输送流注,而有所蓄积之穴。
杨上善说:"水之流趋而下为注……水流便有送致聚处"。⑤"经"穴是经
络之气流注循行趋于常态之穴,杨上善说:"经,常也。水大流流注,
不绝为常。血气流注此,徐行不绝为常之也。"⑥"合"穴是经络之气汇

---

①《灵枢经》,人民卫生出版社2012年版,第40页。

②《灵枢经》,人民卫生出版社2012年版,第3页。

③(唐)杨上善撰注,李云点校:《黄帝内经太素(附黄帝内经明堂)》,学苑出版
社2007年版,第455页。

④(唐)杨上善撰注,李云点校:《黄帝内经太素(附黄帝内经明堂)》,学苑出版
社2007年版,第454页。

⑤(唐)杨上善撰注,李云点校:《黄帝内经太素(附黄帝内经明堂)》,学苑出版
社2007年版,第453页。

⑥(唐)杨上善撰注,李云点校:《黄帝内经太素(附黄帝内经明堂)》,学苑出版
社2007年版,第453页。

入脏腑的会合之穴，杨上善说："十二经水之脉，从外而来，内合藏府之海，故为合也。"①五腧穴的理论描绘了经气在经脉中运行导泄的细节样貌，充实了经水理论，也为医家开展治疗指明了方向。

《灵枢·经水》说："凡此五脏六腑十二经水者，外有源泉而内有所禀，此皆内外相贯，如环无端，人经亦然。"②天地之间的河川奔流不息，古人认为也是气的无限循环的表现。而在医学看来，在有着生命的人的身上，气血循环如同天地河川一样，也是无穷无尽的。医家的工作，则是维护这种循环并将其保持在正常的秩序之内。

五　望气与候气

仰观天象，是史官一直以来的重要使命。《周礼·春官》说：

> 保章氏：掌天星，以志星辰日月之变动，以观天下之迁，辨其吉凶。以星土辨九州之地，所封封域皆有分星，以观妖祥。以十有二岁之相，观天下之妖祥。以五云之物辨吉凶、水旱降、丰荒之祲象。以十有二风察天地之和、命乖别之妖祥。凡此五物者，以诏救政，访叙事。③

保章氏作为史官的一种，专门司掌对天文星象的观测。在对天象的观察中，除了观察日月星辰之外，"五云之物"是一种重要的观察对象，而所谓的"五云之物"应当就是云气之类。东汉思想家王充说："古有

①（唐）杨上善撰注，李云点校：《黄帝内经太素（附黄帝内经明堂）》，学苑出版社2007年版，第450页。

②《灵枢经》，人民卫生出版社2012年版，第40页。

③ 李学勤总主编：《十三经注疏·周礼注疏》，北京大学出版社1999年版，第704页。

史官典历主日，王者何事而自数荚？尧候四时之中，命曦、和察四星以占时气。"①在王充看来，《尚书·尧典》中接受尧的命令，观测太阳运行的羲氏与和氏都是史官，前往东西南北四极之地开展天文观测，典守历法的制定。他们观测的一个重要的目的就是"占时气"，也就是占候四时之气的运行与变化。

史官对气的观测可以分为望气和候气。望气一般是靠肉眼直接观察日月星辰附近的星气，以及大地上的云雾之气。前文所引《五运行大论》对五天之气的描述就是望气所得。《列仙传》记载："老子西游，喜先见其气，知有真人当过，物色而遮之，果得老子。"②老子从周王朝守藏室之史的职位上挂官而去，西出函谷关。函谷关令尹喜懂得望气术，望见了老子身上发出的云气从东方冉冉而来，通过查访找到了老子，并拜他为师。这就是"紫气东来"的典故由来。在先秦秦汉，望气是一种常见的方术，也不乏望气之能士。例如汉代的新垣平，就以精于望气而被史籍所记载。《史记·天官书》说："故北夷之气如群畜穹闾，南夷之气类舟船幡旗。大水处，败军场，破国之虚，下有积钱，金宝之上，皆有气，不可不察。海旁蜃气象楼台；广野气成宫阙然。云气各象其山川人民所聚积。"③在"通天下一气"的世界观之下，巨大的事物都可以通过望其气而被人们所省察。秦始皇因望气者称"东南有天子气"，故而巡行天下进行弹压；汉武帝晚年因望气者报告"长安狱中有天子气"而诛杀长安狱中羁押的囚犯；范增使人望气知刘邦军营之气皆为龙虎，便劝谏项羽除掉刘邦；张华夜观星象发现东南有气直冲斗宿牛宿之间，而访得埋藏在豫章的宝剑"龙泉""太阿"，这些都是广为流传的望气传说。军事斗争是运用望气术的重要场景，历来兵阴阳的著作中多有记

① 黄晖：《论衡校释（附刘盼遂集解）》，中华书局1990年版，第758页。
② 王叔岷：《列仙传校笺》，中华书局2007年版，第21页。
③（汉）司马迁：《史记》，中华书局2009年版，第160页。

述。名医葛洪曾著《军术》篇，就对军事望气之术做了汇总。

候气不仅通过肉眼观察，还要依靠历法、律管等辅助手段，所观察的气，有时也是不可见的，因而需要依靠一些工具、介质或者其他感官来进行观察和测候。《国语》记载：

> 古者，太史顺时觐土，阳瘅愤盈，土气震发，农祥晨正，日月底于天庙，土乃脉发。先时九日，太史告稷曰："自今至于初吉，阳气俱蒸，土膏其动。弗震弗渝，脉其满眚，谷乃不殖。"稷以告王曰："史帅阳官以命我司事曰：'距今九日，土其俱动，王其祗祓，监农不易。'王乃使司徒咸戒公卿、百吏、庶民，司空除坛于籍，命农大夫咸戒农用。"①

古时太史一项重要的职责就是顺应时令变化观察土中阳气的变化，当土中阳气的积累逐渐雄厚，土气开始震荡发动的时候，恰逢对应农事的房宿在太阳升起的早晨见于南方的中天，日月所处正在营室的位置，就说明土中的地脉已经发动。此时太史要向农事官员报告，阳气已经开始蒸腾，土壤润泽，蠢蠢欲动。如果此时在土地上没有什么动作使土气发散，那么气就会在地脉中郁结，反而带来灾害，庄稼也不能正常生长。于是农事官员立刻向王报告，于是王率领百官和民众举行籍田的仪式，昭告天下开展春耕。根据《礼记·月令》的记载，在立春、立夏、立秋、立冬这四个节气前的三天，太史要向天子报告季节的更替，提示五行之德的变化，天子就要开始斋戒，洁净身心后率领群臣到郊外迎接新季节的到来。《庄子》的"心斋"、《管子》的"精舍"等思想，就把斋戒的原理与气论紧密联系起来。

---

① 《国语》，上海古籍出版社1998年版，第15—17页。

吹律候气，是传说中史官重要的候气方法。《后汉书·律历志》说："截管为律，吹以考声，列以物气，道之本也。"①史官通过辨别吹奏律管所发出的声音清浊，参考物候所见的物气现象，把握天时变化。但是，辨别声音的清浊，往往需要运用乐师的技能。在春秋战国时代，师旷、师襄等乐师听音辨风的技艺神乎其神，但乐师的技艺却很难得到承传。根据《后汉书·律历志》的记载，东汉熹平六年，汉王朝的皇家档案馆召集典律者张光等人询问基准律管的机理。张光等人茫然不知，查阅府库的藏品找到了与典籍上形制一致的基准器，却不知道使用的方法，史官中能辨别声音清浊的技能失传了。在《后汉书·律历志》中还记载有"候气之法"："为室三重，户闭，涂衅必周，密布缇缦。室中以木为案，每律各一，内庳外高，从其方位，加律其上，以葭莩灰抑其内端，案历而候之。气至者灰动。其为气所动者其灰散，人及风所动者其灰聚。"②这一条关于候气的记载为后世的太史和天文官们留下了一道难解的谜题，千百年来无数人想要复原这个候气的实验却一直没有得到令人信服的成功案例，因而也产生了候气之法是否真实存在的学术争论。

史官望气与候气的方法对《黄帝内经》的诊察和治疗思想具有深刻的影响。望气与望诊有着直接的关联，特别是望诊中本来就有望气这一项内容，即"察其形气色泽"。③例如《素问·五脏生成》中说："五脏之气，故色见青如草兹者死，黄如枳实者死，黑如炲者死，赤如衃血者死，白如枯骨者死，此五色之见死也。青如翠羽者生，赤如鸡冠者生，黄如蟹腹者生，白如豕膏者生，黑如乌羽者生，此五色之见生也。"④即通过在望诊中观察五脏的生气或死气，来对病人的病情及后续治疗做出

---

① （南朝·宋）范晔：（唐）李贤等注：《后汉书》，中华书局1965年版，第3014页。
② （南朝·宋）范晔：（唐）李贤等注：《后汉书》，中华书局1965年版，第3016页。
③ 《黄帝内经素问》，人民卫生出版社2012年版，第87页。
④ 《黄帝内经素问》，人民卫生出版社2012年版，第49页。

判断。

候气也是开展诊断治疗的重要前提。"三部九候"是《黄帝内经》基于天人相应的观念，根据天地之数在人身中建构起来的测候体系："天地之至数，始于一，终于九焉。一者天，二者地，三者人，因而三之，三三者九，以应九野。故人有三部，部有三候，以决死生，以处百病，以调虚实，而除邪疾。"①通过三部九候的诊察，下部之"天以候肝，地以候肾，人以候脾胃之气"；中部之"天以候肺，地以候胸中之气，人以候心"；上部之"天以候头角之气，地以候口齿之气，人以候耳目之气"。②《素问·八正神命论》说："上工救其萌牙，必先见三部九候之气，尽调不败而救之，故曰上工。"③可见能够测候三部九候之气，是从萌芽之初开展救治的治未病之道，是上工之所以能为上工的关键。值得注意的是，由于肺朝百脉，手太阴之"气口"也成为测候五脏之气的关键部位，并在后世成为开展脉诊的主要部位。

《灵枢·九针十二原》中说："刺之微，在速迟，粗守关，上守机，机之动，不离其空。空中之机，清静而微。其来不可逢，其往不可追。知机之道者，不可挂以发。不知机道，扣之不发。知其往来，要与之期。"④这段文字揭示医工开展针刺治疗时的候气之法。在《素问·离合真邪论》中，黄帝向岐伯请问"候气奈何"，即如何测候身中的邪气与正气，岐伯回答道：

真气者，经气也，经气太虚，故曰：其来不可逢，此之谓也。故曰候邪不审，大气已过，泻之则真气脱，脱则不复，邪气复至，

---

① 《黄帝内经素问》，人民卫生出版社2012年版，第89页。
② 《黄帝内经素问》，人民卫生出版社2012年版，第89—90页。
③ 《黄帝内经素问》，人民卫生出版社2012年版，第114页。
④ 《灵枢经》，人民卫生出版社2012年版，第1页。

而病益蓄，故曰：其往不可追，此之谓也。不可挂以发者，待邪之至时而发针泻矣，若先若后者，血气已尽，其病不可下，故曰：知其可取如发机，不知其取如扣椎，故曰：知机道者不可挂以发，不知机者扣之不发，此之谓也。①

这正是对《九针十二原》中这段经文的阐发，明确地指出了候气之道。医工需要把握住转瞬即逝的气机变化，果断施治，方可成功。

在针灸治疗中，医工也需要通过候气来把握针刺治疗的时机："凡刺之法，必候日月星辰四时八正之气，气定乃刺之。"②《灵枢·九宫八风》就是对太一行九宫时，八方之风对身体健康产生影响的介绍与警示，指出"圣人避风，如避矢石焉"。③医工之所以能够把握病情和病机，就在于能够从日月运行和形气荣卫的内外两方面测候天气与人气的变化，把握两者之间的相互影响，从而辨证施治。对于普通人而言，两者都如冥冥之黑暗不可感知，而对于医工而言却能够独有所知、先有所知，这就叫做"观于冥冥"。④

六　冲气为和

和谐是中国文化的核心价值观念。今天我们看到的"和"字其实有三个来源，即"和""龢""盉"，后来这些字统一作"和"。这也说明了"和"有着非常丰富的意涵。《说文解字》说："和，相应也。从口，禾声。"⑤这说明"和"字是人与人之间进行对话交流的唱和、应和，而这

①《黄帝内经素问》，人民卫生出版社2012年版，第117页。
②《黄帝内经素问》，人民卫生出版社2012年版，第112页。
③《灵枢经》，人民卫生出版社2012年版，第136页。
④《黄帝内经素问》，人民卫生出版社2012年版，第113页。
⑤（汉）许慎，（宋）徐铉校订：《说文解字》，中华书局2013年版，第26页。

种相应显然是存在关联的，同时也不是相同、同一的。关于"龢"字，《说文解字》说："龢，调也，读与'和'同。"①《一切经音义》引《说文解字》的佚文说："龢，音乐和调也。"②也就是说"龢"代表着乐律、旋律和音色之间的调和，表现出一种和谐的状态。关于"盉"字，《说文解字》说："盉，调味也。"③说明这是一种在饮食上的和谐，表现为滋味的调和，形成丰富的味道层次。

和的思想是史官思想的一大创见。在史官的论述中，多有对"和"的阐发，如"协和""惠和"等。例如，周宣王时的内史过提出"惠和"的观念，认为一个国家将要兴旺发达的时候，它的国君具有"齐明、衷正、精洁、惠和"的品质，容易得到鬼神的青睐和赐福。"惠"即"仁爱"之义，《国语》中还有"以和惠民""言惠必及和""惠以和民则阜"等论述，说明和谐与仁爱有着密切的关系。由和谐，才能实现仁爱；由仁爱，才能保持和谐，和谐与仁爱并举，则民众生活将会日益富足。

关于"和"的思想，史官中最具代表性的论说出自史伯与郑桓公关于兴衰的谈论。史伯说：

> 夫和实生物，同则不继。以他平他谓之和，故能丰长而物归之；若以同裨同，尽乃弃矣。故先王以土与金木水火杂，以成百物。是以和五味以调口，刚四支以卫体，和六律以聪耳，正七体以役心，平八索以成人，建九纪以立纯德，合十数以训百体。出千品，具万方，计亿事，材兆物，收经入，行姟极。故王者居九畡之田，收经入以食兆民，周训而能用之，和乐如一。夫如是，和之至也。④

---

① （汉）许慎，（宋）徐铉校订：《说文解字》，中华书局2013年版，第42页。
② （清）朱骏声：《说文通训定声》，中华书局1983年版，第487页。
③ （汉）许慎，（宋）徐铉校订：《说文解字》，中华书局2013年版，第99页。
④ 《国语》，上海古籍出版社1998年版，第515—516页。

史伯对"和"与"同"观念进行了辨析。这两个观念是中国古代思想文化中的重要观念,都具有重要的意义。但是"同"容易认知、容易实行,而"和"则需要通过更深层次的思考和谋划才能把握其重要意义。所以孔子也有"君子和而不同,小人同而不和"的论断。[1] "以他平他"叫做"和",即根据各种事物本来的属性进行平等对待,才能实现事物之间的和谐,从而不断丰富成长,使万物归附而统辖之。在这里,史伯首先指出先王带领民众将土与金木水火等五材相杂,而能成就百物。而后来五材之名也成为了五行的名字,成为统辖天地万物的结构框架除了"五材之和",史伯还提出了"四支之和""六律之和""七体之和""八索之和""九纪之和"等一系列和谐的理想状态。根据三国时韦昭的注解,"七体"指人的眼耳鼻口七窍;"八索"指八卦卦象对应人体的首、腹、足、股、目、口、耳、手;"九纪"指心、肝、脾、肺、肾五脏和胃、膀胱、肠、胆等内脏器官。因而这些其实都是表现人体运行的和谐状态,是与医学有着深刻关系的。从这里我们也可以看到,史伯对和谐的论说是"近取诸身、远取诸物"的,是由近及远的,最终建构出一种天人合一的、包罗天下万事万物的和谐状态,天下"和乐如一",是"和之至也"。

作为先秦道家创始人的老子是"周守藏室之史也",也就是说他既是道家者流,又是一位史官,关于他的传说和思想总是与气相关。《史记》记载了孔子到东周的都城问礼于老子的故事。在故事中,老子告诫孔子要"去子之骄气与多欲,态色与淫志",说明气的意义,已经涵盖了对人的精神状态的描述。[2] 在老子所作的《道德经》中,有了"万物负阴而抱阳,冲气以为和"的哲学命题。[3]

---

[1]（宋）朱熹:《四书章句集注》,中华书局1983年版,第147页。

[2]（汉）司马迁:《史记》,中华书局2009年版,第394页。

[3] 朱谦之:《老子校释》,中华书局1984年版,第175页。

在《黄帝内经》中，"和"是一种至高的理想状态。《黄帝内经》指出"气相得则和，不相得则病"①，"气相胜者和，不相胜者病"②；强调阴阳调和的重要意义，指出"阴阳相随，乃得天和"③，把"阴阳和平之人"作为健康长寿的楷式和模范④，推崇"血脉和调"⑤、"卫气和""志意和"，"寒温和"的"常平"状态⑥；提出医工治病要"法天则地，随应而动，和之者若响，随之者若影"⑦，要"调其虚实，和其逆顺"⑧，要"迎之随之，以意和之"⑨，推崇"用阴和阳，用阳和阴"的良工之道⑩；主张养生要"和喜怒而安居处"⑪，"谨和五味"⑫；提出要积极顺应岁气的变化，"必先岁气，无伐天和"⑬，生活中要保持顺应天道自然的"得时之和""因岁之和"⑭；强调传说中的上古之人是"法于阴阳，和于术数"的⑮，至人是"和于阴阳，调于四时"的⑯，圣人是"筋脉和同""内外调和"的⑰，是"处天地之和"的⑱；而作为天下君主的黄帝也提出了"使

---

① 《黄帝内经素问》，人民卫生出版社2012年版，第252页。
② 《黄帝内经素问》，人民卫生出版社2012年版，第283页。
③ 《灵枢经》，人民卫生出版社2012年版，第72页。
④ 《灵枢经》，人民卫生出版社2012年版，第122页。
⑤ 《灵枢经》，人民卫生出版社2012年版，第97页。
⑥ 《灵枢经》，人民卫生出版社2012年版，第85页。
⑦ 《黄帝内经素问》，人民卫生出版社2012年版，第110页。
⑧ 《黄帝内经素问》，人民卫生出版社2012年版，第170页。
⑨ 《灵枢经》，人民卫生出版社2012年版，第1页。
⑩ 《灵枢经》，人民卫生出版社2012年版，第92页。
⑪ 《灵枢经》，人民卫生出版社2012年版，第23页。
⑫ 《黄帝内经素问》，人民卫生出版社2012年版，第15页。
⑬ 《黄帝内经素问》，人民卫生出版社2012年版，第307页。
⑭ 《灵枢经》，人民卫生出版社2012年版，第141、142页。
⑮ 《黄帝内经素问》，人民卫生出版社2012年版，第2页。
⑯ 《黄帝内经素问》，人民卫生出版社2012年版，第5页。
⑰ 《黄帝内经素问》，人民卫生出版社2012年版，第13页。
⑱ 《黄帝内经素问》，人民卫生出版社2012年版，第5页。

百姓无病，上下和亲，德泽下流，子孙无忧"的社会理想。[①]由上可知，《黄帝内经》的和谐思想，既有"五行之和"，又有"阴阳之和"，而其落实和表现则在于"气之和"，这都是受到史官思想的启迪的。

结　语

气论曾是中国人认识世界、解释世界的基本范畴工具和重要媒介。带有"气"字的词语被广泛地运用于日常生活中的各个领域，人们在日用而不知中又须臾不可离。当西方来的传教士向中国人介绍"电"的发现时，仍然要创造"电气"这样的翻译词语，向人们解释"电"是一种"气"，以帮助人们理解和接受。[②]然而在今天，接受了现代科学教育的人们已经不再用"气"去认识、理解"电"，"电气"只是作为一个习惯使用的词语加以保留，如同"火车"没有"火"，"马路"没有"马"。我们对于气的理解需要借助思想史和哲学史对气的讨论，才能重新接近那个云山雾罩的元气世界。

近代以来译介西学的学者就对"气"的模糊和混乱提出了质疑，而中国哲学家们一直在运用各种哲学研究范式重新建构气的概念范畴，关于气的哲学讨论也映射出中国哲学发展过程中所经历的各种争论。但是，对气的观念的把握不能仅仅单向度地抽象和拔高到哲学本体论的层面，也不能局限于文学和艺术理论中对气韵与气象的讨论，还要和古人在天学、医学等古代科学中对气的认知、把握和运用紧密联系，呈现出气论在"形而下"维度的鲜活运用。气论不仅仅是本体论和美学，还是一种关于事物运动变化规律及其应用的物理学。同时我们也要看到，对

---

① 《黄帝内经素问》，人民卫生出版社2012年版，第66页。
② 雷银照：《"电气"词源考》，《电工技术学报》2007年第4期。

气的认知要还原到古人对气的观察、体会、理解和感悟中去，还原到古人天人同构、天人相通和天人合一的思想背景中去。

从上文的论证可知，史官与医学之间有着古老而悠久的渊源。尤其是在气论上，史官对于天气和星气的关注，对于云气和风气的体察，对于川以导气的认知，对于望气与候气的运用，以及"冲气为和"的哲学体悟，说明在史官认知中已经形成了气化流行的世界观念，而这种观念是与"天人合一"的观念紧紧联系在一起的。《黄帝内经》的气论思想，在医学的框架下自成体系，但是考其源流和端绪，史官论气构成了重要的思想基础和背景。因此，基于史官对气论的原初性的发展，结合蕴含丰富气论思想的《黄帝内经》，开展关联性的梳理、比较和研究，是一项必要而基础性的工作。最后需要说明的是，关于运气学说，也是一个关键而艰深的话题，由于本文篇幅所限，暂不展开讨论，尚要留待后文补完。

古典文学与中医学的相融现象及其文化背景

陈庆元　王水香

摘要：按照现代学科的分类，文学属于人文科学，中医学属于自然科学，体系不同，社会功用各异。但在中华传统文化的统一背景中，古典文学和中医学之间却长期相互影响，形成了历史上独特的医文相融现象。这种相融无论是对中医学还是对古典文学，都提供了一些有利各自发展的因素。中医学对古典文学的影响主要表现在：促使"涉医文学"的产生与发展；扩大古典文学的功能，使古典文学在审美、教育及认识等功能的基础上，具有医学的疾病防治功能；渗透古代文士生活，文士习医知医，如医家一样编撰医学著作和医学科普作品，种药采药，为民众施医布药，探索养生理论和养生方法。古典文学对中医学的影响主要表现在：古典文学在一定时间与范围内承载了中医著述记录与普及的功能；影响中医学著述的表现形式，使中医药歌赋、医案，甚至一些纯理论的中医药著述具有文学性；增添医家文化素养，出现许多医学成就与文学成就兼具的医家。古典文学与中医学能在中

作者简介：陈庆元，福建师范大学文学院教授，博士生导师，研究方向：中国古典文学与文献学；王水香（通讯作者），泉州医学高等专科学校社科公共部副教授，研究方向：中国古典文学与中医学。
基金项目：福建省社会科学基金项目（FJ2021B090）。

国古代社会的土壤中一起生发、相互交融、共同发展，其根本原因在于具有共同的关注现实人生的精神传统、共同的形象思维方式、共同的以"气"为基础的哲学思想。

关键词： 古典文学；中医学；医文相融；涉医文学

在中华民族传统文化的百花园中，古典文学和中医学这两朵奇葩尤为艳丽，引人注目。古典文学是传统文化中所占比重最大、流传最广、影响深远的一部分。几千年的古代文学史上，产生过一大批伟大的作家和诗人，涌现出无数优秀的作品。中医学是中华民族另一项伟大的创造。在古代的自然科学技术中，中医学一枝独秀，成就最高。中医学不仅形成了一套独特的理论体系，而且拥有比较完善的诊疗技术和丰富的方药，为保障人民身体健康，维护中华民族的繁衍昌盛做出了不可磨灭的贡献。按照现代学科的分类，中医学属于自然科学，古典文学属于人文科学，体系不同，社会作用各异，各自遵循着自己的规律向前发展。但在中华传统文化的统一背景下，两者之间长期相互影响，形成了历史上独特的医文相融现象。这种相融无论是对中医学还是对古典文学，都提供了一些有利各自发展的因素。

一　中医学对古典文学的影响

（一）中医学促使"涉医文学"产生

所谓"涉医文学"，即指古典文学作品的创作内容或形式涉及中医药知识，既包括以中医药为题材或内容中包含中医药知识的作品，也包括用中医药名词术语为语汇创作的药名诗文等。"涉医文学"受中医学影响的具体方面，在其类别区分中可得到体现。

根据性质来划分，古代的涉医文学作品大致可以分成以下四类。

第一类是专以中医药为题材的作品。它们把中医药知识或与医药有关的人物事件作为创作的对象，或是记述疾病医疗的情况，或是表现方药养生的功效，或是描写医林人物的生平事迹。从体裁上看，这类作品以诗赋、散文、笔记和传记居多。

第二类是在描写中涉及一些中医药内容的作品。中医药知识作为情节或细节进入这类作品，构成作品所反映的社会生活的组成部分。这类作品主要是一些叙事性的戏曲、小说。

第三类是借助中医药作为比兴形象、抒情对象或说理工具的抒情诗、说理散文和寓言故事等。这类作品中的医药内容，是文学家思想情感的载体、取喻设论的对象。

第四类是以中医药专业名词术语为语汇创作的药名诗文、穴名诗文等。这类作品数量不多，但在涉医文学中独具特色。在前三类作品中，中医药都是文学表现的内容，唯有这类作品在表现形式上涉及中医药，它典型地反映出中医学对古典文学的渗透和影响。

通过以上分类，可以发现，中医学对古典文学的影响在各类别中有些交叉，但总体而言，第一、第二类涉医文学作品主要体现中医药对古典文学创作素材的影响，第三、第四类则主要体现中医学对古典文学的表现手段与语言的影响。究其缘由，笔者认为主要有以下几方面。

在古代，中医学是一门比较发达的学问，又是一门很实用的技术，社会影响很大，在人们防病治病、养生保健中发挥着重要作用，与人们的日常生活高度融合，构成社会生活的重要内容。文学来源于生活，又反映生活，每个时代的文学作品，都以当时的社会生活为描写对象。中医药既然是社会生活的重要组成部分，就必然会进入文学家的视野，在文学作品中占有一席之地。中医学的内容很丰富，医家的医学活动、疾病卫生的状况、医方药物的奇功神效、养生保健的方法，都是中医学为古典文学提供的常见素材。在这些创作素材中，有些带有明显的民族和时代特征。例如古典文学中有大量的咏药诗赋，以中药为吟咏的对象。在这类作品中，诗人用生动优美的笔触，描绘各种药物的形态、色泽、性味、功用，礼赞它们为人类健康长寿所做的贡献，有时还把它们作为美好事物的象征或思想感情的寄托。而在其他民族的文学作品中，就很少见到类似的作品（中国现当代文学也少有这类作品，这是由于体裁及其他方面的原因而不是题材的限制），这与中药的特殊性有密切关系。中药绝大多数为天然药物，来自大自然。这些药物特别是其中的植物类药物，有的生性奇特，有的形态可人，有的色泽艳丽，有的气味芬香，除了有祛病强身之功外，多数还有观赏的价值，可以作为人们审美的对象，因此古诗中常有"花药"之称，例如唐代孟浩然《同张顺府碧溪赠答》的"曲岛寻花药"①。大自然的神奇造化，创造了品类繁多的药物，既丰富了中药宝库，也充实了诗人的吟咏物象。又如中医有一套较为完善而富有民族特色的养生观和养生术，创造了独特的养生文化，在古典文学中，也有大量的诗歌散文表现养生，形成一类独特的养生诗文作品，这也是外国文学和中国近现代文学作品中罕见的。可见，中医学的产生和发展，大大丰富了古典文学的表现内容。

中医学影响古典文学，还表现在它充实了古典文学的表现手段和语言。"比兴"是古代诗歌的重要创作手法，在先秦时期的《诗经》中就已大量采用，后人总结"《诗》有六义，比兴要焉"。（《毛诗·大序》）②对"比兴"人们有许多不同的解释，宋代朱熹说："比者，以彼物比此物也"，"兴者，先言他物以引起所咏之词也"。③通俗地说，"比"就是比喻，用具体的物象来打比方，"兴"就是先写其他事物，由此及彼，从而引

①（清）彭定求等编纂，中华书局编辑部点校：《全唐诗》，中华书局2013年版，第1162页。

②（明）李梦阳：《空同先生集》，台湾伟文图书出版社有限公司1976年版，第1437页。

③（宋）朱熹集注，赵长征点校：《诗集传》，中华书局2011年版，第2—6页。

出诗人所要抒写的对象。可以用来"比兴"的事物十分广泛，唐代皎然的《诗式》说："凡禽鱼草木，人物名数，万象之中，义有同类，尽入比兴。"①其中最常见的"比"物之一是草木，而它们大多也是药物。以《诗经》为例，其用作比兴的药用植物就多达上百种。后代诗歌承袭《诗经》，也常以药用植物来作为比兴的形象。诸如以兰茝椒桂象征君子贤人，用菟丝附女萝隐喻夫妻相依相伴，把青春年华比作娇艳的豆蔻等，几乎成了古典文学中固定的形象。中医有关人体生理和疾病医疗的知识，也被用来作为诗歌的比喻对象，唐代诗人白居易《自蜀江至洞庭湖口有感而作》一诗写洪水带给人民的危害及治理方法时写道："水流天地内，如身有血脉。滞则为疽疣，治之在针石。"②把江河比成人体血脉，用"疽疣"比喻滞留不泄的洪水，以"针石"比喻疏导大水之策，十分形象。唐代另一位诗人聂夷中的《咏田家》诗："二月卖新丝，五月粜新谷。医得眼前疮，剜却心头肉。"③把农民为了度过饥荒，被迫牺牲长远利益比作剜肉补疮。古代的文学理论著作有时也用医药知识来作比，例如北齐颜之推的《颜氏家训·文章》谓："文章当以理致为心肾，气调为筋骨，事义为皮肤……"④宋代吴沆《环溪诗话》说："故诗有肌肤，有血脉，有骨骼，有精神。无肌肤则不全，无血脉则不通，无骨骼则不健，无精神则不美。四者备，然后成诗。"⑤他们二人都是运用中医有关人体结构的知识来描述诗文结构，从而使抽象的文学理论变得形象易懂。

---

① （唐）皎然著，李壮鹰校注：《诗式校注》，人民文学出版社2003年版，第31页。
② （清）彭定求等编纂，中华书局编辑部点校：《全唐诗》，中华书局2013年版，第4768页。
③ （清）彭定求等编纂，中华书局编辑部点校：《全唐诗》，中华书局2013年版，第7347页。
④ 王利器：《颜氏家训集解》，中华书局2016年版，第324页。
⑤ （宋）吴沆著，李复波选注：《环溪诗话选释》，广西师范大学出版社1998年版，第36页。

中医学对古典文学创作语言的影响，可以分成两种情况：一种情况是一些与医药有关的历史故事、神话传说演变为成语典故或一般词汇进入文学作品。这方面的例子很多，例如《左传·成公十年》记载秦医缓为晋景公诊病，在医缓未到晋国之前，晋景公做梦，梦见疾病变成了"二竖子"（两个童子）躲进他体内的膏肓之中。这个故事中的"二竖"后来成为疾病的代名词，并演变出"二竖为疟"的成语，比喻病魔作祟或恶人当道。"病入膏肓"也源于这个医学历史故事。[①]晋代葛洪《神仙传》记载董奉为人治病，栽杏成林的故事，已为大家所熟知。该书还有这样一则医药传说："苏仙公跪白母曰：某受命当仙……明年天下疫疾……井水一升，橘叶一枚，可疗一人。来年果有疫，远近悉求其母疗之，皆以水及橘叶，无不愈者。"[②]后来这两则故事演变为"杏苑""杏林""橘井""橘泉"等典故，常入诗文，如明代王世贞《题萱寿太医邢生母》诗云："橘井汲后绿，杏林栽时红。此萱复何忧？年年领春风。"[③]就用了这两个典故入诗。其他诸如讳疾忌医、吮痈舐痔、杯弓蛇影、采薪之忧、良药忠言等，都是与医药有关的典故成语，成为文学作品的常用语汇。

另一种情况是中医药的专业名词术语直接进入文学作品，成为创作语汇，这就是用药名、穴位名来创作诗词散文。

一般说来，自然科学知识为文学创作提供材料，这比较容易理解。但是像古代中医学这样不仅影响文学的内容，同时还渗透到其形式中，影响它的创作手法和语言，则是很罕见的。这反映了古代中医学对古典文学的影响之深。

古典文学反映中医药，经历了一个从无意识到有意识的发展过程。

---

① 杨伯峻编著：《春秋左传注》，中华书局2009年版，第849页。

② （宋）李昉等编：《太平广记》，中华书局1961年版，第91页。

③ 《钦定古今图书集成》博物汇编艺术典第539卷医部艺文2之4。

作品的医药内容和表现手法，也由早期比较单一，逐渐变得丰富多彩。以《诗经》《楚辞》为代表的先秦文学，乃至汉代文学，除了枚乘的《七发》、司马迁《史记·扁鹊仓公列传》外，很少有专门的有意识的以医药为题材的作品，这一时期文学涉及医药，还处在初步阶段。

魏晋南北朝，受养生服食、求寿求仙之风的影响，文学家们开始自觉地将中医药纳入文学创作的视野，涉医文学的内容和体裁都有较大的扩展。这一时期除了大量的咏药赋赞外，在形式主义诗风和药物学发展的共同催发下，南朝时期开始出现以中药名、腧穴名作为语汇创作的药名诗和穴名诗。这说明中医学不仅影响到古典文学创作的内容，也开始影响到它的表现形式了。

唐宋时期中医学获得长足的进步，涉医文学也进入全盛期。当时文人学医的风气很盛，许多文学家还积极参与医学实践，像白居易、刘禹锡、苏轼、黄庭坚、陆游等著名诗人，都兼擅医药。唐宋两代文学作品以诗词数量最多、成就最高，涉医文学也以诗词为主。这一时期的涉医诗词有以下几个特点：一是题材和内容继续扩大，出现了大量的咏药诗和描写疾病医疗的诗词。唐宋的咏药诗与魏晋南北朝时期的咏药赋赞不同，大多直接描写药物的产地、性味、功用等，医学认识价值较高。有关疾病医疗方面的诗词，或是描绘疾病衰老的症状和体验，或是表现医药的神奇和医生医术的高超，用诗歌的语言形象地反映中医对疾病的认识和诊疗技术。二是把医药与现实生活结合起来，使涉医诗词的主题和社会意义更加深刻。在"歌诗合为事而作"（白居易《与元九书》）[1]的现实主义精神指引下，一些涉医诗词开始把目光投向与医药有关的社会生活现象，例如描写处于社会底层的游医和药工的生活，反映战争中伤残者的痛苦和不幸等，表现了诗人对医药劳动者和疾病伤残者的关心和同情。

---

① （清）董诰等编：《全唐文》，上海古籍出版社1990年版，第3053页。

　　唐宋涉医文学的另一个重要成就表现在散文方面。在"文以载道"思想影响下，唐宋涉医散文出现了一个重要内容，即借助医药知识来阐述社会人生的事理。利用医药作为隐喻说理的工具，这种创作手法可以追溯到先秦诸子散文，例如《庄子·逍遥游》就有一则"不龟手之药"①的医药寓言。不过唐宋文学家的涉医说理散文和寓言故事内容更加丰富，主题也更深刻、更具现实意义，其中包含的医学道理也很有参考价值。

　　笔记涉及的医药内容最广泛、最丰富。它以纪实的方式记录了大量的方药、医案和医林人物的事迹、医药趣闻逸事等，在所有涉医文学中堪称医学价值最高的一类。古代笔记创作起源于唐代，兴盛于宋代。唐宋笔记已大量涉及医药，如宋代洪迈的《夷坚志》、苏轼的《东坡志林》、沈括的《梦溪笔谈》等著作，都是记录医药资料十分丰富的笔记作品。

　　元明清三代，古典文学的主要成就是戏曲和小说，涉医文学的发展也主要体现在戏曲和小说创作中。如关汉卿创作的杂剧《窦娥冤》，塑造了中国戏剧史上的第一位医生形象。

　　明清时期，中医药内容在小说中得到了丰富而真实的反映。但小说涉医的起源可以追溯到小说萌芽的魏晋时期，例如晋代葛洪编著的《神仙传》一书，描写东汉董奉"为人治病不取钱"，②遍植杏林，以杏易粮赈济百姓的故事，就可以看作一篇生动的涉医短篇小说。不过早期的小说写到医药时，常与神怪道仙相涉，内容荒诞夸张。明清时期，以四大古典小说《水浒传》《三国演义》《西游记》和《红楼梦》为代表的一批优秀小说，描写的生活面广，故事情节曲折复杂，人物形象众多，因而包含了更丰富的医药内容。以被人们称为封建社会的百科全书的《红楼

――――――――

　　①（清）王先谦、刘武撰，沈啸寰点校：《庄子集解·庄子集解内篇补正》，中华书局2012年版，第16页。

　　②（晋）葛洪撰，胡守为校释：《神仙传校释》，中华书局2010年版，第333页。

梦》为例，有人做过粗略统计，发现这部作品中涉及医药卫生的描写有近300处，字数多达5万余字。其中写到各类医疗人员有14人，疾病110多种，方剂45首，药物120多种，较完整的病案14例。如此丰富的医药内容是历代文学作品中未曾有过的。其他一些明清小说如《金瓶梅》《醒世姻缘传》和《镜花缘》等，也都有大量的医药内容。明清小说中的医药内容，主要是作为作品所反映的社会生活的一部分，以故事情节或细节的形式出现的。将完整的病案写入文学作品，是明清小说的一大特色，它使医药知识与人物故事完美地结合起来，集中体现了中医理法方药的神韵。这一创举标志着古典文学与中医学的融合达到了一个新的高度。

（二）中医学扩充古典文学的功能

通常认为文学具有审美、教育及认识功能，古典文学却吸收了中医学的疾病防治功能，甚至可以称得上是中医治病的一个好帮手。《管子·内业》说："止怒莫若诗，去忧莫如乐。"[①]音乐可以调节人的情志，从而达到祛病健身的效果，对于这一点，人们比较熟悉。至于说诗歌等文学作品也有类似的作用，人们则可能会感到新鲜。相传东汉末年，袁绍起兵讨伐曹操，遣文士陈琳作了一篇讨曹檄文。檄文送到曹营中时，曹操正在犯头痛毛病，痛苦难当。不料读了陈琳的檄文后，曹操大笑一阵，头痛症居然好了。这事后代广为流传，成了读文治病的先例。陈琳这篇檄文充满愤激之词，曹操读了它头痛症好转，可谓事出有因。一般人患病时，肉体痛苦，情绪不安，是不宜读这种文字的，可是读诗歌和其他文学作品就不同了。宋人谢采伯《密斋笔记·卷三》载："（魏）了翁冠苦羸疾，因过汴河上，遇道人……又谓公曰：曾读《左氏》否？《左氏》诸大战，反复熟读，有快意处，便是得药。公如其言诵之，旬

---

① 黎翔凤校注，梁运华整理：《管子校注》，中华书局2004年版，第947页。

日间气体顿壮。"①读文学作品竟有这样的奇效，难怪大诗人陆游要劝病人不用求医问药，只读诗歌来治病，他在《山村径行因施药》诗中写道："儿扶一老候溪边，来告头风久未瘥。不用更求芎芷药，吾诗读罢自醒然。"②另据《唐诗纪事》等古书记载，有人患了疟疾，"子美（杜甫字）曰：吾诗可以疗之。病者曰：云何？曰：夜阑更秉烛，相对如梦寐。人诵之，疟犹是也。杜曰：更诵吾诗云'子章髑髅血模糊，手提掷还崔大夫'。其人诵之，果愈。"③可见杜甫也相信读诗可以治病。

阅读文学作品，尤其是吟诵诗词可以治病，是有科学道理的，并且已经为现代医学实践所证实。据报道，在俄罗斯等一些国家，医生已在临床上采用让病人吟诗的办法作为治疗某些疾病的辅助手段。据说在意大利的一些药店里，甚至还有一种专以诗歌治病的药盒出售。盒内有详细的说明书，指导病人患了什么病该用什么样的诗篇来治疗，诵读多少遍为一疗程等等，疗效颇佳。

吟诵诗歌可以治病，其机理何在呢？诗歌特别是古典诗词，句式工整，平仄相间，富有音乐的节奏和韵律。当人们吟诵诗歌时，随着诗中节奏的起伏，声调抑扬顿挫地变化，声息有规则地出入，这时心绪就会变得平和宁静、呼吸均匀和缓，身心得以放松。清人沈德潜说："诗以声为用者也，其微妙在抑扬抗坠之间。读者静气按节，密咏恬吟。"④研究表明，在吟诗的过程中，人的大脑皮层兴奋和抑制趋于平衡，血液循环畅通，心跳有规则，新陈代谢也处于良好状态，这无疑有助于疾病的治疗和康复。苏轼《答李邦直》诗说："诗词如醇酒，盎然熏四肢。"⑤

---

① （宋）谢采伯撰：《密斋笔记》，商务印书馆1936年版，第28页。

② （宋）陆游著，钱仲联校注：《剑南诗稿校注》，上海古籍出版社2005年版，第3674页。

③ （宋）计有功辑撰：《唐诗纪事》，上海古籍出版社2013年版，第265—266页。

④ （清）方东树著，汪绍楹校点：《昭昧詹言》，人民文学出版社2006年版，第505页。

⑤ （清）王文诰辑注，孔凡礼点校：《苏轼诗集》，中华书局1982年版，第666页。

写的是吟诗时的感受就像饮用了醇厚的佳酿一样，浑身通泰舒畅。

吟诵诗歌时，人们必须全神贯注，心无旁骛。这时整个身心都沉醉在诗歌所描绘的景物和意境之中，陶然自得，精神内守，排除杂念，这样就可以使人摆脱病魔的纠缠，暂时忘却疾病带来的痛苦和烦恼，这与中医养生学上的静心养气道理是相通的。优美的诗篇，文笔雅致，清词丽句，犹如潺潺溪流，荡涤肺腑，洗去尘俗，净化人的心灵；又如幽谷兰蕙，暗香浮动，沁人心脾，使人怡性悦情，获得美的享受，从而达到减轻和消除病痛的效果。清代青城子《亦复如是》载："白岩朱公患气痛，每当疾发时，取杜诗朗诵数首即止，习以为常，服药无是神效。或曰朱公平日酷爱杜诗，取所爱读之，则心恬神适，疾不觉自忘，非真能止痛也。"[1]这段话清楚地揭示了吟诗治病的机理。

吟诗治病的机理相当于中医学的精神心理疗法。中医学讲究"形神相应"，强调精神在人的健康中的重要性。《黄帝内经》很重视情志因素在疾病预防中的作用，在《素问·汤液醪醴论》中指出："针石，道也。精神不进，志意不治，故病不可愈。"[2]认为在实施针刺疗法时，必须得到病人精神与志意的配合才能起效。否则徒然刺之，病必不愈。华佗在《青囊秘录》中也提到了心理治疗的重要性："夫形者神之舍也，精者炁之宅也，舍坏则神荡，宅动则炁散，神荡则昏，气散则疲，昏疲之身心，即疾病之媒介，是以善医者先医其心，后医其身，其次则医其未病，若夫树木之枝皮，花草之根蘗，医人疾病者，斯为下矣。"[3]三国魏时的养生家嵇康就对精神之于躯体的影响有独到的见解，他说："精神之于形骸，犹国之有君也。"[4]明代医家虞抟引朱震亨治癫狂痫症法指出：

---

[1]（清）青城子著，于志斌校点：《亦复如是》，重庆出版社2005年版，第260页。
[2] 姚春鹏校注：《黄帝内经》，中华书局2010年版，第127页。
[3]（汉）华佗：《青囊秘录》卷1，率真书斋民国十二年刊本，第1页a。
[4]（三国魏）嵇康撰，戴明扬校注：《嵇康集校注》，中华书局2015年版，第229页。

"五志之火，因七情而起……宜以人事制之，非药石所能疗也。"①

诗歌不仅形式和语言上给人以愉悦，它还包含着丰富的内容和多彩的画面，能给人以多方面的熏陶和启迪。特别是那些富有哲理和情趣、格调高雅、风格清新的优秀诗篇，更有强烈的艺术感染力。它们能够陶冶人的思想情操，激发热情，振奋精神，使人们更加热爱生活，珍惜生命，鼓起勇气与病魔做斗争。"或曰气痛原属气不舒畅所致。杜诗气象万千，半山老人所谓'力能排天斡地、壮颜毅色'者也。故读之令人气旺，气旺则不痛矣"，②这段话虽是从"气"的角度来立论，实际上说的就是杜甫诗歌沉雄的气势格调对病人的鼓舞激励作用。现代医学也证明，病人如果有健康积极的心理，就有利于激活体内的免疫机制，调动全身各个组织器官的功能，来帮助缓解和治疗许多疾病。生活中我们也常见到这样的现象：一些身患重症乃至绝症的患者，靠着积极乐观的人生态度制服了病魔。而阅读优秀的诗歌和其他优秀的文学作品，正可以帮助培养这种积极乐观的人生态度。

近年来，科学家们研究发现，读书可以防止和延缓老年痴呆这一可怕疾病的发生。美国医学家指出，老年痴呆症的发病率与读书时间的长短有密切联系。一个人读书受教育的时间越长，迈入老年期后得痴呆症的可能性越小；反之，发生痴呆症的可能性就较大。他们对600多名已被确诊为老年痴呆的病人的读书情况做了分析后发现，患者中99%的人没上完中学；相反，受过高等教育、读书多的患者只占全部患者的0.5%。这是因为老年痴呆属慢性大脑退行性病变。经常读书的人，大脑中可能产生了一种或几种尚未为人所知的物质，这些物质可以起到阻

---

① （明）虞抟著，黄惠勇整理：《医学正传》，山西科学技术出版社2012年版，第369页。

② （清）青城子著，于志斌校点：《亦复如是》，重庆出版社2005年版，第260—261页。

遏大脑退行性病变的作用；而读书较少的人，大脑组织中的这些物质也较少，无法阻止病变的发生。我们每个人读书，除了专业书以外，接触最多的大概要数文学作品了。从这个意义上来说，多阅读一些文学作品，确是防止大脑早衰、防止老年痴呆症发生的有效方法。"我吟杜诗清入骨，灌顶何必须醍醐"（崔珏《道林寺》诗）[①]，读古典诗歌等文学作品，就像醍醐灌顶，可使人大脑聪敏灵活，从而有益于健康。

（三）中医学渗透文士生活实践

中医学在古代社会生活中扮演着重要的角色，广泛渗透到人们的思想、心理、行为之中。在"为人子者不可不知医"[②]和"不为良相，当为良医"[③]的观念熏陶下，古代文人学医知医形成风气，有时甚至是一种时尚。文人的文化基础好，学医入门快，对中医的天人合一观、阴阳五行理论等玄奥的医理较易理解和接受。古代许多著名的文学家，如唐代的王勃、柳宗元、白居易、刘禹锡，宋代的苏轼、陆游，元代的关汉卿，明代的宋濂，清代的蒲松龄、曹雪芹等人，同时也都精通医理，有的还亲身参加过医药实践。文学家兼通医药，一方面有利于自身的医疗保健养生，另一方面也扩大了知识面，丰富了生活体验，使文学创作的视野更开阔，上面提到的这些文学家都是古代文学成就很高的人，同时也是创作涉医文学作品最多的人。

---

① （清）彭定求等编纂，中华书局编辑部点校：《全唐诗》，中华书局2013年版，第6914页。

② （金）刘祁、（元）姚桐寿撰，黄益元、李梦生校点：《归潜志·乐教私语》，上海古籍出版社2012年版，第98页。

③ 此语为古代文士间流行之语，原语为《归潜志》所引范仲淹语："范文正公微时，慷慨语其友曰：'吾读书学道，要为宰辅。得时行道，可以活天下之命。时不我予，则当读黄帝书，深究医家奥旨，是亦可以活人也。'"文献出处可参见（金）刘祁、（元）姚桐寿撰，黄益元、李梦生校点：《归潜志·乐教私语》，上海古籍出版社2012年版，第99页。

　　古代文学家所从事的医学实践活动，归纳起来主要有以下三个方面：编撰医学著作和医学科普作品；种药采药，为民众施医布药；探索养生理论和养生方法。这里仅就古代几位著名文学家的医学实践活动，做一个简单的介绍。

　　先秦开始，文学家就已通过文学作品表述养生思想，甚至将养生观编写成养生著作，以理论指导养生实践。老子是道家学派创始人，后又被道教追为祖师爷。生逢乱世的老子对生命有较和平时代的人更深刻的理解，在《道德经》第五十章中即明确提出了保护自己、休养生命的方法，一是应戒除"生生之厚"①，即要避免因生活骄奢淫逸导致短命夭折；二是要远离各种祸害，保全自己的生命。这两种养生方法归根结底的意思就是人若活得少私寡欲、清静质朴、道法自然，就可以长寿。《道德经》中的养生观还有"知足不辱，知止不殆，可以长久"②，"祸莫大于不知足，咎莫大于欲得。故知足之足，常足矣"③等，这些思想被后世养生家们奉为养生之术的滥觞，对中国养生学产生了深刻的影响，甚至西汉史学家司马迁也很赞赏老子的养生之道，在《史记·老子韩非列传》云："盖老子百有六十余岁，或言二百余岁，以其修道而养寿也。"④

　　汉代文学家的养生之道不仅体现在文学作品中，还通过编写专门的养生著作，用以指导养生实践。淮南王刘安，是西汉著名文学家，代表作有《离骚传》《淮南鸿烈》《淮南王赋》等。据《汉书·淮南衡山济北王传》载："淮南王……招致宾客方术之士数千人，作为《内书》二十一篇，《外书》甚众，又有《中篇》八卷，言神仙黄白之术，亦二十余万言。"⑤据考证，所谓《内书》即指现存的《淮南鸿烈》。关于

---

① （魏）王弼注，楼宇烈校释：《老子道德经注校释》，中华书局2008年版，第135页。
② （魏）王弼注，楼宇烈校释：《老子道德经注校释》，中华书局2008年版，第122页。
③ （魏）王弼注，楼宇烈校释：《老子道德经注校释》，中华书局2008年版，第125页。
④ （汉）司马迁：《史记》，中华书局2005年版，第1703页。
⑤ （汉）班固：《汉书》，中华书局1962年版，第2145页。

《中篇》及《外书》，晋朝葛洪《神仙传》曰：淮南王"养士数千人，皆天下俊士，作《内书》二十一篇；又中篇八章，言神仙黄白之事，名为《鸿宝》；《万毕》三章，论变化之道，凡十万言"。[①]由此可知，《中篇》名为《淮南鸿宝》，书中所记大多为炼丹及养生方面的内容；《外篇》名为《淮南万毕术》，原书已亡佚，仅存辑本，从所辑内容看主要谈论万物的变化之道，亦有关于药物炼制的内容。刘安除了在《淮南鸿宝》一书中阐述养生观外，还专门编写了一部《淮南枕中记》。对此，《汉书·刘向传》有载："淮南有《枕中》《鸿宝》《苑秘》书，言神仙使鬼物为黄金之术及邹衍重道延命方，世人莫见。"[②]此书亦已亡佚，仅存清代王仁俊辑录的一卷，现收于《玉函山房辑佚书续编》，但从《汉书》记载来看，亦属于养生著作。

魏晋是古代养生理论的重要发展时期，著名文学家嵇康的养生观尤为引人注目。嵇康生活于魏晋之交。他学识渊博，尚奇任侠，尤好老庄之学，也受到道教习气的影响，因此十分崇尚养生之道。他说："吾顷学养生之术，方外荣华，去滋味，游心于寂寞，以无为为贵。"[③]他有许多诗歌如《游仙诗》《秋胡行》《六言诗》中的多数篇章都写到了养生与求仙求寿的内容，也有多篇论述养生的文章，其中影响最大的是《养生论》和《答向子期难养生论》两文。

唐代，文学家编撰的医学著述逐渐增多。其中，影响力最大的当属王勃。据《唐才子传》等书记载，王勃的母亲一次患风寒咳嗽，经长安民间医生曹元治疗痊愈。王勃由此跟随曹元学医。曹元曾将自家的祖传秘方尽数传授给他。辞别曹元后，王勃又花了数年工夫潜心研习《素问》《难经》等医籍，对医道逐渐升堂入室，颇有心得。据《宋史·艺

①（宋）李昉等编：《太平广记》，中华书局1961年版，第51页。
②（汉）班固：《汉书》，中华书局1962年版，第1928页。
③（三国魏）嵇康撰，戴明扬校注：《嵇康集校注》，中华书局2015年版，第180页。

文志》记载，王勃曾撰《医语纂要》一卷，惜已失传，其内容不得而知（一说王勃只作了《医语序》）。王勃为初唐才子，著名诗人，又对医学有较深入的钻研，其事具载于古籍。因此尽管他所编的医书早已失传，但他编撰医书这件事本身就对后代的文学家有较大的影响，后代许多文学家学医或编写医书，常以他为榜样。

唐代从事医学实践较多的著名文学家还有刘禹锡、柳宗元和杜甫三人。

刘禹锡在长期学医和医疗实践过程中用心收集积累，编成一本方书《传信方》。这本书共收录了50多首方剂，其中有一半左右的方剂为单方，适合一般民众用来治病。古代日本人编的大型方书《医心方》和朝鲜人编纂的《东医宝鉴》，都收录了《传信方》中的方剂，可见此书在当时有一定的影响。

柳宗元被贬谪到永州、柳州等地时，有栽种药物治病的医药实践，具有比较丰富的药物知识，在柳州期间根据自己的用药经验，编写《柳州救三死方》，记录治疗疔疮、脚气和霍乱三种常见病的验方。柳宗元曾把《柳州救三死方》寄给友人，向友人推荐，今天这篇方药文献仍然可以看到。

杜甫一生坎坷，颠沛流离，长期患有多种疾病。他的患病经历与医药实践主要体现在诗歌创作中。"为吾谢贾公，病肺卧江沱"（《别唐十五诫，因寄礼部贾侍郎》）[①]；"飘零仍百里，消渴已三年"（《秋日夔府咏怀奉寄郑监李宾客一百韵》）[②]；"目眩陨杂花，头风过飞雨"（《龙

---

① （清）彭定求等编纂，中华书局编辑部点校：《全唐诗》，中华书局2013年版，第2330页。

② （清）彭定求等编纂，中华书局编辑部点校：《全唐诗》，中华书局2013年版，第2512页。

门阁》)。① 由这些诗句就可以看出，他患过肺病、消渴、头风等疾病。病魔缠身，"多病所需唯药物"，但他生活拮据，无力求医问药，只好自己种药来治病。他有许多诗歌都写到自己种药制药的事，如"种药扶衰病"（《远游》）②；"近根开药圃，接叶制茅亭"（《高楠》）③；"移船先主庙，洗药浣花溪"（《绝句》之二）④ 等。《杜臆》谓："公常多病，故尝种药，'种药扶衰病'，公诗也。种药多品，有条有甲（按：指杜甫《绝句》之一"药条药甲润青青"⑤ 句)……药之多也。"⑥ 除了自己种药，他有时也上山采药用来治病，兼以换粮糊口。他种的药除自用以外，还施予别人，《正月三日归溪上有作，简院内诸公》一诗中有"药许邻人劚"⑦ 之句可证。

宋金元时期，文学家学医风气更浓。编著医学书籍，从事医学实践活动的文学家中最著名的当属北宋的苏轼。

苏轼是古代文学家中最博学多艺者之一。他在文学上的成就自不待言，医学上的造诣也远在一般人之上。从他的诗词、散文和笔记等作品中可以看出，他对医学理论、临床、方药以及养生等各方面的知识都很精通。与一般文人不同，他不是仅仅把医学作为一种生活知识或文化素

---

① （清）彭定求等编纂，中华书局编辑部点校：《全唐诗》，中华书局2013年版，第2303页。

② （清）彭定求等编纂，中华书局编辑部点校：《全唐诗》，中华书局2013年版，第2455页。

③ （清）彭定求等编纂，中华书局编辑部点校：《全唐诗》，中华书局2013年版，第2442页。

④ （清）彭定求等编纂，中华书局编辑部点校：《全唐诗》，中华书局2013年版，第2578页。

⑤ （清）彭定求等编纂，中华书局编辑部点校：《全唐诗》，中华书局2013年版，第2578页。

⑥ （明）王嗣奭：《杜臆》，上海古籍出版社1983年版，第148页。

⑦ （清）彭定求等编纂，中华书局编辑部点校：《全唐诗》，中华书局2013年版，第2486页。

养，而是真正把它作为一门学问来钻研。《四库全书总目》评价他："杂著时言医理，于是事亦颇究心。"①苏轼在医学上的主要贡献有两个：一是编撰《苏学士方》，一是在杭州知州任上设置病坊收治病人。《苏学士方》一名《医学杂说》，约编于1098年至1101年间。南宋时期，有人将该书与沈括的《良方》（一名《得效方》）合刊为《苏沈良方》十五卷。后十五卷本佚失，今流传的是十卷本，亦为南宋时期的传本。有人考证过，今本《苏沈良方》中可以确认系苏轼所撰的部分有45条，其内容以医学随笔杂谈为主，夹有一些验方。其医学随笔杂谈常能提出一些独到的见解，而验方亦多有可取。前人评价《苏沈良方》"其所征引，于病证治验，皆详著其状，凿凿可据……足资利用"，②其中当然也包括对苏轼所录药方的肯定。

宋元祐五年（1090），苏轼任杭州知州，适逢当地发生瘟疫，他捐资筹款，在城中设置了一座病坊，名"安乐坊"，派僧人主持，收治病人，使许多患者及时得到救治，幸免于难。宋人周煇《清波别志》载："苏文忠公知杭州，以私帑金五十两助官缗，于城中置病坊一所，名'安乐'，以僧主之，三年医愈千人，与紫衣。后两浙漕臣申请，乞自今管干病坊僧，三年满所医之数，赐紫衣及祠部牒一道。从之，乃改为'安济坊'。"③苏轼首开病坊收治病人之先河，这一措施不仅有功于当时的杭州人民，而且促成后来宋代永久性病坊"安济坊"的设立，成为医学史上的一件大事。

明清时期，也有一些文学家因通晓医理，撰述医著，取得了文医俱丰的成就。如明代戏曲作家高濂，其兼通医理，擅养生，所著《遵生八笺》是我国古代第一部集大成的养生学代表著作，内容包括清修妙论、

① （清）永瑢等：《四库全书总目》，中华书局2003年版，第861页。
② 段光周等校释：《苏沈内翰良方校释》，四川科学技术出版社1989年版，第1页。
③ （宋）周煇：《清波杂志（附别志）》，台湾商务印书馆1965年版，第127页。

四时调摄、生活起居、延年却病、饮馔服食、燕闲清赏、灵秘丹药、外遐举笺等各个方面,既有从内到外的养生方法,也有从古至今的养生记载,是一部丰富全面且富有实践指导意义的养生著作。受时代发展的限制,其中确实有一些传统养生方法中的糟粕,但总体来看,这是一部内容广博又切实可用的养生专著,具有很高的文献参考价值和养生实践指导作用。

清代通晓医理的文学家众多,《老残游记》作者刘鹗、《浮生六记》作者沈复、《红楼梦》作者曹雪芹等人均文医兼通。但兼通医理又有医著传世并影响深远的当首推蒲松龄,其医学活动主要集中在普及医学知识方面。他一生撰有《伤寒药性赋》《药祟书》和《日用俗字·疾病章》等,向民众介绍宣传医药卫生知识。蒲松龄为了帮助文化程度较低的民众解决"每需一物,苦不能书其名"[①]的困难,曾编写过一部《日用俗字》,将日常生活中的各种事物分类,用歌诀的形式加以介绍。其中有《疾病章》一篇,文中按人体部位,以从上到下的顺序逐一介绍了各部位器官的常见病、多发病,同时附带介绍了一些治病的方法,可以看作疾病常识的普及作品。另外在该书"身体""菜蔬""果实"等章中,也有一些有关医药的常识。

二 古典文学对中医学的影响

(一)古典文学承载中医著述的记录与普及功能

古典文学作品是我国古代著述中所占比重最大的部分,虽然目前尚未确切地统计其数量,但据一般估计,文学作品至少占全部古籍的半数以上。卷帙浩繁的古典文学作品中蕴藏着丰富的医药知识和医学史料,

---

① (清)蒲松龄著,路大荒整理:《蒲松龄集》,中华书局1962年版,第733页。

包括医理、医方、中药、针灸、养生、气功、各科疾病诊法治则、医史人物事件和医林趣闻逸事等，几乎涉及中医学的各个领域，它们是研究中医学和医学史的一份宝贵资料。以中药为例，中华民族对中药的认识和应用早在远古时期就已经开始，古籍中关于"神农尝百草之滋味，一日而遇七十毒"①的传说反映了远古人类探索药物的努力。但是直到汉代，中医第一部药物学著作《神农本草经》才出现。在此之前，医书中有关中药的记载极为稀少。可是比《神农本草经》早几百年问世的《诗经》，却记载了相当多的药用植物。尽管这些药用植物在诗中只是作为比兴的形象，没有明确提到它们的医疗作用，其中也确有一部分当时可能只是被看作一般的植物，药用价值尚未被认识，但是我们有理由相信，《诗经》中提到的药用植物有一部分当时肯定已被认识和应用。如《周南·芣苢》记载的车前是一味常用中药，全草、种子均可入药。大量地采摘车前，当然绝不是一种游戏。尽管《诗经》对药物的记载比较简单，但它仍是研究药物学和药学史的宝贵资料，可以弥补《神农本草经》问世以前关于中药记载的空缺。

自司马迁的《史记》为"扁鹊"和"仓公"（淳于意）两位医家作传，后世史书中大多列有医家传。但是二十五史中有传的医家不过百位，只占古代医家的极少部分，绝大多数医家史书没有记载。况且正史历来严格以封建思想观念来衡量评价人物，有为尊者讳、为贤者讳的传统，因此书中有关医家的记载有些也不够真实准确。而在古代各种文集、笔记小说等文学作品中，却保存着许多医家传记或与医家生平有关的逸闻。这些传记逸闻大多出自与医家交往密切的文学家之手，真实可信，史料价值很高，而且文笔生动，引人入胜。

以上所举，仅仅是中药和医史两方面的例子。古典文学中保存的

---

① （明）李时珍：《本草纲目》，人民卫生出版社2004年版，第1页。

医学资料当然远远不止这些。可以说，古典文学作品是一座十分丰富的医学资料宝库，加以深入发掘和整理，将可以发现许多对中医学有价值有意义的东西。古代一些学识渊博、富有眼光的医家早已意识到了这一点。例如明代著名医学家李时珍编著《本草纲目》时，"书考八百余家"，对其中有关药物的内容"靡不收掇"，[1] 这里就包括参考征引了大量古典文学作品。他把文学作品中的有关资料融合到《本草纲目》中，既充实了这部书的内容，也使它平添了几分文采。明代医家江瓘编著《名医类案》时，曾披阅"诸子百家之文"[2]，广为搜罗，集以成编，该书中的不少医案也录自于文学作品。

文学作品具有认识和教育作用，又有欣赏价值，它以具体生动的形象表现生活，让人们在艺术欣赏的同时获得知识，接受教育。在古代中国社会，文学是创作最繁荣、流传最广泛、影响力最大的艺术形式，古典文学中描写的医药知识，通过文学的形象和语言广泛传播开来，使人们在潜移默化中接受这些知识。它的作用有时是一般文笔单调枯燥、论述玄奥难懂的医学书籍所不及的。"爆竹声中一岁除，春风送暖入屠苏"[3]，年终岁末喝屠苏酒是古人的习俗，除了有贺岁之意外，还与医疗保健有关。相传古代某地一座草庵中住着一位老汉，除夕之夜，他不辞辛苦挨家挨户给邻人们送来一包药，嘱咐人们将药投入井中，汲取井水和酒调服，来年可以免除疫病。草庵名叫"屠苏"，人们因此称这种药酒为屠苏酒（一说屠苏酒系华佗所创，见陈延之《小品方》）。这个习俗千百年流传了下来。王安石的《元日》诗，不过是反映了这个习俗。但是不可否认，他的这首著名诗篇，无疑提高了屠苏酒的知名度，进一步促进了这一有益健康的习俗的传播。时至今日，一般人了解这个古代

---

① （明）李时珍：《本草纲目》，人民卫生出版社2004年版，第1页。

② （明）江瓘著，苏礼等整理：《名医类案》，人民卫生出版社2005年版，第21页。

③ （宋）王安石著，刘振鹏主编：《王安石文集》，辽海出版社2010年版，第142页。

卫生习俗，大都还是从读王安石的《元日》诗开始的。

古人对菊花的药用价值认识很早，《神农本草经》就已经收载了这味药。但菊花受到人们的普遍重视和青睐，却是由于屈原和陶渊明这两位著名诗人的作品。屈原《离骚》写道："朝饮木兰之坠露兮，夕餐秋菊之落英。"①陶渊明《饮酒》云："采菊东篱下，悠然见南山。"②后人提到菊花，就会想起这两位著名的诗人和他们这些脍炙人口的诗句。虽然屈原、陶渊明的诗歌中没有直接写到菊花的药用价值，但他们对菊花的偏爱和赞赏，无疑极大地影响了国人对菊花的看法和感情，由此促进人们去研究、开发和利用它。人们用它来制作佳肴，酿制美酒，以养身滋体；用它来泡茶、入药，以防治疾病；甚至还把它装入袋中佩在身上，填进枕中枕在头上，作为保健的用具。菊花的药用价值被如此充分地开发利用，显然是与屈原、陶渊明诗歌的影响分不开的。

（二）古典文学影响中医著述的表现形式

古典文学影响了中医学著述的表现形式，这一点主要体现在中医药歌赋、医案，甚至一些纯理论的中医药著述亦具有文学性。

中医药歌赋，是用古典诗歌词赋等韵文形式写成的中医学著作。这类著作采用文学的形式来表达中医药内容，是中医学与古典文学结合的一种特殊产物。

从内容上分，古代中医药歌赋大致可以分成以下几类。

第一类是基础理论歌赋，包括藏象、经络、运气学说等内容的歌赋，例如清代陈梦雷等人编的《古今图书集成·医部全录》所收录的"五脏歌诀"，明代高武编纂的《针灸聚英》中的"奇经八脉歌""十二

---

① （宋）洪兴祖：《楚辞补注》，中华书局1983年版，第12页。
② 袁行霈：《陶渊明诗集笺注》，中华书局2011年版，第173页。

经脉歌"，明代刘纯编撰的《医经小学》中的"十五络脉歌"等，都属于这一类。歌诀将人体的15条络脉名称——唱来，虽然缺乏文学的形象生动性，但是方便入门者学习记忆，有利于临床应用，因此流行比较广泛。

第二类是诊法歌赋，内容包括舌诊、色诊、脉诊法等。这类歌赋中以脉诊歌赋最为常见，著名者如李时珍的《濒湖脉学》，用四言歌诀和七言歌诀两种形式，依照体状诗、相类诗、主病诗的次序，分别介绍了27种脉象的形状、部位、频率、节律特征变化和所主疾病等。如《七言脉诀·浮》中介绍浮脉的"相类诗"用木块漂浮水上的轻缓飘动感和手捻葱管的真实感触来比喻正常浮脉，特别是用"散似杨花无定踪"[①]描述散脉，既指出了散脉的特点，又具有诗歌韵味。

第三类是病证诊治歌赋。这类歌赋又可分为两种。一种是专门介绍某一类病证及其诊治方法的，例如清代吴谦等人所编的《医宗金鉴》一书中的"伤寒心法要诀"，专门介绍伤寒病的传经、脉证及治法等。另一种是以临床科目来分，内容涉及内、外、妇、儿、骨伤、五官各科，《医宗金鉴》中就有"杂病心法要诀""妇科心法要诀""眼科心法要诀"等，清代高思敬著有《外科三字经》，并附有"外科六气感证"七言体诗。

第四类是中药歌赋。这类著作通常以介绍药物的性味功用为主，较少涉及其他方面的知识，著名者如无名氏的《药性赋》和明代医家龚廷贤所撰的《药性歌括四百味》等。后者以四言体诗写成，介绍了400味常用中药，形式上别具一格，流传很广。

第五类是方剂歌赋（俗称汤头歌赋）。以介绍常用方剂的组成、主治、功用禁忌等为主要内容，最著名的如清代医家汪昂的《汤头歌诀》，

---

① （明）李时珍著，程宝书、王其芳译注：《濒湖脉学译注》，中医古籍出版社1988年版，第48页。

书中以七言歌诀的形式将中医常用方剂300余方归纳和概括为补益、发表、攻里、涌吐等20类，流传数百年历久不衰。如其中的发表之剂"小青龙汤"，药方组成含八味药之多。《汤头歌诀》将这冗长且无规律的药方概括为四句："小青龙汤治水气，喘咳呕哕渴利慰。姜桂麻黄芍药甘，细辛半夏兼五味。"①既指明药物配伍，又强调方剂功效，简要明了。

第六类是针灸歌赋，有专门介绍腧穴的穴名歌。其中，金代针灸学家窦杰的《标幽赋》是其中的名篇。标幽，是把针灸学中幽微、深奥的针灸理论通过歌赋的形式标而明之的意思。此赋虽非文赋，但具备了文赋"铺采摘文，体物写志"②的特点，文中按经络、候气、论针、取穴、标本论治、特定穴位、子午流注、补泻、治疗、禁针、禁灸等顺序论述了针灸之术的各个方面，后又引用李浩、秦越人、甄权、华佗、徐秋夫、王纂等名医针刺疗疾的典故抒发古时针灸医圣已远，当今针灸学逐渐衰落的感慨，并表明撰写此文的目的是希望对初学针灸的人有启蒙作用。无论从理论还是情感方面来看，《标幽赋》都是一篇兼具学术与艺术的针灸美文。

第七类是养生歌赋，介绍养生知识，如《孙思邈卫生歌》《保生铭》等。这类歌赋因为不是临床所需，因此流传不广，数量也较少。

从写作体裁上分，中医药歌赋又可分诗歌体、词体、赋体、三字经、弹词等。诗歌体占大多数，其中又可分为近体诗（五言七言律诗绝句）、古体诗及歌谣体。歌谣体句式灵活，不受格律限制，便于作者根据内容要求自由发挥，因此较为流行。

中医药歌赋采用韵文形式写作，句式整齐，多有押韵。由于受到所表达内容的限制，大多数中医药诗歌只能做到基本押韵，押韵而不一定

---

① 项长生主编：《汪昂医学全书》，中国中医药出版社2015年版，第470页。
② 周振甫等：《文心雕龙今译》，中华书局1986年版，第75页。

合辙，也无法符合平仄和骈对等格律上的要求。这一点是不能苛求的，因为它毕竟不是文学作品。实际上，一些流传较广、影响较大的中医药歌赋，都是既考虑到内容的实用性和科学性，又比较有文学色彩的，例如李时珍的《濒湖脉诀》、汪昂的《汤头歌诀》、陈念祖的《时方歌括》《金匮方歌括》、窦杰的《标幽赋》等都属于这一类。这些作者大多是儒生出身，有较高的文学素养，因此写作歌赋得心应手。汪昂曾批评李杲的"经络歌诀十二首"，说它"缀为七言，以便诵习……第其中词句音韵，未尽谐畅"（《经络歌诀小叙》）。[1]在《汤头诀序》中又说："旧本汤头歌诀，辞多鄙率，义弗该明。"[2]可见他并不因为这类著作是普及读物而放松了文学上的要求，而是力图将医药知识与文学形式更完美地结合起来。

中医的医案，也称病案，是中医临床实践的记录。受司马迁《史记·扁鹊仓公列传》中的"诊籍"及后代笔记小说创作手法的影响，中医医案一般是叙事性的，有比较完整的情节描写，基本上具备了叙事文学作品的特点。

首先，古代的中医医案具有故事性，有一定的情节和结构。如《洄溪医案》中的清代医家徐大椿治"外感停食"医案，记述徐大椿为一位七旬老人治疗外感停食症的经过。一般医生都认为老年人体弱，停食不能用消导之法来治疗。徐大椿一反常人的认识，大胆使用生大黄，结果很快就治愈了病人的疾病。这则医案明显地体现了古代中医医案的叙事性特征，与古代的笔记小说非常接近。

其次，古代中医医案以人物为中心，患者和医生（有时还包括旁人）始终活跃在医案之中。古代中医医案把疾病诊疗与具体的人物密切

---

① 项长生主编：《汪昂医学全书》，中国中医药出版社2015年版，第521页。

② 项长生主编：《汪昂医学全书》，中国中医药出版社2015年版，第461页。

联系在一起，通过人物的活动来反映疾病情况和诊疗过程，这一点与叙事文学以描写人物为中心是相同的。例如上面所引的徐大椿治"外感停食"的医案中，病人杨秀伦患病时厌食，闻到饭味都会呕吐，病情好转后他来到徐大椿的住所，正好遇到徐大椿准备用早餐，杨秀伦"自向碗内撮数粒嚼之，且曰：'何以不臭'"。①这些生动形象的描写甚至可以让我们如见其貌，如闻其声。

最后，古代中医医案不仅有事件的叙述，同时还有人物的语言、心理和其他一些细节的描写，有的描写还相当细腻，生动传神。例如"朱丹溪治痢"医案中写到病人病情加重时"私自虞，与二子诀。二子哭，道路相传谓予死矣"，形象地反映出病人的绝望心情。朱丹溪给叶仪用药后听到病人已死亡的传言只说一句："吁！此必传者之妄也。"②这句语言描写，充分表现出朱丹溪对治疗方案的自信与从容镇定的大医风度。正是由于古代中医医案以叙事为主，具有很强的可读性和趣味性，因此能够很容易地融合进小说作品中。古代长篇小说如《金瓶梅》《红楼梦》《醒世姻缘传》等都有许多医案，这些医案构成了小说的故事情节，十分自然。如果将西医或现代中医的病案写进小说，就无法获得这样的艺术效果。这从一个侧面反映古代中医医案具有一定的文学性。

在本草学著述和医学理论著述中，我们同样可以看到文学创作手法。最典型的是《本草纲目》与《黄帝内经》。

《本草纲目》是一部本草学著作，李时珍善于驾驭语言和运用文学表现手法，在"时珍曰""发明"和其他各项中撰述、引载时，于短小篇幅中，立论精辟，传述生动，字字珠玑，使得《本草纲目》比其他古代药物学著作显得更富有文学色彩和意趣。如该书卷十五"刘寄奴草"

①（清）徐大椿：《洄溪医案》，上海浦江教育出版社2013年版，第14页。

②（清）余震纂辑，苏礼等整理：《古今医案按》，人民卫生出版社2007年版，第96页。

条的"释名"①部分，李时珍引用了李延寿《南史》的一则神话故事，以说明"刘寄奴草"得名的由来。这则故事生动有趣，既说明了"刘寄奴"命名由来，又介绍了它具有治疗创伤出血的功用。

《本草纲目》除了大量采用神话故事、历史典故和民间传说来介绍药物知识以外，还征引了历代的许多诗赋。据统计，被征引诗赋的数量大约有两百多处，范围包括《诗经》《楚辞》和历代诗赋作品，其中，《诗经》被引用最多，有近百处。在历代被引诗赋中，亦不乏大家名篇。张籍、王维、刘禹锡之诗是唐代被引诗的突出代表。引用文学作品的本意虽在于提供药物的资料佐证，但客观上增强了《本草纲目》文字的典雅和形象性，为该书增添了文学情趣，使读者不仅可以从中获得丰富的医药知识，还能得到艺术上的美感。

《本草纲目》本身的语言也富有文学色彩。特别是描写、叙述性的语言，句式丰富、骈散相间、清新明丽、简洁隽永。例如卷十五在介绍"菊花"的生长特点和功用时写道：

> 菊春生夏茂，秋花冬实，备受四气，饱经露霜，叶枯不落，花槁不零，味兼甘苦，性禀平和……其苗可蔬，叶可啜，花可饵，根实可药，囊之可枕，酿之可饮。自本至末，罔不有功。宜乎前贤比之君子，神农列之上品，隐士采入酒斝，骚人餐其落英。②

这段文字采用了对偶、排比的句式，语言流畅自然、典雅隽永，具有诗一般的韵味，读后给人以十分美好的艺术享受。不知情的人，还以为它是出自某一咏物抒情散文名篇呢。

---

① （明）李时珍：《本草纲目》，人民卫生出版社2004年版，第959页。
② （明）李时珍：《本草纲目》，人民卫生出版社2004年版，第931页。

《黄帝内经》是我国现存最早的医学理论典籍。这部医学理论著述在论述抽象的医理时，也常采用比喻、比拟手法，使抽象的理论变得通俗形象，使一些本来难以言喻甚至有些神秘的诊治体验变成容易掌握操作的技术。据班兆贤先生统计，《内经》所使用的修辞手法有25种，分别为：比喻、比拟、借代、摹状、示现、对偶、排比、层递、反复、对照、联珠、合叙、错综、避复、回环、警策、夸张、引用、自释、讳饰、省略、设问、复用、举隅、互文。[①]正是如上诸种修辞手法的使用，在医学理论著作中塑造了生动的形象，使玄奥理论也具有诗性的节奏与韵律。如《灵枢·五味论》用"走"这一人和其他动物所特有的肢体动作，比拟"酸、咸、辛、苦、甘"[②]五味在人体各个部位的循行路线及影响，形象又明了。

此外，《内经》在阐述医理时还有生动的人物形象刻画。如《素问·阳明脉解》用"弃衣而走，登高而歌"，"不食数日，逾垣上屋"，"妄言骂詈，不避亲疏而歌"……[③]来描述足阳明经脉发生病变的病人形象，涉及言语、性格、行为、动作等方面的描绘，形象鲜明，富有特征，已俨然是文学作品中从外貌到心理的全方位人物刻画。

（三）古典文学增添医家文化素养

古代著名医家大致有两种出身：一种出身于医学世家，其家庭世代以医为业，本人耳濡目染，子承父志，成为世医。另一种是儒生出身，后由于种种原因涉足医学，或弃儒从医。自宋代范仲淹倡导"不为良相，当为良医"，及经过"庆历兴学"和"熙宁兴学"，随着官办医学教育的兴起与发展，医生地位得到明显提高后，文人改行为医的更多，形

---

① 班兆贤：《〈黄帝内经〉修辞研究》，中医古籍出版社2009年版，第5页。
② 姚春鹏校注：《黄帝内经》，中华书局2010年版，第1292页。
③ 姚春鹏校注：《黄帝内经》，中华书局2010年版，第271—272页。

成了所谓的"儒医"一类。这后一种人由于文化基础好，知识面广，因此成就一般比较高，特别是在医学理论方面更容易有成果。儒生出身的医家，除了专业知识外，多数人还能诗善文，有的甚至在文学上取得了相当大的成绩。例如东晋的葛洪，清代的傅山、薛雪等，不仅是一代名医，在文学史上也有一定的地位。只是因为医名较高，一般人不太注意他们的文学成就而已。

古代医家的文学活动以诗文创作为主，尤其是诗，儒生出身的医家，大多都会写一点，可以说是一种基本的素养，也是一种情趣。

魏晋南北朝时期，医文兼擅的医家有皇甫谧、葛洪和陶弘景三人。皇甫谧原是儒士，患风痹不愈，于是潜心钻研医学，撰有《针灸甲乙经》一书，总结晋代以前我国针灸学的成就，系统详细地阐述经络学说和针灸理论、方法。这本书是我国现存最早的针灸学专著，对针灸学的发展影响很大。但皇甫谧在魏晋时并不仅仅以医名世，《晋书》本传说他"所著诗赋诔颂论难甚多"，[①]可惜诗仅存《女怨诗》一首且不完整。他还撰有《帝王世纪》《高士传》《逸士传》《列女传》和《玄晏春秋》等文史著作，由此可见其文学功底之深厚。另外，他的学生挚虞，跟从他学习，不仅成为当时的名医，同时也有文名，曾将古代文章分类编集成《文章流别集》，又著有文学理论著作《文章流别志论》。

东晋葛洪是著名道教学者、医学家，亦是文学史上有一定地位和影响的人物。葛洪早年也是儒生，熟读经史百家著作。他以杂家身份旁骛医学，著有《玉函方》《肘后备急方》等书，对医学的发展影响很大。葛洪的文学成就，主要表现在小说创作和文学理论两方面。著有小说集《西京杂记》，书中记述西汉的遗闻逸事，颇有资料价值。此外，托名东汉班固的两部小说《汉武帝故事》和《汉武帝内传》，亦被认为系葛洪所

---

① （唐）房玄龄等：《晋书》，中华书局1974年版，第1409页。

撰。葛洪的文学主张对古代文学思想的发展有一定的影响。他的《抱朴子》"钧世""尚博"等篇都有丰富的文学理论论述，主张道德文章并重，推翻儒家德本文末的传统观念。对文学的发展，他持有进化的观念，反对贵古贱今，盲目崇拜古人，认为今文比古文进步，批驳崇古风气。

梁代陶弘景也是一位学识渊博的医学家，史称他"博通经史"，"读书万余卷"，[①]精通阴阳五行、山川地理、风角星算，又善琴棋，工诗文书画。除了《神农本草经集注》等重要的医药著作外，还有诗文传世，其中诗有6首，最著名的是那首答梁武帝萧衍诗："山中何所有？岭上多白云。只可自怡悦，不堪持寄君。"[②]诗歌蕴藉洒脱，志趣清逸。其散文如《答谢中书书》，借描绘景物寄寓淡泊疏空的情怀，也很有特色。

北宋的苏颂是著名的科学家，曾任校正医书官，校订编撰过《嘉祐本草》和《本草图经》。苏颂不仅在医药学方面有突出的成就和贡献，在文学领域尤其是诗歌领域也有相当成就。《四库全书总目提要》评价说："是其学本博洽，故发之于文，亦多清丽雄赡，卓然可为典则。"[③]现存《苏魏公文集》收录诗歌587首，其中多绝句、律诗。苏颂的诗歌情感真挚，语言清丽与悲壮并存，笔触朴实，极具现实主义的特征。

明代李时珍、江瓘均有很高的文学修养，李时珍已有前述，在此不赘。江瓘在其子应宿的辅助下著成我国第一部总结历代医案的医学名著——《名医类案》。江瓘一生虽不售于科场，但其在文学上亦有一定成就，《四库全书》收录其《江山人集》七卷，并于《总目提要》评论曰："是集凡诗五卷，文二卷，汪道昆为作'传'，称其少补诸生，以病谢举子业，专事吟咏。故其诗较胜于文，特稍嫌薄弱。别有《武夷游

---

① （唐）姚思廉：《梁书》，中华书局1973年版，第742页。

② （南朝·梁）陶弘景著，王京州校注：《陶弘景集校注》，上海古籍出版社2009年版，第35页。

③ （清）永瑢等：《四库全书总目》，中华书局2003年版，第1314页。

稿》《游金陵诗》二集，今皆未见。"①

清代在文学上有成就的医家不少，著名者如傅山、薛雪、徐大椿等，或在创作上独具特色，或在文学理论上有所建树，都为清代文坛增添了一抹色彩。如傅山擅长妇科和内科杂症的治疗，著有《辨证录》《石室秘录》等书，对临床医学有较大的影响。同时，傅山平生博通经史诸子之学，文章书画在当时都负有盛名，有文学作品集《霜红龛集》传世，是历代著名医家中作品保存较多较完整的一位。《清史稿·遗逸传》评论他的诗文说："初学昌黎，崛强自喜。后信笔抒写，俳调俗语，皆入笔端。"②清代葛虚存《清代名人轶事》评价他"诗文字画，皆有中气行乎其间"。③

古代医家从事过文学创作的人还有很多，翻开古代史书、方志和笔记，有关医家"工诗文""能诗"之类的记载随处可见，以上介绍的不过是几位成就较高者而已。

文学素养对医家的医学活动有一定的影响。在中国古代传统文化结构中，文史哲与各种自然科学知识不是割裂的，而是相互融合、一体共生的，因此一个人在自然科学技术方面的成就，往往与他对整个文化知识体系的了解和掌握程度密切相关。古代有的医家，并没有多少临床经验，但却能在医学上有所贡献，例如皇甫谧、葛洪就是典型的例子。这两个人都是由于学问渊博，旁涉医学而有所成，这说明整体文化素养对医学成就的重要作用。而在传统文化知识体系中，文学又占有相当重要的地位，是不可或缺的一个组成部分。文学素养高的医家，比起一般仅以医术为谋生手段的人情趣高雅，视野开阔，知识

---

① （清）永瑢等：《四库全书总目》，中华书局2003年版，第1605页。

② 赵尔巽等：《清史稿》，中华书局1977年版，第13856页。

③ （清）葛虚存原编，马蓉点校：《清代名人轶事》，书目文献出版社1994年版，第3页。

面广，也比较容易有成就。李时珍著《本草纲目》，参考了大量的书籍，旁征博引，不少资料都来自于文学作品。如果他没有丰富的文学知识，是不可能如此得心应手，取得如此巨大成就的。

文学素养对医家医学活动的影响，还表现在医家写作能力方面。文学素养高的医家，撰写医学论著时条理清晰、说理透彻、逻辑严密、语言生动，有的还富有文学色彩，如前述《本草纲目》，它的许多篇章不仅是优秀的科学论著，也是优美的风物小品，这也得益于李时珍深厚的文学功底。至于用文学形式写成的方药、针灸歌赋和叙事性的医案、具有随笔小品性质的医话等中医著述，它们的作者显然也都具有一定的文学素养。

三　古典文学与中医学相融的文化背景

（一）关心现实人生——文医共同的精神传统

古典文学与中医学都是传统文化的产物，它们在中国古代社会的土壤中生发起来，具有共同的精神传统。中国传统文化主要受占统治地位的儒家思想的影响。儒家思想有两个重要的内容：一是重视现实，关注社会人生。与道家、佛教对现实采取出世的消极态度不同，儒家对现实采取的是一种积极入世的态度。尽管儒家并不否认天命鬼神的存在，但对它们"敬而远之"，而主张积极介入现实生活，将人的理性心智用于社会人生，在现实生活中追求人生价值的实现。二是提倡仁道。儒家主张"仁者爱人"，宣扬古代圣贤的"仁政"，反对"苛政"，孟子还进一步提出了"民为贵"的民本思想。与重视仁道的思想伴行，儒家把经世济民、兼善天下作为人生的理想追求，无论读书取仕，还是从事其他实用的技艺，都把它们看作体现仁道的手段和实现济民利天下的途径。

在儒家思想的影响下，古典文学和中医学都形成了关注现实人生的优良传统。古代的文学理论家们大都十分重视文学，强调文学的社会作用，尤其是它的教育作用。他们提出文学创作应该"经世致用""补察得失""有益教化"，反对形式主义的无用之文。同时还大力提倡文学作品应关注现实，反映现实生活。孔子指出："诗可以兴，可以观，可以群，可以怨。"（《论语·阳货》）①他的这段话不仅较全面地阐述了文学的社会作用，同时还反映了文学应该真实具体地表现现实生活的思想。后代的文论家们又进一步指出，文学应该干预现实生活，通过"美"与"刺"即歌颂与暴露的方法，来达到"劝善惩恶""救世劝俗"的目的。例如东汉郑玄说："诗者，弦歌讽谕之声也……故作诗者以诵其美而讥其过。"②唐代柳宗元指出："文之用，辞令褒贬，导扬讽谕而已。"（《大理评事杨君文集后序》）③白居易更进一步举起了现实主义的鲜明旗帜。他认为"惩劝善恶之柄，执于文士褒贬之际焉；补察得失之端，操于诗人美刺之间焉。"（《策林》六十八《议文章碑碣词赋》）④因此，文学家应该积极真实地描写现实生活。他明确提出"文章合为时而著，歌诗合为事而作"（《与元九书》），主张用文学作品来"补察时政"，"泄导人情"，为现实服务。⑤由于在封建专制制度下，统治者残酷剥削压迫劳动人民，黑暗腐朽的事物大量存在，因此白居易特别强调文学在反映现实生活时，必揭露社会黑暗，批判时政弊病："不务文字奇，唯歌生民病"（《寄唐生诗》），⑥大力反映人民生活的疾苦，以便"救济人病，裨补时

---

① 杨伯峻译注：《论语译注》，中华书局2004年年版，第185页。

② （汉）毛亨传，（汉）郑玄笺，（唐）孔颖达疏，龚抗云等整理：《毛诗正义》，北京大学出版社1999年版，第5页。

③ （清）董诰等编：《全唐文》，上海古籍出版社1990年版，第2583页。

④ （清）董诰等编：《全唐文》，上海古籍出版社1990年版，第3036页。

⑤ （清）董诰等编：《全唐文》，上海古籍出版社1990年版，第3052页。

⑥ （清）彭定求等编纂，中华书局编辑部点校：《全唐诗》，中华书局2013年版，第4675页。

阙"。①在古代现实主义文学理论的影响下，古典文学形成了以反映现实生活为主流的趋势。有不少作家更是把揭露时病，反映人民疾苦，作为自己的主要创作内容。

从文学史的发展来看，古典文学从一开始就把眼光投向了社会人生。在最早的诗集《诗经》中，就已经出现了大量反映现实生活的作品，特别是其中的民歌"国风"部分，更有许多现实主义的优秀篇章。像《硕鼠》《七月》等诗篇，揭露了统治阶级的残酷剥削，讽刺了贵族的荒淫无耻生活，反映了下层人民的痛苦和不幸。汉代乐府民歌和古诗中，也有不少作品如《十五从军征》《孤儿行》《妇病行》《孔雀东南飞》等，或是描写劳动者的生活，或是表现战争给人民带来的灾难，或是反映妇女的悲惨命运。东汉末年的建安文学，则集中反映了当时社会动乱给人民造成的流离失所的痛苦，体现了时人要求国家统一的强烈愿望。到唐代，更涌现出以杜甫、白居易为代表的一批现实主义诗人。他们富有强烈的社会使命感和人道主义精神，面对现实，深入生活，关心同情广大人民。他们的诗歌作品充满了丰富的社会生活内容，提出了许多严重的社会问题，表达了人民的愿望和呼声。杜甫的"三吏"、"三别"、《兵车行》和《自京赴奉先县咏怀五百字》等作品，展现了安史之乱前后的社会面貌，反映了人民的离乱之苦，被称为"诗史"。白居易的《秦中吟》《新乐府》中的许多诗篇，尖锐地揭发当时政治社会的黑暗现象，表现劳动人民的痛苦呻吟呼声，成为文学史上的不朽篇章。此外像元稹、张籍等诗人，都写出了许多现实主义的诗歌。以元代关汉卿的杂剧《窦娥冤》，王实甫的《西厢记》和明清时期的《红楼梦》《水浒传》《儒林外史》为代表的一批优秀的戏曲、小说作品，更加广泛全面地揭示了封建社会的现实和腐朽的本质。古典

---

① （清）董诰等编：《全唐文》，上海古籍出版社1990年版，第3052页。

文学史上的现实主义作品，形成了一种关注社会现实人生的精神传统。

古代中医同样具有关注现实人生的优良传统。中医学是一门对社会人生都十分有用、不可或缺的科学技术。它可以用来治病救人，使人们解除肉体乃至精神上的痛苦，获得健康和长寿，享受生命的欢乐，因此受到人们普遍的重视。唐代医家王冰说："释缚脱艰，全真导气，拯黎元于仁寿，济羸劣以获安者，非三圣道，则不能致之矣。"[①]所谓"三圣道"，即指中医学。元代吴海在《赠医师郭徽言序》中说："举天下之术，利惠足以及人，溥而不穷者，惟医为然。"[②]古人不仅把医学看作一门最有实用价值的知识和技术，有的人甚至更进一步把它看作可以辅助政治、促进社会安定祥和的手段。清代姚鼐就说："夫医小道……其极至于使人无疵疠夭札之伤而群生乐育，导天和，安民命，至治之隆有赖焉。"（《医方捷诀序》）[③]清代医家赵濂在《医门补要自序》中也说："大则体国经野，泽被下民而靡穷；小则拯急恤灾，征诸日用而最切，盖莫近乎医。"[④]正因为医学有如此重要的作用，能帮助人民解除病痛不幸，符合儒家的仁道思想，因此古人又把医术称为"仁术"，把医学称为"仁学"。例如明代医家黄瑮就说过："医，仁术也。苟精之，亦足以济人。"[⑤]历代许多医家都把学医行医看作实践儒家仁道思想和实现其经世济民理想抱负的途径，即所谓的"悬壶济世"。例如元代著名医家朱震亨弃举子业而学医，就是为了"精一艺，以推己及物之仁"[⑥]。明清著名医家张介宾、李时珍、喻昌等人弃儒从医，也都是因为认为行医、研

---

① 姚春鹏校注：《黄帝内经》，中华书局2010年版，第1页。

② （元）吴海：《吴朝宗先生闻过斋集》，中华书局1985年版，第7页。

③ （清）姚鼐：《惜抱轩文集》卷3，上海中华书局据原刻本校刊四部备要本，第9页a。

④ （清）赵濂，职延广点校：《医门补要》，人民卫生出版社1994年版，第5页。

⑤ （清）陈梦雷等编：《古今图书集成医部全录》，人民卫生出版社1991年版，第277页。

⑥ （元）戴良：《九灵山房集》，中华书局1985年版，第70页。

究医学可以实现他们济民利天下的理想。

古代文学家关注的是社会的弊病、民生的疾苦。他们利用文学作品揭露黑暗和腐朽的现实，以期引起疗救的注意，用文学作品反映人民的愿望和呼声，表达对劳动人民的同情。而医学家们用另一种形式来表达对现实人生的关怀。他们关心人们的身心疾病及由此带来的痛苦和不幸，同情患者特别是那些孤苦无援的病者。张仲景早就指出，一个人有了医术可以"救贫贱之厄"①，即帮助贫苦和社会地位低下的人们摆脱病痛。皇甫谧强调，一个人不学医，即使有"慈惠之性"，但在"赤子涂地"时也"无以济之"。②孙思邈在《大医精诚》一文中提出：医生对于病人不论贫富贵贱、老幼亲疏，都应该"先发大慈恻隐之心，誓愿普救含灵之苦"，"见彼苦恼，若己有之"，把病人的痛苦当作是自己的痛苦一样，"一心赴救"，不辞劳苦，不计名誉，不图钱财。他还要求医生必须设身处地为病人着想，甚至"不得以彼富贵，处以珍贵之药，令彼难求"，充分表现出人道主义的精神。③明代医家龚信和他的儿子龚廷贤在谈到良医的标准和要求时，都把"心存仁义""惟期博济"④放在首要的位置。

历代医家在医疗实践中，也充分展现了"仁道"和济民的精神。远古时期，有"神农尝百草，一日而遇七十毒"的传说。神农虽然只是神话传说中的人物，但他那种为了寻找治病救人的药物不惜以生命尝试的行为，集中反映了中医的献身精神和济民的理想。春秋时期的名医扁鹊行游各诸侯国，每到一地，都根据当地的民众需要来决定自己行医的内

---

① （东汉）张仲景：《桂林古本伤寒杂病论》，中国中医药出版社2014年版，第5页。

② （明）张景岳，范志霞校注：《类经》，中国医药科技出版社2011年版，第14页。

③ （唐）孙思邈，苏礼等校释：《备急千金要方校释》，人民卫生出版社1998年版，第2页。

④ （明）龚信纂辑，达美君等校注：《古今医鉴》，中国中医药出版社2007年版，第487页。

容，"随俗为变"①，急病人之所急。北宋医家唐慎微医术高明，治病"百不失一"，凡是病家来请，"不以贵贱，有所召必往"，治好病"不取一钱"，只要求病人将他们所知道的"名方秘录"告诉他，以便收集更多的方药来完善自己的医术，提高疗效。他所编撰的著名医学著作《经史证类备急本草》中的许多单方验方就是由此收集而来的。②元代医家朱震亨一心为病人，"四方以疾迎候者无虚日"，他"无不即往，虽雨雪载途，亦不为止……其困厄无告者，不待其招，注药往起之，虽百里之远弗惮也"。③

从关心民众疾苦的人道精神出发，古代有的医家还更进一步指出，除了帮助病人解除病痛以外，还应尽力在生活上救助贫者，帮助改善他们的生活处境，把医生的同情心延伸到医疗的范围以外。例如明代医家陈实功在《外科正宗·医家五戒十要》一中指出：对于贫穷和地位低的人们"凡来看病，不可要他药钱，只当奉药，再遇贫难者，当量力微赠，方为仁术。不然有药而无火食者，命亦难保也"。④据《神仙传》一书记载：东汉医家董奉隐居庐山，为人治病不取报酬，救活了无数病人。"重病愈者，使栽杏五株，如此数年，得十万余株，郁然成林"，⑤杏子成熟后，他用杏子换来粮食，接济穷人和缺乏盘缠的过往行人。此事千百年来被人们传为美谈，"杏林"也因此成了中医的代称。董奉的行为不仅是良好医德的表现，同时也集中反映了古代医家关心民生疾苦的思想。古代具有这种思想行为的医家很多，例如北宋医家庞安时为人治病不仅不受谢，贫病者上门求医时，他还专门辟出房舍收治，无偿施

---

① （汉）司马迁：《史记》，中华书局2005年版，第2149页。

② （宋）唐慎微：《重修政和经史政类备用本草》人民卫生出版社1982年版，第2285—2292页。

③ （元）朱震亨：《丹溪心法》，中国书店1986版，第425页。

④ （明）陈实功，胡晓峰整理：《外科正宗》，人民卫生出版社2007年版，第336页。

⑤ （晋）葛洪，胡守为校释：《神仙传校释》，中华书局2010年版，第333页。

予药物，并"亲视餰粥药物，必愈而后遣"。[①]元代儿科医生曾世荣医术专精，"未尝以病家之贵贱贫富异其心。或遇窘乏太甚之家，亦随力捐资，济其饘粥，以故全活者众"。[②]他们的行为已经远远超过了一般医德的要求。

古典文学与中医学的这种关心现实人生的精神，既是中华民族优秀的思想和道德传统的体现，也对中华民族的精神文明进步产生了积极的影响，是古代传统文化中一笔宝贵的精神财富。

（二）形象思维——文医共同的思维方式

形象思维是人类思维活动的一种方式。人们对客观事物的认识一般要经历两个阶段，即感性认识阶段和理性认识阶段。在感性认识阶段，人们通过感觉、知觉来认识客观现象。从感性认识进一步上升到理性认识，人们才能掌握事物的客观规律和本质。理性认识的思维方式又可以分为两种，一种是抽象思维，它在感性认识的基础上，运用抽象的概念、判断、推理等来进行思维。另一种就是形象思维。形象思维也是理性的思维活动，同样可以达到认识和把握事物规律和本质的目的。但是与抽象思维不同，形象思维不是运用概念、判断、推理来思维，而是运用具体生动的感性形象来进行思维，在整个思维过程中始终伴随着感性形象的活动和想象。

一般说来，人类思维的发展，总是形象思维先于抽象思维。原始人类在认识周围的客观世界时，是离不开具体事物的。他们的思维表现为以直观性、形象性为主要特征的原始形象思维。抽象思维是在原始形象思维的基础上发展而来的，这使人类的思维产生了质的飞跃。而与此同

---

① （元）脱脱等：《宋史》，中华书局1985年版，第13520页。
② （元）曾世荣，田代华整理：《活幼心书》，人民卫生出版社2006年版，第15页。

时，原始的形象思维方式经过不断进步，也推进到了一个新的阶段，演变为与抽象思维并存的另一种理性思维方式。

文学艺术创作过程中运用的思维方式，主要是形象思维。文学艺术家在构思和创作作品时，头脑中始终不脱离感性的个别的具体的形象。这些形象不断地在他们的脑海中活动，经过艺术加工创造，孕育成生动完整的艺术形象。他们就是通过这些形象思维的产物，来反映客观世界，帮助人们认识事物的本质。文学创作离不开形象思维的艺术创造。"两个黄鹂鸣翠柳，一行白鹭上青天。窗含西岭千秋雪，门泊东吴万里船"，①这是杜甫的一首脍炙人口的诗篇，诗歌表达的是安史之乱后诗人到成都草堂时欢快开朗的心情。这种内心的感受不是用抽象的议论说出来的，而是寄寓于形象的图景之中：翠绿的柳枝上黄鹂在欢快地鸣唱，蓝天下飞翔着一队自由的白鹭，远处西山上可以看得见皑皑的积雪，门前静静地停泊着万里航船。这些生动的景物活跃在诗人的脑海中，逐渐构成了一幅色彩斑斓、生机勃勃的生动画面，与诗人当时的内心情感相融合，诗人通过这幅画面表达了他的内心活动。形象生动的古典文学作品，无论是诗词、散文，还是戏曲、小说，都是形象思维的产物。

古代文学家不仅在创作中运用形象思维，他们也对这一思维方式的特点和规律做了一些有益的探讨。晋代陆机的《文赋》就对艺术构思过程中形象思维的生动表现做过形象的描绘。他在谈到文学家进行艺术想象时写道："精骛八极，心游万仞"，"浮天渊以安流，濯下泉而潜浸"，"观古今于须臾，抚四海于一瞬"，意思是说文学家由于受到外界客观事物的感染，激发起创作的冲动，由此驰骋想象，使神思运行于天地古今之间。他又进一步指出，文学家在构思作品的过程中，"情瞳昽而弥

---

① （清）彭定求等编纂，中华书局编辑部点校：《全唐诗》，中华书局2013年版，第2487页。

鲜，物昭晰而互进"，内心的情思与外界的物象逐渐清晰，并互相促进和融合，从而达到"笼天地于形内，挫万物于笔端"，[①]把天地万物化为笔下的艺术形象。梁代刘勰的《文心雕龙》指出，文学家在创作中总是"神与物游"[②]，意即思维总是伴随着具体的物象。他还提出文学创作必须"拟容取心"，[③]即将思想感情寄寓于形象之中。陆机、刘勰的论述都接触到了形象思维的某些特征和规律。梁代钟嵘《诗品序》提出"因物喻志"，[④]唐代司空图《与王驾评诗书》说"长于思与境偕，乃诗家之所尚"，[⑤]也都是说明文学家创作时思想感情必与形象融合起来。我国古代诗词创作中最常用的手法就是"托物言志""借景抒情"。

一般情况下，形象思维主要用于文学艺术创作，而科学研究的思维方式主要是抽象思维。科学家通常都是运用定义严格的概念来对事物进行分析、判断、论证。虽然他们有时也借助想象等形象的方法，但这只是辅助手段而已。然而产生于古代的中医学，却与现代自然科学不同，它的思维方式带有强烈的形象思维色彩，具备了形象思维的主要特征。

形象思维最主要的特征，就是在整个思维过程中始终不脱离具体的感性的形象。中医无论是在把握医学对象的本质、认识人体的生理病理变化状况，还是在概括疾病的诊治规律时，大多是从感性的形象出发来进行思维，而很少从概念出发。举例来说，中医对于人的生命发展变化规律的认识，就是通过对人的生长发育过程中的表现，在思维中形成了一幅关于人的一生活生生的形象图景，然后再用形象化的语言描述出来，而不是归纳概括为抽象的概念和判断。《素问·上古天真论》描述女性的生命发展变化是："七岁肾气盛，齿更发长；二七天癸至，任

---

① （晋）陆机著，杨明校笺：《陆机集校笺》，上海古籍出版社2016年版，第7—8页。
② 周振甫等：《文心雕龙今译》，中华书局1986年版，第246页。
③ 周振甫等：《文心雕龙今译》，中华书局1986年版，第325页。
④ （南朝·梁）钟嵘，曹旭整理集评：《诗品》，上海古籍出版社2007年版，第2页。
⑤ （宋）计有功辑：《唐诗纪事》，上海古籍出版社2013年版，第945页。

脉通，太冲脉盛，月事以时下，故有子；三七肾气平均，故真牙生而长极……"在描述男性的生命发展变化时则这样写道："丈夫八岁肾气实，发长齿更；二八肾气盛，天癸至，精气溢泻，阴阳和，故能有子；三八肾气平均，筋骨劲强，故真牙生而长极……"[①]通过对人体不同年龄阶段的生理现象做形象的描述，来阐明人的生命规律。再比如关于人的脉象，虽然中医也把它们归纳为若干种类，有的也用概念的形式固定了下来，如"数""大""细"等。但在大多数情况下，中医对脉象仍旧是用形象的方法来认识和把握的，例如《素问·平人气象论》在论述人的五脏的平脉、病脉和死脉时，就是采用形象思维的方式，把脉寄寓于具体的形象之中，文中是这样描述脾的平脉、病脉和死脉的："平脾脉来，和柔相离，如鸡践地，曰脾平，长夏以胃气为本；病脾脉来，实而盈数，如鸡举足，曰脾病；死脾脉来，锐坚如鸟之喙，如鸟之距，如屋之漏，如水之流，曰脾死。"[②]正常的脾脉，和柔相济，就像鸡足落地一样和缓；有病的脾脉，充盈而频数，就像鸡举足一样急疾；脾的死脉，呈坚硬锐利之状，就像乌鸦的嘴、鸟的爪子一样，又像屋漏一样点滴不断，像水流一样去而不返。在写这段话的医家的头脑中，脾脉的不同表现是与具体的物象密切联系在一起的。

中医思维中像这样寄寓于形象的例子可以说是比比皆是。中医理论很少有抽象的论述，它对事物特点、规律的把握，大多寓于物象的描述之中。人们把这种现象称之为"取象比类"。所谓"取象比类"，绝不能仅仅理解为只是语言修辞上简单的类比，同时也是指中医在思维过程中始终伴随具体的形象。中医的理论大多只是回答是什么、怎么样的问题，而很少讲到为什么会这样，这也是因为它的思维主要依靠形象而不

---

① 姚春鹏校注：《黄帝内经》，中华书局2010年版，第20—22页。
② 姚春鹏校注：《黄帝内经》，中华书局2010年版，第173页。

是依据抽象概念来进行逻辑推论。

　　形象思维的另一个重要特征是离不开想象。想象是人类"伟大的天赋",人类如果没有想象力是不可思议的。文学艺术创作离不开想象,科学研究同样也需要有丰富的想象。爱因斯坦说过:"想象力是科学研究中的实在因素。"①许多科学的假说、预见,开始只是一种想象,然后通过实践的验证才成为科学公理。当然,在现代科学中,想象只是抽象思维中的一个辅助因素,它毕竟不能代替事实和严谨的逻辑推理。但是在形象思维过程中,想象却是贯穿于始终的重要因素。中医的思维,也运用了大量的想象。由于古代技术不发达,加上一些观念的限制,中医要了解人体内部的构造和组织器官的功能活动情况,无法通过实体解剖和其他实验手段来实现,因此就借助了想象,根据人体活动表现在外部的一些现象,来想象体内的情况。比如人们看到火燃烧时呈红色,因此根据面色红赤,舌质红、咽红肿或创口红肿等想象病人体内有火热。又比如针刺某个穴位时,人体的一定区域内会产生酸麻胀痛等感觉,中医据此想象穴位之间有气在流动,叫"经气";又根据这些"经气"流动的走向,想象出经络的循行路线。中医对于药物作用的认识,很多也是想象的结果,例如人们吃了山楂后,肠胃饮食容易消化了,进而想象山楂在体内能够化解食物,有消食作用,将它用于治疗食滞,反复的实践证明了最初的想象是有道理的。中医把这种想象的思维过程称为"司外揣内",即通过表现于人体外部的现象,来揣摸体内的生理病理情况。想象常常与联想密切联系。想象与联想的结合,使中医能将分散的、零碎的现象组合成整体的形象,从宏观上来把握医学对象。中医整体观、五行学说等理论,都包含了想象与联想的成分。

---

　　① [美]爱因斯坦:《爱因斯坦文集》,许良英等编译,商务印书馆2017年版,第409页。

中医思维模式之所以会以形象思维为主，主要原因是受到古代自然哲学的影响。中医的理论有许多直接导源于古代的自然哲学，而古代自然哲学在认识客观世界时，主要是采用形象思维的方式，《周易》的不少内容就是形象思维的产物。古代的哲学不擅于抽象的思辨，而是常常将抽象的哲理寓于具体的物象之中。

此外，民族心理、传统观念习俗等，对中医形成以形象思维为主的思维模式也有一定的影响。例如儒家强调孝道，认为"身体发肤，受之父母，不敢毁伤"（《孝经》），[①]身不全是不孝的表现。在这种传统观念的影响下，古代中医基本不可能进行人体的实体解剖，因此要了解体内的构造，只能主要依靠想象来推测。

有的学者提出，古典文学对中医的形象思维也有影响，理由是文学在古代文化中比重最大，占主导地位，加上文学家从医的很多，主体的渗透把文学的形象思维方式带入了中医学。应该说，这两种情况尤其是后者对中医形象思维或多或少有影响，虽然它们不是中医形成形象思维的直接原因和主要原因。

（三）"气"的理论——文医共同的哲学基础

三国时期魏国文学家曹丕在他的文学理论著作《典论·论文》中第一次提出了"文气"的概念，他说："文以气为主，气之清浊有体，不可力强而致。"[②]从此，"气"成了古代文学理论中的一个重要命题。而自从《黄帝内经》以来，"气"也一直是中医学上的一个重要概念。古代文学理论中的"气"和中医学上所讲的"气"，从本源上来说，都源

---

① （唐）李隆基注，（宋）邢昺疏，金良年整理：《孝经注疏》，上海古籍出版社2009年版，第4页。

② （清）严可均辑：《全上古三代秦汉三国六朝文》，中华书局1958年版，第1098页。

自古代哲学，二者有联系，而前者又受到了后者的某些影响和启示。

中国古代哲学很早就出现了"气"的概念。无论是儒家、道家还是阴阳等哲学流派，都曾对"气"的本质和特性进行过探讨论述，可以说"气"的观念和思想是中华民族所共有的。概括起来，中国古代哲学认为"气"是一种无形无象、无所不在、充盈宇宙、具有生命力的细微物质。世间万物都是由连续不断运动着的"气"构成的。《易·系辞》说"精气为物"[①]，又说"天地氤氲，万物化醇"[②]。因此"气"是构成世界的基本物质。

"气"除了作为一种物质存在以外，还是生命的基始，万物生机活力的本源，《淮南子·原道训》说："气者，生之元也。"[③]气是生命的本源，因此"有气则生，无气则死，生者以其气"（《管子·枢言》）。[④]这一点很重要，它对文学理论的"文气"说和中医的"气"的理论影响很大。

作为万物之灵的人，也是自然的产物，因此与万物一样，也是由"气"构成的，人体内充满了"气"。《管子·心术下》谓"气者，身之充也"，[⑤]《孟子·公孙丑上》说"气，体之充也"，[⑥]都说明了这一点。另一方面，人体的生命机能，也是靠"气"来维持和推动的。《庄子·知北游》："人之生，气之聚也。聚则为生，散则为死。"[⑦]人的生死就是"气"运动变化的结果。东汉王充总结了古代哲学中有关人的"气"自

---

① （三国魏）王弼注，（唐）孔颖达疏，李申，卢光明整理：《周易正义》，北京大学出版社1999年版，第267页。

② （三国魏）王弼注，（唐）孔颖达疏，李申，卢光明整理：《周易正义》，北京大学出版社1999年版，第310页。

③ 何宁撰释：《淮南子集释》，中华书局1998年版，第82页。

④ 黎翔凤校注，梁运华整理：《管子校注》，中华书局2004年版，第241页。

⑤ 黎翔凤校注，梁运华整理：《管子校注》，中华书局2004年版，第778页。

⑥ （清）焦循撰，沈文倬点校：《孟子正义》，中华书局1987年版，第196页。

⑦ （清）王先谦、刘武撰，沈啸寰点校：《庄子集解·庄子集解内篇补正》，中华书局2012年版，第226页。

然论观点，他说："人禀气于天，各受寿夭之命，以立长短之形。"① 又说："人之所以生者，精气也。死而精气灭。能为精气者，血脉也。人死血脉竭，竭而精气灭，灭而形体朽。"（《论衡·论死篇》）② 对人体及其生命机能与"气"的关系，以及人体"气"的来源做了较科学全面的论述。

中医理论的许多概念直接来自于古代哲学，"气"的概念就是其中之一。早在春秋时期，中医学已经有了关于"气"的论述，《左传·昭公元年》有两段记载，都从医学角度谈到了"气"。晋平公大病不起，子产针对晋平公的病况，提出了人必须"节宣其气，勿使有所壅闭湫底"；③ 秦国著名医生医和分析晋平公的病因时，则提出了天之六气太过会致病的观点。在《黄帝内经》中，更广泛涉及了"气"，用"气"的理论来解释人体的一系列生理病理现象。《黄帝内经》中有关人体及其生命机能与"气"的关系的论述，与先秦哲学中的有关论述基本一致。但由于这部书着重在探讨人的生理病理，因此它对"气"与人体生命机能的关系做了更深入的探讨，例如《素问·六节藏象论》就说："天食人以五气，地食人以五味。五气入鼻，藏于心肺，上使五色修明，音声能彰。五味入口，藏于肠胃。味有所生，以养五气。气和而生，津液相成，神乃自生。"④ 这是说人的生命机能，一方面要靠天然的"五气"，另一方面要依赖饮食之气的营养。后代医家进一步发挥，提出人体之气是由先天的精气、呼吸自然之气和摄取水谷精微之气共同构成的。"气"在人体内有多种功能。人体有了充足的"气"，各个器官组织才能正常运动，发挥功能，人才能健康长寿。否则，就会得病，甚至死亡。

---

① （东汉）王充：《论衡》，上海人民出版社1974年版，第21页。
② （东汉）王充：《论衡》，上海人民出版社1974年版，第315页。
③ 杨伯峻编著：《春秋左传注》，中华书局2009年版，第1220页。
④ 姚春鹏校注：《黄帝内经》，中华书局2010年版，第98页。

　　"气"是人体及其生命机能的物质源泉。人的生命活动不仅仅是生理的活动，还有精神活动的一面。这种精神活动靠什么来维持和推动呢？合理的解释当然也只能是"气"。因此王充说："精神本以血气为主，血气常附形体。"（《论衡·论死篇》）①中医学上也是这样来解释人的精神活动的，《素问·生气通天论》就说："阳气者，精则养神。"②意思是说阳气能化生精微物质，来养护人的精神。《灵枢·小针解》也说："神者，正气也。"③后代还有人进一步提出"气主神明"之说。由此可见，古人认为人的精神活动与身体器官组织的活动一样，也是"气"的作用，"气"是决定人的精神思维、意识情感的物质基础。这种解释不仅符合唯物论的观点，同时也为"气"由物质命题进入精神命题提供了依据。运用维持、推动精神活动的"气"的概念，可以解释许多看起来深奥神秘的现象和道理，包括文学创作在内。文学创作是一项精神活动，它的动力源泉当然与其他精神活动一样只能是"气"，而作为这种精神活动的产物——文学作品，当然也包含着"气"。因此文论家们很自然地就把"气"由古代哲学、医学领域引入了文学领域。可以说，魏晋时期形成的"文气"说，主要来源是古代哲学，但也受到了中医有关"气"的学说的某些影响和启示。

　　从文学创作实践可以看出"气"的作用。作家从捕捉灵感，产生创作激情，到进入艺术构思，选择适当的语言和手法来塑造形象，表达思想感情，这一过程是一个复杂的精神活动过程。正如《文心雕龙·养气篇》所说的"心虑言辞，神之用也"。④从中医的观点看，一个人必须"气"充盛健旺，才能有强健的身体和充沛旺盛的精力，所谓"气旺神

---

① （东汉）王充：《论衡》，上海人民出版社1974年版，第317页。
② 姚春鹏校注：《黄帝内经》，中华书局2010年版，第38页。
③ 姚春鹏校注：《黄帝内经》，中华书局2010年版，第879页。
④ 周振甫等：《文心雕龙今译》，中华书局1986年版，第367页。

明"就是这个道理。有了这个物质性的基础，才有丰沛的创作激情，才能运用丰富的想象力，驾驭多彩的语言，构思创作出优秀的作品来。不能设想一个脑髓枯竭、神疲气怠的人，能够写出想象奇妙、激动人心的作品来。明代彭时说："天地以精英之气赋于人，而人钟是气也，养之全，充之盛，至于彪炳闳肆而不可遏，往往因感而发，以宣造化之机，述人情物理之宜……而文章兴焉。"(《文章辨体序》)。① 彭时的这番话把创作动因完全归于"气"的作用，当然不够全面，但是他说明了人体之气与文学创作这项精神活动有密切联系。由此可见，用"气"来解释文学创作中的一些现象，是有医学科学依据的。

中医学用"气"来说明人体生理病理的存在变化，古代文学理论则是用"气"来解释文学创作中的一些现象，两者所论述的对象不同，但在许多方面道理是相通的。

古代文学理论中有关"气"的论述很多，各家对"气"这一概念的解释和运用也不尽相同，但有一点则是比较一致的，即都强调"气"在诗文中的主导地位和作用。曹丕提出"文以气为主"，大多数文论家都赞同他的这个看法，并不断地加以补充和发挥，例如清代钱泳在《履园谭诗》一书中说，"诗文家俱有三足，言理足，意足，气足也……气足则生动。理与意皆辅气而行，故尤必以气为主，有气则生，无气则死"，② 把"气"看作作品的生命。唐代韩愈和刘禹锡则对"气"与文学语言、文学作品之间的关系有生动具体的描述。韩愈把"气"与文学语言的关系比作水与浮物，"气"可以浮载文学语言。③ 刘禹锡指出，"气为干，文为支"(《答柳子厚书》)④，把"气"比为树的主干，而文则是附生于

---

① (明)吴讷著，凌郁之疏证：《文章辨体序题疏证》，人民文学出版社2016年版，第1页。

② (清)钱泳撰，孟裴校点：《履园丛话》，上海古籍出版社2012年版，第137页。

③ (清)董诰等编：《全唐文》，上海古籍出版社1990年版，第2475页。

④ (清)董诰等编：《全唐文》，上海古籍出版社1990年版，第2702页。

其上的枝叶。他们都认为"气"在文学作品中占主导地位，起着关键作用。中医学也认为"气"既构成人体，又主宰着人的生命。"人以气得生"，气存则人存，气绝则人亡。从病理上说，"气"也起着关键的作用，"百病生于气也"（《素问·举痛论》），[①]"血气不和，百病乃变化而生"（《素问·调经论》），[②]因此中医有"行医不识气，治病从何据"[③]的说法，可见中医学也十分强调"气"在人体中的主导地位和作用。

"气"既然在文学作品中占主导地位，有没有"气"，以及"气"的状况如何，就成为古代文论家衡量作品优劣成败的重要标准和尺度。例如，清代归庄《玉山诗集序》就说："余尝论诗，气、格、声、华，四者缺一不可。譬之于人，气犹人之气，人所赖以生者也。一肢不贯，则成死肌；全体不贯，形神离矣……近世作诗者日多，诗之为途益杂……视其气，有尪羸欲绝，有结轖臃肿，不仁如行尸者。使人而如此，尚得谓之人乎哉！"[④]他把"气"的通贯与否作为诗作好坏的标准，形象地指出有的人作诗"气"不足或"气"不畅达，就像气衰气弱或气凝气滞的病人一样，不成模样。这是从整体上来说的。具体落实到评论某个作家或某篇作品，古代文论家也常以"气"为标准尺度，例如"杜子美（杜甫）诗专以气胜"；[⑤]"孟郊之诗，憔悴枯槁，其气局促不伸"[⑥]等。

古代文学理论中所讲的"气"从本质上说是指体现在文学作品中的一种内在的生机和活力、一种艺术的生命力。明代方东树《昭昧詹言》说："诗文者，生气也。若满纸如剪彩雕刻无生气，乃应试馆阁体耳，

---

① 姚春鹏校注：《黄帝内经》，中华书局2010年版，第336页。

② 姚春鹏校注：《黄帝内经》，中华书局2010年版，第484页。

③（明）张介宾著，李继明等整理：《景岳全书》，人民卫生出版社2007年版，第30页。

④（清）归庄：《归庄集》，上海古籍出版社1982年版，第206页。

⑤（宋）张戒，陈应鸾笺注：《岁寒堂诗话笺注》，四川大学出版社1990年版，第33–34页。

⑥（宋）严羽，张健校笺：《沧浪诗话校笺》，上海古籍出版社2012年版，第655页。

于作家无分。"①方东树在这里用了"生气"一语，将"气"与"生"联系在一起，说明"文气"之"气"即指作品的生命力。在古代文学理论中，还经常用到"神气""气势""气脉""气韵"这些术语。由这些术语也可以看出，"文气"的本质就是表现在作品中的生机和活力。中医学认为"气"是人的生命机能的源泉，"气"表现为人的生命及其生机活力，气盛则体壮，功能健旺，精力充沛，生机勃勃。文论家则认为"气"表现为文学作品的生命力，两者的道理是一致的。

文学作品是文学家精神劳动的产物，因此文学作品中的"气"即其生命力，是与文学家本人的"气"分不开的，所以古人讲到"气'，又常把诗文之"气"与人体之"气"联系起来，例如《文心雕龙·才略》说："阮籍使气以命诗。"②钟嵘《诗品》评论刘桢时说他"仗气爱奇，动多绝振。真骨凌霜，高风跨俗，但气过其文，雕润恨少"。③至于文学家之"气"指的是什么，又有种种不同的说法，但多数是指文学家的个性、气质及精神风貌等。文学家在创作时把这种活生生的个性、气质和精神风貌注入作品中，才使作品有了生命。每个作家由于天赋和后天努力不同，所处时代、环境的差异，个性、气质和精神风貌也不一样。反映在创作中，就形成了作品艺术风格和艺术特征的千差万别，丰富多彩，有的雄浑，有的俊逸，有的柔美，有的超拔，有的含蓄，有的沉郁。甚至同一个作家不同时期的作品艺术风格也有差别。古代文学理论家评论某个作家或其作品时，常说有某气，例如说"公干有逸气"（曹丕《与吴质书》）④，"欧阳公之文和气多，英气少；苏公

---

① （清）方东树，汪绍楹校点：《昭昧詹言》，人民文学出版社2006年版，第25页。

② 周振甫等：《文心雕龙今译》，中华书局1986年版，第422页。

③ （南朝·梁）钟嵘，曹旭整理集评：《诗品》，上海古籍出版社2007年版，第23页。

④ （清）严可均辑：《全上古三代秦汉三国六朝文》，中华书局1958年版，第1089页。

之文英气多，和气少"（邵博《邵氏闻见后录》)[①]等，就是指文学家不同的个性、气质和精神面貌及在其作品中的体现。而中医学在论述人体体形体质的差异时，也常用"气"作为依据。每个人的体形体质不同，有人修长健硕，有人矮小羸弱；有人抗病力强些，有人则比较虚衰，甚至"一时遇风，同时得病"；也会"其病各异"。[②]造成人体的这种差异的原因，很重要的一点就是"气"的不同。《灵枢·通天》就把人按其所秉受的阴阳之气的多寡分为五大类型，即太阴之人、少阴之人、太阳之人、少阳之人和阴阳平和之人。"气"在人体表现为不同的体形体质，在作家及作品中表现为个性、气质和精神面貌的不同及风格的差异，其道理也是相通的。

古代文学理论讲到文学家之"气"时，很重视先天"禀气"的作用。第一个提出"文气"说的曹丕就指出："气之清浊有体，不可力强而致。譬诸音乐，曲度虽均，节奏同检，至以引气不齐，巧拙有素，虽在父兄，不能以移子弟。"[③]作诗文取决于作家之"气"，而每一个作家之"气"不同，各人"巧拙有素"，是学不来的，这说明先天"禀气"对文学创作起着重要的作用。这里所指的先天"禀气"，主要包括作家的才情、气质、个性等决定作家创作能力的物质力量。当然，单靠先天的"禀气"，还不能完全概括作家之"气"，因此后代的文论家又进一步提出"气"也有后天蓄养的问题，宋代真德秀就说，"盖圣人之文，元气……皆自然而然，非用力而至也。自是以降，则视其资之薄厚与所蓄之浅深，不得而遁焉"。[④]他指出一般作家之"气"必须是先天之禀与后天积累相结合。这后天之"气"，就要靠"养"来获得，因此古代文

---

① （宋）邵博：《邵氏闻见后录》，中华书局1983年版，第111—112页。

② 姚春鹏校注：《黄帝内经》，中华书局2010年版，第1188页。

③ （清）严可均辑：《全上古三代秦汉三国六朝文》，中华书局1958年版，第1098页。

④ 曾枣庄、刘琳主编：《全宋文》第313册，上海辞书出版社2006年版，第158页。

学理论中又有"养气"之说，例如明代宋濂《文原》说："为文必在养气……气得所养，无所不周，无所不极也，揽而为文，无所不参，无所不包也。"①强调了"养气"的重要性和作用。而中医学也认为人体之气有先天后天之分。先天之气禀受于父母，各人不同，它决定了人的体形面貌体质的差异，这也是"不可力强而致"的。至于后天之气，也有养的问题，《素问·八正神明论》早就指出："血气者，人之神，不可不谨养。"②中医养生学上也把"气"视为最主要的内容。

谈到"养气"，古代文学理论与中医学也有相通之处。中医学谈养气，主张静心守神，志闲少欲，形劳不倦，"恬淡虚无，真气从之"。③而文论家讲"养气"，除了强调多读书，增加阅历，加强品格修养外，也提到必须安神定志，专气致静。《文心雕龙·养气》指出："钻砺过分，则神疲而气衰……沥辞镌思，于是精气内销，有似尾闾之波；神志外伤，同乎牛山之木。"④文学创作是强度很大的脑力劳动，伤神耗气，因此容易导致神疲气乏，神思不敏，甚至头昏脑涨，精神恍惚，刘勰因此主张"吐纳文艺，务在节宣，清和其心，调畅其气，烦而即舍，无使壅滞。意得则舒怀以命笔，理伏则投笔以卷怀。逍遥以针劳，谈笑以药倦，常弄闲于才锋，贾余于文勇，使刃发如新，腠理无滞，虽非胎息之迈术，斯亦卫气之一方也"（《文心雕龙·养气》）。⑤他这段话所说的"养气"法，就是主张通过静心调养，清思静虑，来消除精神上的疲劳，恢复精力，这与中医养生学上所讲的调气摄神的静养法是一致的。

---

① （明）宋濂，黄灵庚编辑校点：《宋濂全集》，人民文学出版社2014年版，第2003页。

② 姚春鹏校注：《黄帝内经》，中华书局2010年版，第242页。

③ 姚春鹏校注：《黄帝内经》，中华书局2010年版，19页。

④ 周振甫等：《文心雕龙今译》，中华书局1986年版，第367—368页。

⑤ 周振甫等：《文心雕龙今译》，中华书局1986年版，第370页。

为什么还要有文学治疗

杨　琼

摘要：文学治疗不是某一个时代的特征，而是与文学的发生一样古老的现象。文学作为一种身心治疗的手段和方式，有其特殊的心理机制和原理。在这个"科学理性"曾经被认为无所不能的时代，为什么还要有文学治疗？一是由文学所固有的精神医学功能所决定；二是由文学作为一种精神病理学的学科传承需要延续所决定；三是由时代之精神状况对文学作为治疗之本质作用的呼唤所决定。

关键词：文学；心理治疗；科学理性；时代精神状况

在人们的印象中，"治疗"作为一个医学术语，无疑指的是一般生物学意义上的干预或改变特定健康状态的过程，即便是19世纪后期出现的精神分析治疗，也似乎与文学没有必然联系。那么，文学是否真的与"治疗"毫不沾边？如果有，文学又是如何与"治疗"发生关联的？文学"治疗"又如何可能？这一系列问题值得我们去梳理和探讨。

一　文学作为治疗之传统源远流长

尽管"文学治疗"作为一个专业术语直至20世纪初，才由加拿大

作者简介：杨琼，湛江市文艺评论家协会讲师，研究方向：文学理论、艺术批评。

著名文学理论家弗莱提出来，但"文学治疗"作为一种现象却自古以来就已有之。严格说来，"文学治疗"与文学的产生一样古老。甚至可以这样说：文学的产生是人类精神需要"治疗"的结果。不管是在哪个朝代哪个国度，文学总会与人们的生活发生关联，并扮演着重要的角色，甚至可以说，没有文学的生活是不可想象的。诚然，这并非单纯归之为历史之原因，毋宁说是不同时期人类精神生活的迫切需要。从史前巫术、宗教乃至作为巫术、宗教之仪式开始，其间伴随着口头文学的产生，以及其后形成的作为文学的诗、史，无不与医（古者"医"写作"毉"）有着不可割断的联系。考古学、民俗学、人类学的研究表明，古者巫史、史巫、巫医同源。如，《易巽》云："九二，巽在床下，用史巫纷若，吉无咎。"《礼记·礼运》云："祝嘏辞说，藏于守祝、巫史，非礼也，是谓幽国。（孔颖达疏：史，谓祝史；巫，谓巫觋。并是接事鬼神之人也。）"《潜夫论·巫列》云："巫史祝祈者，盖所以交鬼神而救细微尔。"言史和巫都是"接事鬼神之人"。这种类同性，并不是偶然的，而是内在文化的共性之体现。又，《世本·作篇》云："巫咸作医。"《吕氏春秋·勿躬》云："巫彭作医。"《广雅》云："医，巫也。"可见，医就是巫，巫也是医，巫与医都具有除疾医患的功能。从某种意义上说，"从远古时代的大巫师到尧、舜、禹、汤、文、武、周公，所有这些著名的远古和上古政治大人物，还包括伊尹、巫咸、伯益等人在内，都是集政治统治权（王权）与精神统治权（神权）于一身的大巫"①。

如果说上面举证的是史、巫、医的共同属性，那诗（文）与医又如何呢？闻一多先生曾从最早的诗——《诗经》作为记事，其属性就是"史"的角度，论证了"诗"志与"史"志的类同性，并指出"诗即史"

---

① 李泽厚：《历史本体论·己卯五说》，生活·读书·新知三联书店2008年版，第160页。

的事实。①巫术仪式中的某种特殊的"引诗入謇"的做法似乎更能说明诗（史）和巫医之间的联系。通过《老子》与楚文化的类证，我们可以想象得到：作为王室史官的老子，身兼巫医的职能并非是不可能的。②孔子就曾说："吾与巫史同归而殊途者也。"（马王堆帛书《要》）更多的"证据"无疑坐实了文学与医学之间存在着某种内在的关联。换句话说，作为上古文化精英的巫史、史巫、巫医，不管是作为仪式主持，还是现实中对文化的操控，乃至调控人之心灵（灵魂）的神秘力量，其在后世哲学、文学艺术中仍可见其清晰印迹。可以说后世文、史、哲、艺等学科对这种古老的"经验"皆有所传承，尤其是潜在于人之灵魂深处的救赎观念。

不可否认，从不同时期人们对文学的态度就可看出文学的地位与作用，其中不乏文学家、思想家乃至社会活动家，他们是把文学当作救国治民之大业或救人救己之重任的。前者如魏文帝曹丕强调，"盖文章，经国之大业，不朽之盛事"（《典论·论文》）。如新文化运动的旗手鲁迅"弃医从文"背后之以文为医来唤醒国民之"愚"的良苦用心，如《一千零一夜》之主人公山鲁佐德通过讲故事的方式来治愈国王之精神疾患来挽救国民。尽管山鲁佐德讲故事的目的不过是为了通过自救来延长自己的生命，但她最初做出的勇敢而智慧的决定——主动要求陪伴国王——无疑被看作潜意识里为拯救国家和人民的象征，因为她有把握通过讲故事的方式来完成自己的使命，并最终获得胜利。此文学所具备之医学功能之一者。或许，太多人是有意识或无意识地通过文学——创作或阅读——来达到自我完善、自我陶冶乃至自我拯救或拯救他人的目的。毕竟，讲救国救民者实属少数，也只能是少数。此文学所具备之医

---

① 闻一多：《神话与诗》，华东师范大学出版社1997年版，第206页。
② 杨琼：《在哲学与巫术之间：浅说老子作为巫》，《新东方》2009年11期。

学功能之二者。文学作为治疗在第二个层面上尤其普遍。

早在古希腊，赫西俄德就断言：唱段可以使人"忘了一切忧伤，忘了一切苦恼"，把"他的痛苦抹去"[①]，这无疑开启了西方文学治疗的先河。同样，在中国古代，人们也认为"诗"具有医药的作用。如孔子强调诗的"兴""观""群""怨"之作用，不仅表明了诗之认识功能，也为人们提供了诗具有治疗作用的心理暗示。《诗·关雎》序孔颖达《正义》云："《尚书》之'三风十愆，'疾病也；诗人之四始六义，救药也。"更直接说明了诗所具有的医学功能。中国民间流传着这样一个俗语："一个小丑进城，顶得上三车药物。"阐明了喜剧表演所具有的医疗功能绝不亚于生物医学。喜剧表演以其诙谐、幽默的语言形式走进观众的思想和心灵，使其减轻了日常生活的压力而获得一种情感愉悦，这种感受只有离开日常生活场所才能获得，这在小孩身上尤其常见。用弗洛伊德的话来说，就是喜剧语言"以被社会接受的形式来使人沉湎于一种儿时的乐趣，即按照最初的程序对于词语的一种游戏乐趣"，它"来自与梦同样的语域，完全像诗歌和艺术创作那样"。[②]综观中西方文学史，中国如孔子、屈原、司马迁、陶渊明、阮籍、嵇康、李白、李贺、蒲松龄、曹雪芹、鲁迅、海子之流，西方如荷马、亚里士多德、奥古斯丁、歌德、雨果、克尔凯郭尔、陀思妥耶夫斯基、尼采、卡夫卡、川端康成之流，还有诸多艺术家如莫扎特、贝多芬、舒伯特、梵·高、高更、蒙克、劳特雷特等，他们通过文学艺术这一特殊的媒介，有意识或无意识地经验着一种特殊的治疗手段和康复方式。

颇值一提的是，在众多的文学艺术家当中，有相当一部分人本身

---

① ［古希腊］赫西俄德：《工作与时日·神谱》，蒋平、张竹明译，商务印书馆1991年版，第29页。

② ［法］阿兰·瓦尼埃：《精神分析学导论》，怀宇译，天津人民出版社2008年版，第24–25页。

就是弃医从文或身兼两职的，相当于尼采所说的"作为文化医生的哲人"。如《巨人传》的作者拉伯雷又是里昂市立医院的医生，著名诗人济慈身兼医生和作家，著名作家契诃夫曾从事临床精神分析学，鲁迅在从"文"之前曾经就是医生，郭沫若在从事文学创作之前也曾专攻医学，毕淑敏既是作家又是内科主治医师、心理治疗师等。此外，身兼医生、精神分析学家、作家于一身者也不在少数，如弗洛伊德、荣格、阿德勒、霍兰德等人。而身兼作家（艺术家）和患者于一身者就更常见了：米开朗琪罗、贝多芬、舒伯特、凡·高、荷尔德林、拜伦、陀思妥耶夫斯基、卡夫卡、川端康成、李贺、鲁迅、海子等。

在中国古典文学理论中，素有"诗言志""诗缘情"之说。一直以来，我们诸多研究文学理论的学者几乎都把"志"和"情"局限在思想、意志或情志的范畴之内（诚然，这样解释并没有错误），而忽略了创作者内心的抑郁、压抑、彷徨，创作更多是出于自我治疗的需要而完成的事实（除了那些把文学作为谋生手段或为了达到某种目的的"文人"之外）。就是说，作者创作出作品（不管是口头的还是书写的），一方面是自我思想的述说（此者相当于"志"）；另一方面是为了"调节情感、意志和理性之间的冲突和张力，消除内心生活的障碍，维持身与心、个人与社会之间的健康均衡关系，培养和滋养健全完满的人性"[1]（此者相当于"情"）。而后者才是最为关键的，也是创作者最终的目的。司马迁《报任安书》云："及如左丘明无目，孙子断足，终不可用，退论书策以舒其愤，思垂空文以自见（事实上，他自己何尝不也是这样）。"[2] 这样的例子不胜枚举，如蒲松龄"发愤著书"创作《聊斋志异》，雨果为摆脱"婚外情"之苦恼创作《巴黎圣母院》等，皆源于

---

① 叶舒宪：《文学治疗的原理及实践》，《文艺研究》1998年第6期。

② 郭绍虞主编：《中国历代文论选》第1册，上海古籍出版社1979年版，第83页，

此。罗曼·罗兰是这样描述他写《贝多芬传》时的状况的：绝非为了学术而作，"它是受伤而窒息的心灵底一支歌，在苏生与振作之后感谢救主的"①。而那些有意识去阅读的读者或在医生的指导下阅读或倾听的病人，其为了"治疗"的目的就更为明显了。因此，文学创作或欣赏（阅读）就形成了一种特殊的心理治疗机制，即文学治疗。

二 科学理性的一"神"崇拜与文学作为治疗的缺席

在现代科学出现之前，文学与医学及其他诸学科可以说是共同进步、共同发展的。换句话说，文学与其他诸学科在人类文明的进程中并行不悖，甚至是相互影响的。现代意义上的科学发展至今不过300年，却迅速成为理性时代的神话，成为人们生活中可以解决一切的无所不能的金箍棒。在科学理性的冲击下，一切人文学科的创作和研究都被贴上"科学"的标签，诸多被冠以非理性的诸如形而上的哲学（玄学）、文学、艺术、宗教等学科理所当然地被请出了"巨人"的宴会厅，在疯狂的世界里缺席了。随之而来的是，哲学终结、艺术终结、文学终结、历史终结等论调不绝于耳。

毫无疑问，在科学给人类带来无与伦比的成就感与幸福感的同时，也给人类带来了诸多前所未有的难以解决的难题。科学时代的一"神"崇拜，一方面导致了人文学科在与科技文明对话中成为羞涩的弱者；另一方面由于文学艺术地位之边缘化，也间接导致了人类精神疾病的急剧增加。尤其是到了20世纪，两次世界大战的爆发，焦虑、苦闷、彷徨、虚无的情绪像乌云般笼罩在人们心头，挥之不去。压抑成为这个时代最典

①［法］罗曼·罗兰：《贝多芬传》，载傅雷：《傅译传记五种》，生活·读书·新知三联书店1983年版，第118页。

型的心理特征。而近百年来所发生的环境灾难、社会冲突、金融风暴、战争预警，还有流行疫情，等等，无疑加重了人们对这种种悲观情绪的恐惧。基督教信仰的缺失（尼采说：上帝死了），加上对科学技术无所不能之信仰产生的怀疑，导致人类的精神船只迷失在没有导航灯的茫茫大海中。接踵而来的是对生命意义的重新追问：我从哪里来？要往哪里去？我是谁？……

据统计，自20世纪至今的100多年内，全球的精神疾病患者比人类有史以来的精神疾病患者总数还要多，为忍受不了精神折磨而自杀的人无从计算，我们只要查看各个时期的各种历史资料及新闻报道，就可得出结论。这无疑是科学盲目代替宗教、哲学、文学艺术乃至一切，成为主宰人类生活的全部后的结果。人类创造了科学，反过来又被科学所累，20世纪以来所发生的一系列灾难无疑是对人类这种画地为牢的做法的最大嘲讽。

"今天，资本主义造成的生态破坏在理论上终结了生产力无限进步的神话。"[①]这是现代性危机的根本标志。是故，人类每一次大灾难后的家园重建，尤其是瘟疫等疾病过后的身心疗救，单纯靠物质补给和医疗援助是远远不够的，还必须要有文学艺术进行心理干预。但从某种意义上说，现代医学已经完全把文学艺术剔除出它的学科体系，因为文学艺术不够"科学"。现代医学更倾向于研究"术"，而不是"学"。不仅西医如此，中医亦难逃"被科学"的厄运。试看现在的中医体系，在西方医学的冲击下，已经没落到什么程度便可明了。殊不知，中医学的"学"不仅要研究药物（本草）和病理，还要探讨文学（情绪心理）、玄学（阴阳五行）、哲学（发生辩证）等形而上知识，这就是中医之道。如果只会头痛医头脚痛医脚，顾此而失彼，而不知在身体的局部与整体之间如何平衡及对症下药，从中医文化的角度来讲，则不可谓之医"道"，甚至

---

① 叶舒宪：《现代性危机与文化寻根》，陕西人民出版社2020年版，第11页。

连"术"都称不上。早在两千多年前，老子就告诉我们，在认知事物的正面时，不要忽略它的对立面，正和反既是对立的，亦是统一的。所谓"有无相生，难易相成，长短相较，高下相倾，音声相和，前后相随"（《老子·第二章》），不可不知。

值得庆幸的是，20世纪以来的文学艺术家们，纷纷举起反抗虚无的旗帜，逃出用技术理性筑建起来的话语之城，前往一片荒芜的毫无人烟的土地，捍卫着各自领域的尊严，用充满激情的语言宣泄着内心世界的孤独与阴郁。纵观20世纪以来的文学艺术创作，理性主义的神话有望被打破。文学领域的象征主义、意识流、荒诞派、黑色幽默等创作流派，通过一系列离奇的笔法，以全新的文学样式表达了人对这荒诞、虚无世界的瞬时感受。尤其是世纪之交的前后20年，西方文学出现了一个难得的转向，古老的、神（秘）的、宗教的、民俗的声音越来越响，从《尤利西斯》到《塞莱斯庭预言》，从《寂静的知识：巫师与人类学家的对话》到《哈利·波特》，从《指环王》到《达·芬奇密码》，等等，作品中作者的声音被隐匿了，更多的是一种神或者替神在说话的声音。这些作品能获得众多读者的青睐，甚至成为久居榜首的畅销书，原因何在？作者是以怎样的手段来捕获读者的心的？小说能吸引我们的秘密武器是什么？一系列的问题成为众多读者甚至专家亟须解决的问题。不妨设想，这些作品之所以"流行"，无非就是把现代科学理性扶助起来的"人"的权威推翻，重构起传统文学的古典神话（神圣）空间，直接承继了《荷马史诗》《神曲》《浮士德》，乃至像雨果的作品那样的一种对古典神话（神圣）的描述。这种古典神话的重述符合人们心灵深处对"偶像"的设定。所以，21世纪的人要对马克思和尼采说：神又复活了。①

进入21世纪，作为反思现代性的"文化寻根"思潮还在不断继续

---

① 叶舒宪：《神话意象》，北京大学出版社2007年版，第89页。

发酵，不管我们把"文化寻根"当作对现代性的反思、批判和质疑，还是当作后现代时期的文化启蒙，或者二者都是，"文化寻根"已不可避免地渗透到诸多领域，并产生了重大的影响，对人文领域的影响尤甚。我们发现，"重回人类的童年"不仅仅是一个文化口号，更是人们对改造现实世界、重建宜居地球、寻找诗意家园的夙愿。自然，文学艺术已在这场"寻根"运动中，承担起重建美好家园、塑造健全人格的重要任务。只要是稍有对医学史或传统医学知识甚或文化史、思想史有所了解的人都知道，文学作为治疗的功能在传统医学实践中是得到广泛应用的，尤其是在治疗心理疾患方面。然而，19世纪以来，现代医学的诞生与发展以及在临床应用中，从根本上剔除了传统医学中的非理性成分，使得"治疗"停留在纯粹技术的层面上，即便是在现代科学的温床上诞生的精神分析学，其治疗也是依据科学的、"实证的"方式进行。传统医学的语言功能发生了根本性转变，医生这一职业在古代社会所具有的某种神圣的、神秘的甚或宗教的职能在今天技术医生身上消失殆尽，故文学作为治疗的手段在现代精神病理学领域还是普遍缺失的，更不用说用在临床医学上，这显然是对技术理性的盲目崇拜所导致的结果。

三　时代之精神状况呼唤文学治疗

没有哪个时代比我们现在更需要文学治疗了。这是由300年科学技术发展史所造成的后果与文学的本质功能所决定的。事实上，文学原本的功能——文学作为健全人之身心人格的治疗机制——的丧失，除了与科学理性的过分彰显有关之外，还与我们诸多教授文学理论甚或文学史的老师有关。作为解读文学理论和传授文学知识的先生们，他们不是追根溯源去探究文学的本质或与时俱进地研究文学在时代之精神状况下的新的历史使命，而是至今还抱着过去的，尤其是苏联时代的教科书不放，把文学的功能局限在认识、教化、美育等目的论的范畴之内，从而忽略甚至僵化了文学作为滋养人之身心人格、培养健康均衡关系的医学功能的特性，而这种特性恰好是文学所固有的最本质的功能。

一直以来，说我们阅读与写作的目的是为了满足自身心灵的需要，毋宁说是为了提高或掌握某种实用的知识和技能，进而利用这种知识和技能来为自己设想的理想前程做铺垫。时至今日，我们所学的知识更多的是科学的知识，是能促进生产力发展的知识，是能体现自身社会（权力）价值的知识。可以毫无胆怯地说，现在的所谓的知识分子绝大部分充其量只能算是有知识而缺少文化的为生存而存在的工具，本雅明称之为"无教养的文明"。

毫无疑问，这是一个务实的时代，知识成为财富和权力的象征。一个人所拥有的知识体系不再是个人的知识构成本身，而是这种知识能给社会创造多少物质财富，进而为自己带来多少实际利润；因此，传统的文史哲等诸种与心灵最为接近的学科逐渐被排挤而成为边缘学科，乃至被束之高阁，这已是有目共睹的事实。而社会上所流行的文学样式是那些符合大众口味的、瞬时即逝的、不需要过多用"脑"的快餐文化，诸如青春文学、娱乐新闻、花边信息，以及一些"社会动态"，等等。而近年来铺天盖地而来的网络文学，大有占据主流文学之势头，因为其正迎合人们"既富足又空虚，既忙碌又无所事事，既饥饿又消化不良"的精神状况之阅读诉求。殊不知，这些缺少象征、缺少叙事、缺少滋养人之身心人格健康之信息的所谓的文学，不过是人类精神健康的慢性杀手，直至我们彻底丧失了健康，却还在为它的"流行"与"发展"叫好。

我们知道，一个健全的生命体是由一具完好无缺的生理躯体和一个健康的灵魂（即精神）所构成的（以现代心理学的标准，还要加上一条，即人作为社会[文化]动物所应具有的人与人、人与社会相处的能力，其专业术语谓：人的"社会尺度"）。人的生命就像一台正在运转的机器，作为生理机能的躯体就是机器的零件，作为灵魂的精神就是让机器运转的油料。有一个健全的灵魂，人之生命才可谓完整，就像有了油料，机器才能正常运转一样。而人之健康的灵魂要靠什么来滋养呢？靠的不是科学理性所创造出来的物质手段，科学理性如何发达也无济于事，灵魂依然一如既往地以文学艺术为养料。科学理性可以检查并治疗生理机能的不适，却永远无法让创伤失衡的灵魂回归宁静，至多能从生理机能上控制其病症的进一步恶化。说到底，生命的支柱是精神性的。诚如格式塔心理学、美学的代表人物阿恩海姆所说：

> 实际上，人类存在从本质上说是精神的而非是物理的。物理的事物是作为精神性的经验而对我们产生影响的。毕竟，物理意义时光内的成功或失败最终只是根据其对当事者心灵的作用来决定的。自由的丢失，财产的丧失，乃至物理的伤害，都是作为精神方面的感受而传达到人的。[①]

从时下音乐、电影、绘画、文学叙事在心理治疗上的应用之重要程度及其所取得的成效可知，文学艺术的医学功能更多地被应用于精神病理学的临床实践，尤其是20世纪80年代掀起的叙事治疗，更让我们看到了传统文学之医学功能被重新启用的曙光。我们期望这一既传统又现代的心理治疗手段能引起更多人的重视，并被应用到实践当中去。诚然，科学理性不可能终结，我们要做的是从教育体制和意识形态上重新定位文学艺术，充分重视并改变其在世俗生活中的地位和作用，尤其是

---

① ［美］阿恩海姆：《艺术心理学新论》，郭小平、翟灿译，商务印书馆1994年版，第349页。

那些陪伴我们从小成长的古老的神话传说和民间故事，在过去是没有文化或不识字的人了解世界的窗口，并能形成自己的教养的知识，如今都被各种"新闻"——当天的或近期琐碎的传闻给替代了。而更多时候，人们对自我沉醉于文学世界里的遐想，倾听一个"不切实际"的神话传说、一个寓言、一个民间故事或听一段优美的旋律乃至对宗教的冥想等等，所获得的精神愉悦和美的感受，远比在理性的范围之内思考或物质上的奖赏更能令人心旷神怡、平和宁静。汉代名医淳于意记载了一例情志不"和"所引起的精神案例：时齐王家属有一气鬲病者，"病使人烦懑，食不下，时呕沫，病得之少（少）〔心〕忧，数忔食饮……烦懑食不下则络脉有过，络脉有过则血上出，血上出者死，此悲心所生也，病得之忧也"。[①] 对此，中医强调应该通过理顺阴阳、调节情志来进行疗助，以达到心安气和之状态。如何更好地理顺阴阳、调节情志？读书吟诗、奏乐赏音、蹈舞观戏等，无疑是最好的疗愈方式了。诚如魏晋高士阮籍所言，"乐者使人精神平和，衰气不入，天地交泰，运物来集"，[②] "圣人"之乐，一言以蔽之，"和"而已矣。与阮籍同时代的嵇康从养生学——且经历了自身的体验明证——的角度阐述了音乐创作和欣赏可以使人之精神达至平和的艺术效果。他在《琴赋·并序》中这样说："余少好音声，长而玩之，以为物有盛衰，而此无变，滋味有厌，而此无倦。可以导养神气，宣和情志，处穷独而不闷者，莫近于音声也。"[③] 嵇康还举了一则例子来论证其观点。他说："窦公无所服御而致百八十，岂非鼓琴和其心哉？此亦养神之一征也。"[④] 正是音乐的"和其心"，窦公才"无所服御而致百八十"。

---

① 司马迁：《史记》第9册，中华书局1959版，第2798—2799页。
② 蔡仲德：《中国音乐美学史资料注释》，人民音乐出版社1990年版，第376页。
③ 蔡仲德：《中国音乐美学史资料注释》，人民音乐出版社1990年版，第427页。
④ 蔡仲德：《中国音乐美学史资料注释》，人民音乐出版社1990年版，第428页。

　　或许时下我们说"文学治疗"太过于抽象，或许我们用于"治疗"的文学知识太过"玄乎"，但是，只要我们了解前人是如何看待文学（包括读、写、冥想等）的，便知"玄乎"的知识并不玄乎。说到底，现代人是被一种过于"实际""求利"的思想意识所"蔽"，犹如一个盗墓者被眼前的金银珠宝所诱惑，却忽视了主人可能在墓里设置了重重机关一样。进一步说，这种"蔽"就是被物质享受的欲望麻痹了的"文明病"，是刘向所说的"愚"。2000年前，当人们问应该如何医"愚"时？刘向说：善读（书），因为"书犹药也"。陆游则更以实践者的身份说："病须书卷作良医。"（《枕上作》）如今，我们也可以借助刘向的话对仍然处在现代"文明病"之"蔽"中的人们这样说：书犹药也，善读可以解"蔽"；借助陆游的话这样说：书乃良医，善读可以治"病"。因此，弗莱警告人们"不应忽视在如今这个疯狂的世界里，文学及其他的艺术所具有的巨大的助人康复的力量"。①阿恩海姆也建议：

　　　　用艺术来进行治疗，远不应将它作为艺术的一个继子对待，而可以认为它是一个典范，它有助于使艺术又回到更富有成效的态度上去。②

　　我们这个时代太需要文学治疗了，不仅需要文学治疗，还需要构建一门新的学科——文学治疗学。只有如此，文学治疗才能受到充分的重视，被更深入地研究和更广泛地应用，在社会层面真正发挥"使贫贱易安，幽居靡闷"③的作用。

---

　　①［加］诺斯罗普·弗莱：《文学的疗效》，王静安译，《通俗文学评论》1998年第2期。
　　②［美］阿恩海姆：《艺术心理学新论》，郭小平、翟灿译，商务印书馆1994年版，第349页。
　　③［梁］钟嵘：《诗品》，曹旭集注，上海古籍出版社1994年版，第47页。

先秦两汉医疗文学研究述评

刘怀荣　徐智宇

摘要：后世各自不同的门类和学科，在早期文化中多处于浑融一体的状态。文学、医学、巫术、植物学、药物学等相互交融即是其中明显的表现之一。先秦两汉是文学与医学发生、发展的早期阶段。医疗作为文学的重要题材，在神话、诗赋、散文等文体中，均有所表现。近年来，医疗文学研究逐渐为学者们所关注。就先秦两汉时期而言，相关研究成果主要集中在"疾病、药物的文学书写""医学与养生思想""医疗与文学之关系""文学治疗功能"等四个方面，与隋唐、明清等时期的同类研究相比，还存在诸多不足，尚有待进一步深入发掘。

关键词：疾病；药物；养生；医疗文学；文学治疗

前　言

关于医疗与文学的关系，汉代以来的学者已有所关注。① 方回《瀛

作者简介：刘怀荣，中国海洋大学文学与新闻传播学院教授，博士生导师，研究方向：中国古代文学与传统文化、医疗文学；徐智宇，中国海洋大学文学与新闻传播学院研究生，专业方向：中国古代文学。

① 如司马迁《报任安书》中说："左丘失明，阙有《国语》；孙子膑脚，《兵法》修列"《诗》三百篇，大抵贤圣发愤之所为作也"，谈到了身体疾病与创作之关系，并认为创作主体"怨愤郁结"的心理体验，对创作有重要的影响；刘勰在《文心雕龙》中，多借医疗和身体术语来阐释文学理论，触及到了医疗与文学创作的关系。

奎律髓》卷四十四收录唐、宋有关疾病的五言诗25首、七言诗28首，最早将描写疾病的诗歌单列为一类。其卷首小序曰，"疾病呻吟，人之所必有也。白乐天有云：'刘公干卧病漳浦，谢康乐卧病临川，咸有篇章。'盖娱忧纾怨，尤足以见士君子之操焉"①，认为病中诗作不仅能够"娱忧纾怨"，还能够看出"君子之操"。但我国古代有关医疗与文学关系的专门论述较为少见，也不成体系，更没有专门对某一时期、某一文体或是某一作家的系统讨论。

1927年，鲁迅先生发表于《北新》半月刊第二卷的《魏晋风度及文章与药及酒之关系》，揭开了此类研究的现代序幕。由于从20世纪初叶起，中医受到排挤打压，中医医疗史的研究虽有零星成果，但总体上长期停滞不前，直到20世纪90年代，我国医疗史研究才开始正式起步。以中国医疗史研究为基础的古代医疗与文学关系研究，直到今天仍处于方兴未艾的状态，其重要的表现之一，是学者们对与之相关的概念一直缺乏共识。

"医学人文学"是学术界较早使用的概念之一，使用者将之视为涵盖医学、生物科学、哲学、伦理学、美学、心理学、法学、文学、宗教、社会学、教育学、历史学等学科的跨学科概念，强调医学的人文性。"医学人文学"作为一个学科概念，②包含了医学与文学之间的关系，但因缺乏基本边界、无所不包，其特质反而被淹没。就文学与医学的关系而论，"医学人文学"概念明显过于宏大，所以目前学界仅将之作为学术背景，很少直接使用这一概念。有些教材会提及医学与文学之间的交融，如段志光主编《医学人文学导论》第九章"医学与文学

---

① （元）方回选评，李庆甲集评点校：《瀛奎律髓汇评》下，上海古籍出版社1986年版，第1575页。

② 东南大学医学人文学系为国内最早建立的医学人文学与生命伦理学机构，前身为南京铁道医学院医学人文学研究室，始建于20世纪80年代初。2000年与东南大学人文学院合并后，成立了医学人文学中心。

艺术"对"医学与文学艺术的异同""文学艺术中的医学""医学中的文学艺术"作了介绍性说明；①何伦、王小玲主编《医学人文学概论》第六章"医学美学与文学"也止于二者关系的一般性介绍。②此外，学者们提到的还有"医学文学"，这一概念更直接地注意到了文学与医学之间的关系，但概念本身只是文学与医学的相加组合，概念诠释也较为粗略。目前这一概念"在西方一些国家的医学院校教学中得到应用，而我国尚未展开这些工作"③，从西方学者对该概念的使用情况来看，它强调的是文学具有的医学属性和医疗效果，文学特征并未得到应有的关注，如 Cassell 认为"文学是由外行人（非医疗人员）提供的了解疾病和人的相互作用、医生在人们生活中所处的位置和医生自身的医学专业知识对其职业生涯的影响，以及理解医生洞察力的机会。"④这一概念在国内学术界极少有人使用。李清华主编的集刊《医学语言与文化研究》设有"医学文学研究"栏目，从已出版的两辑来看，该集刊也未对"医学文学"的概念做出说明。⑤

"涉医文学"是目前使用较多的一个概念，陈庆元、陈贻庭1996年出版《古典文学与中医学》绪论中对"涉医文学"做出如下定义："创作内容或形式涉及到中医药知识的古典文学作品"，"既包括以中医药为题材、或内容中包含中医药知识的作品，还包括用中医药名词术语为

---

① 段志光主编：《医学人文学导论》，河北人民出版社2008年版，第230—248页。

② 何伦、王小玲主编：《医学人文学概论》，东南大学出版社2002年版，第116—129页。

③ 何伦、王小玲主编：《医学人文学概论》，东南大学出版社2002年版，第126页。

④ 转引自何伦、王小玲主编：《医学人文学概论》。该书还提到："Aathong R.Moon 在《失败的医学课程》一文中特别论述到，文学可以用于一般医学课程没有涉及到的医疗职业方面。用于汲取存在于文学中的医学遗产，提高对病人照料（care）和自我职业评价的敏感性，以及探索非科学的思维方式和这一思维方法对解决有关人的重要问题"。参见何伦、王小玲主编：《医学人文学概论》，东南大学出版社2002年版，第126—129页。

⑤ 李清华主编：《医学语言与文化研究》，清华大学出版社2018年版，本书未标注第一辑；第二辑，暨南大学出版社2019年版。

语汇创作的药名诗文等"①。目前学界使用该概念的研究成果相对较多，如王水香《先秦两汉涉医文学研究》（福建师范大学2016年博士论文）、郭树芹《唐代涉医文学研究》（四川大学2005年博士论文）、卢慧《魏晋南北朝涉医文学研究》（湖南师范大学2014年硕士论文）等。"涉医文学"的概念强调的是"古典文学"与"中医药"之间交叉重叠的部分，但是中国古代所谓的"医疗"并不仅仅指中医药，它的范围要比"中医药"大得多。如《汉书·艺文志·方技略》著录的著作分为医经、经方、房中、神仙四类，都属于"生生之具"，都与医疗密切相关，显然并不能为"中医药"所完全涵盖。因此，"涉医文学"的概念虽然很好地囊括了古典文学与中医药之间的重叠部分，但是并不能完全涵盖古代的"医疗"范围。除此以外，还有些研究文章直接用"疾病诗""疾病书写""涉病诗""涉病作品"等，这些概念各有侧重，具有一定合理性，但还都处于发展探索阶段，因此学界迫切需要在概念的使用上取得共识。

事实上"医疗"包括"个体生理与心理损伤和疾患的疗愈、护养，包括传统的针灸、推拿、导引、静坐、食疗、音乐，甚至巫医等各种保健养生方式"②，是个非常宽泛的概念。在此前提下，文学家对自身疾患状况、养生体验，与医者交游及医者和医事的文学叙写，涵盖了"疾""病""医""疗""养"以及与之相关的生理、心理、情感体验等多层面的内容，与社会学、心理学、食物学、史学（包括身体史、情感史）等有广泛的联系，同时也涉及与之相关的叙事、人物塑造、修辞、意象、典故等艺术手段。"医疗文学"这一概念，更具有动态性和

---

① 参见陈庆元、陈贻庭：《古典文学与中医学》，福建科学技术出版社1996年版，第2页；王水香、陈庆元：《古典文学与中医学》，中国中医药出版社2017年版，有关"涉医文学"，基本沿用了前书中的概念。

② 参见《中国海洋大学学报》（社会科学版）2021年第1期"医疗文学研究专题"刘怀荣执笔的"编者按"。

包容性，凸显了医疗与文学表达之间的双向互动，也更符合中国古代医学发展的实际情况，其内涵更为丰富，更具概括性，延展面也更广阔。因此，笔者倾向于使用这一概念来对相关研究动态进行述评。

就笔者所见，涉及先秦两汉医疗文学研究的相关学术著作约15部，期刊论文约49篇，学位论文约10篇（其中博士论文2篇，硕士论文8篇）。需要说明的是，除陈庆元、陈贻庭《古典文学与中医学》，李良松、郭洪涛《出入命门——中医文化探津》，王水香、陈庆元《古典文学与中医学》，胡献国、黄冬梅《诗经与中医》①外，其他著作大多只是对先秦两汉医疗文学略有提及。叶舒宪主编的《文学与治疗》一书，虽非针对古代文学而发，但对先秦两汉医疗文学的研究颇具启发意义。②本文拟从以下四个方面，对先秦两汉医疗文学研究成果做出初步的梳理和述评。

一　关于疾病、药物的文学书写研究

由于古典文学和医学这两个学科长时间的相互浸染，医文之间的交融既显特殊又比较普遍，在此背景下，疾病、药物等作为一种医学术语顺理成章地成为文学的书写元素和语言素材。不少学者注意到了这一现象，致力于考证文学作品中涉及的疾病、药物等，探究文学家自身的医疗体验。这类研究大多是从医学视角出发，在对疾病、药物做出考释的基础上，肯定其医学成就和价值，但文学性不足。另外该类研究比较孤立，往往只专注于某一类文学作品如《山海经》，对先秦

---

① 参见陈庆元、陈贻庭：《古典文学与中医学》，福建科学技术出版社1996年版；李良松、郭洪涛：《出入命门——中医文化探津》，中国人民大学出版社2007年版；王水香、陈庆元：《古典文学与中医学》，中国中医药出版社2017年版；胡献国、黄冬梅主编：《诗经与中医》，湖北科学技术出版社2016年版。

② 叶舒宪主编：《文学与治疗》，社会科学文献出版社1999年版。

两汉医疗文学进行整体观照的成果还很少。

（一）有关文学中疾病与药物的考证

古代已有相关专著对此有所涉及，宋代吴仁杰《离骚草木疏》四卷收录植物55种，多引用古籍说明其药性，如卷一"茝"引王逸注："药，白芷也"，引《博雅》："茝，其叶谓之药"，引《本草》："白芷，一名莞，一名芙蘺"等，[①]屠本畯《离骚草木疏补》与之相似。[②]明代周拱辰《离骚草木史》也多引《本草》为楚辞植物作注解。[③]近代以来的相关研究著作，总体上有如下三种类型。

一是相关"医学史"著作。这些通史著作首先对某些文学类别中的疾病、药物做出梳理和统计，然后进行现代医学上的考证和分类，从历史角度指出其医学价值，如薛愚《中国药学史料》引陈维养语指出《诗经》"所载药物有一百余种之多"，并据乾隆二十七年（1762）雾阁邹梧冈辑《诗经补注》对44种药物做出说明[④]；又统计出《山海经》"动物药66种，植物药51种，矿石药2种，水类1种，土类1种，未详者3种，共124种"[⑤]，同时指出《楚辞》中涉及草木55种，并对其中具有药学属性的35种植物如荪荃、芙蓉等做出介绍[⑥]。又如卢嘉锡《中国科学技术

---

① （宋）吴仁杰、（明）屠本畯：《离骚草木疏：外一种》，浙江人民美术出版社2019年版，第15页。

② （宋）吴仁杰、（明）屠本畯：《离骚草木疏：外一种》，浙江人民美术出版社2019年版。

③ （明）周拱辰撰、黄灵庚点校：《离骚草木史》，上海古籍出版社2019年版。

④ 薛愚主编：《中国药学史料》，人民卫生出版社1984年版，第26页。

⑤ 薛愚主编：《中国药学史料》，人民卫生出版社1984年版，第32页。此处统计数据作者以郝懿行《山海经笺疏》为依据（上海中华书局《四部备要》郝氏遗书本校刊郝懿行《山海经笺疏》，第1—156页）。

⑥ 薛愚主编：《中国药学史料》，人民卫生出版社1984年版，第53页。此处统计数据作者依据商务印书馆1939年《丛书集成初编》所选《知不足斋丛书》印行的《离骚草木疏》。

史·医学卷》根据不同版本的《山海经》统计出其中能被清楚辨认的药物最少有119种，最多有132种①。其他类似通史著作还有傅维康主编《中药学史》《中国医学史》、马伯英《中国医学文化史》、陈邦贤《中国医学史》、（英）李约瑟主编《中国科学技术史》第六卷、（美）肯尼思·F·基普勒主编《剑桥世界人类疾病史》②等。

二是有关文学中的植物考证的著作。如胡献国、黄冬梅指出《诗经》中"收录了百余种药用植物名称，并记载了某些品种的采集时间、性状、产地及服用季节等"③，从123首诗歌作品中挖掘出303味中药，并对其"来源、性味、归经、功用"等进行介绍。④又如李文军、李慧统计出诗经"142篇出现了植物，与植物有关的字词句出现次数累计达386次，特定植物种类约130类"，并从"科属、形态、生物学特征及其在生态系统中的功用"等方面进行了介绍，其中具有医药属性的植物达百种⑤。潘富俊介绍了《诗经》中138种植物出现的篇章、科属、形态及其用途和地理分布，但"药材植物类"仅列举了苓、艾、杞等九种，数量较少。⑥另有张茂钦《诗经中的植物考》、赵倩《〈诗经〉和〈楚辞〉植物考》、潘富俊《楚辞植物图鉴》、韩育生

---

① 卢嘉锡主编，廖育群、傅芳、郑金生等著：《中国科学技术史：医学卷》，科学出版社1998年版，第34页。

② 傅维康主编，吴鸿洲等编写：《中国医学史》，上海中医学院出版社1990年版；傅维康主编：《中药学史》，巴蜀书社1993年版；马伯英：《中国医学文化史》，上海人民出版社1994年版；陈邦贤：《中国医学史》，团结出版社2006年版；〔英〕李约瑟：《中国科学技术史》第6卷，科学出版社2003年版；〔美〕肯尼思·F.基普勒主编，张大庆主译：《剑桥世界人类疾病史》，上海科技教育出版社2007年版。

③ 胡献国、黄冬梅主编：《诗经与中医》，湖北科学技术出版社2016年版，第1页。

④《诗经与中医》对中药的划分较为细致，如《卷耳》将卷耳细分为"卷耳花、卷耳子、卷耳根"，《旄丘》将葛分为"葛花、葛根、葛藤、葛粉、葛谷"，所载中药共303种。

⑤ 李文军、李慧：《诗经中的植物》，中国林业出版社2019年版，第2页。

⑥ 潘富俊：《美人如诗，草木如织 诗经植物图鉴》，九州出版社2018年版。

《香草美人志楚辞里的植物》等，对《诗经》《楚辞》中的植物及其医学特征都有介绍。①

三是医学资料汇编类著作。这类著作多对先秦两汉文学中的疾病、药物做出统计说明。如李良松、郭洪涛《出入命门——中医文化探津》分上、中、下三编论述了先秦至近现代经史子集中的医学史料与医学思想，涵盖的时间长、范围广、种类多、内容丰富，是研究文学与医学交融关系的重要专著和材料汇编。其中编对甲骨文、金文、十三经、诸子百家、《尔雅》《楚辞》等典籍中记载的药物、疾病、医学思想等做了较为全面的梳理，如甲骨文部分对其中涉及的临床各科做了分类，并列举出相关的病案加以佐证。②

考证文学中疾病与药物的研究论文主要集中于《山海经》。《山海经》中记载的大量药物、疾病等，在20世纪30年代就已经为学者们所关注，钟敬文先生在作于1931年的《我国古代民众的医药学知识》中指出，《山海经》中药物的原料"以动物类为最多，植物类略次之，矿物占极少数"，其药物的用法"大部分虽以吃食为主，然而于'佩''服'者，实不在少数"，并指出许多药物的使用源于法术，肯定了其医药学价值③。之后相关研究一度中断，1980年代后才得以接续。马伯英先生认为《山海经》是"我国古代著作中现存的一本最早的药物学著作"，并统计出草、木、兽三类药物共121种，指出《山海经》早于《神农本草经》，其药物记载具有巫医混合阶段的历史特征，是上古

---

① 张茂钦：《诗经中的植物考》，重庆大学出版社2015年版；赵倩：《〈诗经〉和〈楚辞〉植物考》，中国环境科学出版社2015年版；潘富俊：《草木零落，美人迟暮 楚辞植物图鉴》，九州出版社2018年版；韩育生：《香草美人志 楚辞里的植物》，鹭江出版社2017年版。

② 李良松、郭洪涛：《出入命门：中医文化探津》，中国人民大学出版社2007年版，第88—100页。

③ 董晓萍主编：《钟敬文全集》第9册，高等教育出版社2018年版，第98—118页。

先民药物学知识的积累。强调《山海经》药物研究对探寻我国医学早期发展样貌的具有积极意义和重要价值。① 袁思芳将《山海经》中100余种药物分为植物、动物、矿物三类并对药物特征做出总结，指出其在疾病学和治疗学方面的医学成就。② 杜勇与骆瑞鹤另辟蹊径，将对《山海经》的研究与出土文献结合起来，为学界的研究提供了新的视角。杜文依据张家山汉简《脉书》的记载对《山海经》中的朦、垫、骚、皮张等疾病名称做了新的考证，但文章考证的疾病类别只有4种；③ 骆文利用同时期的传世文献以及出土资料对《山海经》中瘿、狂、瘅、疣等40多种疾病进行详细考证，从疾病的名称、症状和治疗方式中探赜医学的历史面貌。④ 郭洪涛、崔立新统计出《山海经》记载药物共有353种，指出可以外治的疾病有17类，可以外治的药物有33种，并进行图表量化展示，对探究古代医疗的外治思想具有启发作用⑤。胡亮从现代植物学的视角出发，参考历史文献和注释，对《山海经》所载植物的形态功能做出考证和归类并指出其药食两用的特征。⑥ 相鲁闽梳理了《山海经》中内科、外科等门类共五十余种疾病的名称和症状，强调其历史意义和科学价值；⑦ 他还认为《山海经》记载的医学史料和药物知识，对研究我国传统医学的起源、萌芽和发展以及探究先秦医学治疗、医学思想的发展具有重要作用。⑧ 练晓琪、纪晓健认为《山海经》中的药物记载、医学思想对《神农本草经》《黄帝内经》等医书以及后世中医学发展有重要影

---

① 马伯英：《〈山海经〉中药物记载的再评价》，《中医药学报》1984年第4期。
② 袁思芳：《试述〈山海经〉的医药学成就》，《中医药学报》1988年第6期。
③ 杜勇：《"山海经"古病名新考》，《医古文知识》1996年第4期。
④ 骆瑞鹤：《〈山海经〉病名考》下，《长江学术》2006年第3期。
⑤ 郭洪涛、崔立新：《〈山海经〉外治思想初探》，《中医外治杂志》1997年第3期。
⑥ 胡亮：《〈山海经〉药食两用植物考证》，《中国中药杂志》2008年第10期。
⑦ 相鲁闽：《〈山海经〉病症名释义》，《中医学报》2011年第9期。
⑧ 相鲁闽：《〈山海经〉及其对先秦医学的影响》，《河南中医》2012年第2期。

响和深远意义。①

　　胡静、冉俐、龚胜生、高昊、于博雅等学者，都注意到了《山海经》所载药物、疾病与地理之间的联系，但论点各有侧重。胡静认为《山海经》记载了上古先民面对的主要疾病类型以及使用的药物类别与治疗方法，揭示了预防保健、地理环境、心理调节对疾病治疗的积极作用。②冉俐也提出《山海经》中包含了疾病预防思想与疾病地理意识，③二人都注意到地理环境与疾病治疗的关系。其他三位学者不仅注意到了地理环境与疾病治疗的关系，还将《山海经》中疾病、药物的地理分布做了梳理。龚胜生、罗碧波从《山海经》地理书性质的角度出发，探究《山经》所记载疾病与药物的地理分布情况并做出地理范围界定，指出《山海经》具有丰富的疾病地理学、药物地理学、健康地理学价值，对疾病与地理环境之间关系的认识比较深刻。④高昊将《中山经》中涉及的疾病归为内科、精神科、外科、肛肠科、五官科、皮肤科六个方面，对药物也做了归纳并指出其中包含的预防思想，最后以蛊、疟、垫为例，重点讨论疾病与环境之间的关系。⑤于博雅对《山海经》中有关医药起源的记载及药物与疾病的地理分布做了探究，对药物、病名、病症进行统计，将《山海经》中有关的药物记录、药物知识体系、药物分类方式、药物学理论等与《神农本草经》《五十二病方》加以比较，并对《山海经》中早期医学诊疗体系的呈现方式、

---

　　① 练晓琪、纪晓建：《〈山海经〉对古代中医学著作影响管窥》，《内蒙古中医药》2012年第9期。

　　② 胡静：《〈山海经〉与上古医学》，《新余学院学报》2011年第5期。

　　③ 冉俐、王雪颖等：《〈山海经〉中医药成就管窥》，《中医药导报》2018第14期。

　　④ 龚胜生、罗碧波：《〈山海经〉的医学地理学价值》，《华中师范大学学报》（自然科学版）2012年第3期。

　　⑤ 高昊：《〈山海经·中山经〉疾病记载研究》，硕士学位论文，郑州大学，2015年。

医学知识的传播等做了整理①。

此外，沙涛统计出《诗经》中可以作为药物的花草类60余种、虫类90余种、矿物类10多种，认为"《诗经》中对疾病已有了广泛的认识和记录"，指出《诗经》对"人与自然、人体生理病理、疾病、药物治疗、养生保健"已有深刻认识，其中的"医学内容较多也具备了一定的科学性"，但文章篇幅较短，许多内容没有展开。②赵彩花将《左传》《国语》中关于心和心理疾病的描写分为生理学和心理学两种，认为当时已经"对生理性与心理性疾病的关联有理性认识"，总结了"情绪、神志等生命力、行为乃至人格等方面与心理健康的关系和影响"，并对两部典籍中保持心理健康的五种方法做了分析。③赵鸿君梳理了"五经"、《尔雅》等著作中的59个病症词并与《黄帝内经》中的病症进行对比，分析其发展演变及外感、内伤、其他三种病因。④这些研究成果对我国古代病症名称与流变、病因及医疗文学研究，具有重要价值，也有助于推进中医理论体系的完善。

（二）有关文学家疾病体验的探究

文学作品不仅表现作者的情感、思想和审美情趣，作家的身心医疗体验也会在其中留下痕迹。由于先秦时期的文学作品多数没有确切的作者，故这一类研究主要围绕《楚辞》展开。郭沫若在《屈原研究》中指

---

① 于博雅：《〈山海经〉中医药学知识的内容与传播》，《中医文献杂志》2017年第6期。另，于博雅：《〈山海经〉中医药学知识的内容与传播（续完）》，《中医文献杂志》2018年第1期。

② 沙涛、刘维庆：《试谈〈诗经〉中古代早期医药内容》，《中医药文化》1993年第3期。

③ 赵彩花、黄希庭：《〈左传〉、〈国语〉的心理疾病与心理健康思想》，《西南大学学报》（社会科学版）2007年第4期。

④ 赵鸿君：《〈"五经"〉〈尔雅〉与〈黄帝内经〉病症名词的比较研究》，博士学位论文，辽宁中医药大学，2009年。

出，"我感觉着屈原的身体，并不十分健康的。过着三十多年的悲剧生活的人，论道理也不会健康得起来。他的悲伤忧郁，长久不能去怀，精神和身体都不能不受损害。"他还通过具体史料及楚辞相关作品的考证认为屈原可能患失眠、多梦的病症。[①]王伟对屈原"死于自沉"的传统认知提出了质疑，认为"自沉"是后人对其死亡的一种褒义性指称。他将《惜颂》等作品与现代医学的临床症状结合起来考察，认为屈原"最有可能死于厥心痛"[②]。陈桐生通过楚辞文本分析认为"屈原在遭谗被疏之后，应该是患上了严重的心境障碍"[③]，有一定的合理性。黄震云、张杰通过文本考证指出，屈原可能患有湿热、皮肤病、肝脏不好引发的眼疾以及头痛等病症。[④]邵学海关注屈原在创作时的精神状态，将屈原视为一个"精神异常者"，并"借鉴病迹学的理论，分析屈原的存在方式及矛盾心理与其作品缝合之'创伤的痕迹'"，就屈原疾病中的精神面貌和心理状态对其文学创作和文学风格的影响进行了探讨。[⑤]

二 关于医学与养生思想的研究

先秦两汉是文化发生期，文学不仅与医学，与子书及其他各类典籍也都有诸多交融。医学与养生思想散见于各类典籍中，可与医书典籍相互印证。目前学界也多将文学、医学、子书及其他典籍综合起来考察。其中，关于先秦两汉养生思想的研究，学者们的关注相对较多。先秦两

① 郭沫若：《历史人物》，中国人民大学出版社2005年版，第80页。

② 王伟：《屈原自沉说之缘起与质疑及其可能终于疾病考》，《广西师范大学学报》（哲学社会科学版）2012年第1期。

③ 陈桐生：《屈原后期的心境障碍及其沉江结局》，《铜仁学院学报》2016年第1期。

④ 黄震云、张杰：《屈原作品的草木描写与健康自救考》，《中国楚辞学》第20辑，学苑出版社2013年版。

⑤ 邵学海：《论境界线上的屈原》，《江汉论坛》1997年第8期。

汉文学及其他文献中保存了不少有关医学的记录，是了解古代医学思想非常重要的史料。学者们的研究主要涉及如下几方面的问题。

其一，早期哲学与医学思想的关系。中国古代哲学在先秦两汉时期已经比较成熟，这为医学思想的发展奠定了认识论的基础。陈庆元、陈贻庭认为，中国古典文学与中医学之间具有共同的精神传统，即关注现实人生；也有共同的思维方式，即形象思维。同时从"气"的角度切入，对文学思想与医学思想的关系做了分析，认为古代文学理论中的"气"与中医学的"气"均来源自古代哲学，并且前者受到后者的影响和启示。[1] 温长路考察了西周至春秋时期的医学实践活动及其所体现的医学思想，并将之与阴阳学说、五行学说、天文、历算、甚至是农桑、手工业的发展结合起来予以讨论，对探究先秦时期原始的医学思想有重要启示作用。[2] 李炳海认为"道家的与众不同之处在于，它对疾病有自己独特的理解和界定，对疾病采取的是不同于世人的观照视角，同时，即使处于疾病状态，仍然不失其超脱和逍遥"[3]。李明璇立足于先秦时期巫医不分的时代背景，从"巫"的角度探析《山海经》中的医学思想，认为"巫"在某种程度上具有哲学意味，"巫"与"医""文"之间具有十分密切的联系。[4]

其二，养生思想。在早期医学著作《黄帝内经》、先秦两汉诸子百家及《诗经》等文学作品中，已经形成了较为完备的养生理论体系。学者们的研究主要集中于如下几个方面。

---

① 陈庆元、陈贻庭：《古典文学与中医学》，福建科学技术出版社1996年版，第26—43页。

② 温长路：《〈诗经〉中的医学理论思想》，《江苏中医》1992年第4期。

③ 李炳海：《从贫困非病到不以病为病——先秦道家文学中的疾病事象》，《中国文学研究》2005年第3期。

④ 李明璇：《〈山海经〉巫术思维研究》，硕士学位论文，陕西师范大学，2019年，第11—32页。

一是饮食养生。这一领域颇受学者们关注，相关研究成果也比较多。如谢绣治指出，《诗经》"含藏着十分丰富的养生食材""立足在天人合一的视角上，强调自然韵律的理念"，蕴含着"有机生活"养生观，强调有机饮食与养生的关系以及正确的饮食观要符合自然的要求。① 叶巧藜从改善生活环境、对长寿的愿望、饮食、延续生命四个方面，探析《诗经》中的养生意识，认为《诗经》中产生了养生思想并彰显出对长寿的追求，但"在诗经时代尚未有明确的养生体系建立"。② 闫茂华从《诗经》中的五谷（黍、稷、稻、麦、菽）、五果（枣、桃、李、杏、栗）、五畜（牛、犬、猪、羊、鸡）、五菜（葵、韭、藿、薤、葱）等入手，考察当时的饮食养生文化。③ 章原从食制、粮食作物、饮品、储存天然冰块冰冻食物、以和为美的饮食追求和理念等几个方面，肯定了《诗经》中的饮食养生思想④。黄震云、谭智晋通过梳理《楚辞》中的饮食文化，认为其中的饮食菜品丰富，制作精美，饮食与药膳相结合，具有极其明显的地域特征和时代特征，肯定了饮食与养生之间的密切联系。⑤ 廖成注意到楚人饮食文化与中原地区的差异，肯定其饮食养生文化的独特性。⑥ 王灿认为楚地主食体系"以稻为主，间杂五谷""重肉食，喜好水产品与野味""五味调和，犹喜苦酸"并具有高超的烹饪技巧。⑦ 周秉高考察了《楚辞》中的食物种类及其加工方法、肴羞种类及

---

① 谢绣治：《〈诗经〉养生思想述论》，《诗经研究丛刊》2007年第1期。
② 叶巧藜：《〈诗经〉中养生意识探析》，《诗经研究丛刊》2011年第3期。
③ 闫茂华、宋喜贵、陆长梅：《〈诗经〉中的饮食与养生文化考究》，《农业考古》2011年第1期。
④ 章原：《〈诗经〉中的养生文化》，《南京中医药大学学报》（社会科学版）2014年第1期。
⑤ 黄震云、谭智晋：《〈楚辞〉中的饮食文化》，《职大学报》2019年第1期。
⑥ 廖成：《论〈楚辞〉中所反映的先秦饮食文化》，《参花（下）》2014年第6期。
⑦ 王灿：《浅谈"楚辞"中的先秦楚地饮食文化》，《鸡西大学学报》2011年第11期。

其烹饪技术、饮料种类及其制酒方法等。①贾丽丽在考察楚地饮食地域特色的基础上，对楚辞的烹饪文化、宴饮文化及其所蕴含的"巫祭色彩"与"仙道色彩"进行了讨论。②

二是医药养生。先秦两汉文学作品中有丰富的药物学史料，医药养生自然也为学者所关切。如章原认为《诗经》提及的上百种药物"在字里行间透露出许多相关信息"③，已经具有医药养生的意识。萧志才从屈原《天问》《远游》中探究屈原的丹道养生思想，指出文中涉及的丹道机理，"阴阳三合"的丹道气化原理，修丹道的程序以及屈原对长寿不死的向往。④李良松对《楚辞》中的药草和养生思想做了总结和归纳，认为屈原是伟大的文学家，同时也是"医药与养生之学的传承者与发展者"。⑤王水香对先秦两汉时期服药养生及世人追求长生的风气做了细致的分析。⑥

三是其他养生方式。生存环境与生命葆养之间的联系，在先秦文学中已有表现，叶巧藜从《生民》《公刘》《绵》三篇诗歌出发，认为周民族的迁居一方面是为了逃避战乱，另一方面是为了寻找适宜生存可供耕作的地方，以增加粮食产量和保障生存条件，实现生命的葆养和延续。⑦章原认为《诗经》中对"居住环境与健康的关系"有丰富的记载，并且已经注意到环境卫生的问题。⑧

----

① 周秉高：《楚辞饮食文化研究》，《中国楚辞学》第11辑，学苑出版社2009年版。

② 贾丽丽：《〈楚辞〉饮食文化探究》，硕士学位论文，长江大学，2016年，第1页。

③ 章原：《〈诗经〉中的养生文化》，《南京中医药大学学报》（社会科学版）2014年第1期。

④ 萧志才：《屈原的丹道养生思想》，《武当》2008年第5期。

⑤ 李良松：《楚辞余韵溯医踪——屈原诗赋与医药养生》，《中医健康养生》2017年第5期。

⑥ 王水香：《先秦两汉涉医文学研究》，博士学位论文，福建师范大学，2016年，第254—256页。

⑦ 叶巧藜：《〈诗经〉中养生意识探析》，《诗经研究丛刊》2011年第3期。

⑧ 章原：《〈诗经〉中的养生文化》，《南京中医药大学学报》（社会科学版）2014年第1期。

还有的学者对情志、道德、音乐、体育、节欲、导引等养生方式加以讨论。谢绣治认为，"有机生活的重点在于每一个生活的片段都要平衡、协调，合乎自然的节律。所以除了饮食养生外，情志的调养与道德的修养也不容忽视"①，而忧伤作为心理疾病会损害健康，养心与养德之间也会相互影响，肯定了情志、道德对养生的重要作用。章原指出《诗经》各篇章之间音乐风格的差异，认为对"淫声"与"正声"的区分有益于养生，因为"平和、有节制的音乐具有平心释躁的功能"，而"繁手淫声，惛堙心耳的音乐会使人失去平和之心"②。宋迎东、黄燕娥通过对《诗经》中的征战诗和祝颂诗的分析，认为《诗经》时代已经出现了"为寿而已矣"的养生观，并指出这对当代的体育养生具有一定的启发。③王水香从"生命本源""生命构成""身体构造""存在方式"四个方面论述了文学中的生命观，并将文学中的养生思想归纳为"顺应自然""气、形、神兼并""中和平衡"三类。此外，还对"日常养生""节欲养生""导引养生"等养生方式进行了探讨。④

由于医学与养生密切相关，因此也有学者是将医学思想与养生思想放在一起，进行综合讨论。李良松、郭洪涛通过对十三经中医学史料的梳理，归纳出十三经各经中体现出来的医学思想，如认为《周礼》的医学思想包括"饮膳制度"和"食疗思想"两个方面；《论语》的医学思想"崇尚饮食调养""注重养生之道"等⑤，这其实更符合历史实际。

---

① 谢绣治：《〈诗经〉养生思想述论》，《诗经研究丛刊》2007年第1期。

② 章原：《〈诗经〉中的养生文化》，《南京中医药大学学报》（社会科学版）2014年第1期。

③ 宋迎东、黄燕娥：《〈诗经〉中的生命观及其对体育养生的启示》，《广东青年干部学院学报》2006年第2期。

④ 王水香：《先秦两汉涉医文学研究》，博士学位论文，福建师范大学，2016年，第205—264页。

⑤ 李良松、郭洪涛：《出入命门：中医文化探津》，中国人民大学出版社2007年版，第87—195页。

三 关于医疗与文学之关系的研究

医疗与文学之关系体现在两个方面。一是医疗对文学创作的影响，具体包括疾病、药物、医学思想等对文学题材、语言、意象、形象塑造、表达方式和技巧、审美特征、思想意蕴、艺术风格、隐喻内涵等方面的影响；二是文学对医疗的影响，如保存医学史料、强化医学典籍的文学性、促进医学和疾病预防知识的传播等。与隋唐至明清时期相比，学界对先秦两汉医疗与文学关系的关注明显不足，且主要集中在"疾病对文学创作的影响"这一层面。

（一）医疗对文学创作的影响研究

药物对文学创作的影响主要体现在语言和意象的使用上，医学思想则影响到文学的内容，而疾病对文学创作的影响更为多元化，因此疾病书写实为医疗书写的核心内容之一。关于疾病，宫爱玲在《审美的救赎现代中国文学疾病叙事诗学研究》中引厨川白村"生命力受了压抑而生的苦闷懊恼，乃是文艺的根柢，而其表现法乃是广大的象征主义"之语指出"生病是几乎每个人都可能遭遇到的体验……只是文学艺术家善于运用艺术语言全面记录病痛体验，从而形成了蔚为大观的疾病叙事。文学史上有很多作品是作者生病之后的创作。其中既有对病痛治疗的过程记叙，也有独特生命体验的体悟。"① 这里所谓的疾病更倾向于一种个体疾病，事实上，疾病还有一种内涵即社会疾病，学者们对"社会疾病"有更高的关注度。

---

① 宫爱玲：《审美的救赎：现代中国文学疾病叙事诗学研究》，山东教育出版社2014年版，第25页。

所谓社会疾病，包括"流行疾病"和"隐喻疾病"两个层面，前者即因流行瘟疫引发的群体疾病。赵夏竹通过梳理各种典籍中对社会疾疫的描写，指出疾疫对文学创作具有推动作用，对文学风格的转变有直接影响，正是战争、疾病让人"心灵深处感到无奈、怅惘"，迫使"人们去思考永恒与短暂，自然与人类，幸福与苦难等重大问题，并把种种感慨形诸笔墨，以寄寓自己的悲凉心境"[①]。郭伟民从古诗十九首中发掘社会政治和社会疫疾带给人的特殊生命体验，认为"政治动荡，瘟疫与地震频繁爆发，各种各样的灾难引发了人们对生命与死亡的深刻思考。"[②]任舸将汉末三国时期的社会灾难、疫疾情况与文人的活动、文人心态和文学创作活动结合起来进行了考察。[③]魏小丽也提出社会上多次爆发的疫疾引发世人对生命短暂的感慨，造成了汉代文学的悲凉色彩。[④]

"隐喻疾病"则是社会弊病的文学折射。李炳海认为，先秦两汉文学中的内热病症可以分为"穷奢极欲型"和"恐惧愤怒型"两种，并对其隐喻内涵及不同类型病症的治疗方式做了剖析。[⑤]他还指出，先秦两汉文学作品中贵族的疾病形象，体现了其疾病状态表象下的生命意识及人物的复杂性格，从中也可发现疾病对于类型人物形象塑造上的特殊功能。[⑥]这两篇文章都揭示了疾病的讽刺性隐喻意义，在表层疾病下隐藏的是国家社会的症状。王水香重点分析了《老子》中的言论，

---

① 赵夏竹:《汉末三国时代的疾疫、社会与文学》,《中国典籍与文化》2001年第3期。

② 郭伟民:《古诗十九首中生命意识的感知与自觉》,《黄河科技大学学报》2007年第6期。

③ 任舸:《汉末三国灾疫与文人、文学》,硕士学位论文,四川师范大学,2016年,第20—45页。

④ 魏小丽:《疾疫与两汉社会研究》,硕士学位论文,广西师范大学,2016年,第39—46页。

⑤ 李炳海:《病态生命的文学表现及人生反思——先秦两汉文学的内热病症事象》,《北方论丛》,2004年第5期。

⑥ 李炳海:《疾病状态中的贵族形象——先秦两汉文学的一个透视点》,《江苏行政学院学报》2005年第6期。

认为其"治世内核与文学躯壳浑然一体""治世功能实为文学治疗功能的具体体现",认为"上医医国"的实质就是"治病之道与治世之道的相通"①，这种思想在她的博士论文中得到进一步深化，将治病的发生机制与治国联系起来，指出"医""士"身份的相通以及治病的最高理想就是"医国"②。

也有的研究成果重点探究医疗对文学创作的影响。陈庆元、陈贻庭梳理了诗词曲赋、笔记散文、戏曲小说、神话等作品中涉及的中医药内容，认为中医学元素对文学的内容、形式、表现手法、语言都产生了影响，"中医学影响了文学家的思想和生活，进而影响到他们的创作"③。张秋丽认为，屈赋中大量"带有荆楚文化因子的植物群落"④是托物言志的媒介；于沁可对《诗经》《山海经》《楚辞》中的草木书写及其文化语境做了探究，认为《楚辞》草木本质上是诗人"自我的象征"，对情感抒发和人格表达具有极其重要的推动作用。⑤两位作者都注意到了草木的医药属性，但都没有从医疗视角进行深入探究。王水香认为，《山海经》中所记载的医药兼具现实性和超现实性的双重特征，医药知识文本记载的表象下，是对古代医疗水平及社会医疗状况的反映，同时也承载着先民超越疾病和死亡的渴望，为医学蒙上了一种浪漫的神话色彩和神秘的神话思维。⑥同时她还着眼于先秦两汉时期文学与医学的整体面

---

① 王水香：《"上医医国"的实质——兼论〈老子〉的辨证治世功能》，《龙岩学院学报》2016年第4期。

② 王水香：《先秦两汉涉医文学研究》，博士学位论文，福建师范大学，2016年，第297—330页。

③ 陈庆元、陈贻庭：《古典文学与中医学》，福建科学技术出版社1996年版，第13—43页。

④ 张秋丽：《屈赋植物文化研究》，硕士学位论文，延边大学，2008年，第1页。

⑤ 于沁可：《先秦文献中的草木书写及其文化语境研究》，博士学位论文，山东大学，2020年，第120—147页。

⑥ 王水香：《论〈山海经〉医药的神话特质及文学意义》，《闽南师范大学学报》2015年第2期。

貌，梳理了先秦两汉的医学文献目录、存世医学文献及出土的医学资料，并对考察诊籍的流变、文学中本草和疾病的深层意蕴、医道与文道的会通，以及先秦两汉学术交融的环境对医文相融会通的影响等，做了非常细致的分析。①

（二）文学对医疗的影响研究

文学与医疗之间的浸染是一个双向互动的过程，文学以"润物细无声"的方式对医疗产生了持续而又强烈的影响。陈庆元、陈贻庭认为，文学对医疗的影响主要体现在四个层面：一是文学"蕴藏着丰富的医药知识和医学史料，包括医理、各科疾病诊法治则、医方、中药、针灸、养生、气功、医史人物事件和医林趣闻轶事等"，是研究药物学和医学史的宝贵材料；二是文学"扩大了中医药的社会影响，推动了中医药的普及和进步"，这是因为"文学作品具有认识和教育作用，又有欣赏价值……在古代中国社会，文学是创作最繁荣、流传最广泛、影响力最大的艺术形式，古典文学中描写的医药知识，通过文学的形象和语言广泛传播开来，使人们在潜移默化中接受这些知识"。三是"中医著述形式的文学化"，古代中医学著述中有许多具有文学性的作品，如《药性赋》《汤头歌括》等，对医学著述的写作形式和写作方法都有启发作用；四是"古典文学对于疾病的防治也有作用"，这其实就是文学治疗功能的体现。②王水香承袭陈庆元等人的观点，认为文学对医疗的影响主要有两个方面，一是以《黄帝内经》为例，论证"医学典籍的文学性"。她指出《黄帝内经》对医理的阐述采用了文学化的形象可感的思

---

① 王水香：《先秦两汉涉医文学研究》，博士学位论文，福建师范大学，2016年，第129—204页。

② 陈庆元、陈贻庭：《古典文学与中医学》，福建科学技术出版社1996年版，第13—26页。

维方式，广泛采用联想和想象，将情感渗透在医理之中，并且灵活多样地使用比喻、比拟、摹状、铺陈、对偶等修辞手法，同时《黄帝内经》中"医者""病人""平人（健康人）"形象的塑造也生动活泼，具有文学意味。二是从"医文主体""医文思想"交叉的角度论述文学对医学的影响。认为"医""文"具有共同的发展源头，医学家具有文学素养，文士也多有一定的医学知识储备，并认为医学思想、文学思想、哲学思想是浑融一体的，文学对医学产生持续的影响。[①]

四　关于文学治疗功能的研究

"人生是痛苦的，存在是荒谬的"，存在之苦与生俱来无法摆脱，而"病患之苦又是存在之苦的集大成者"。一方面病患之苦带给人烦恼及"超出常人的病痛之苦和死亡恐惧"，另一方面"存在之苦导致了人类寻求自我解脱和救赎的艺术发生的可能性……病痛之苦是加速艺术产生的动力机"，所以文艺就成了"生命遭受痛苦的呐喊"，是"对人生极大的救赎，是人在无望而痛苦的现实中寻求到的审美的和诗意的精神家园"[②]，因此文学创作也便具有了治疗救赎的功能。中国先秦时期就已经认识到了文学具有治疗救赎的功能，传统巫祝文化中有许多通过文字颂祝来治愈疾病的记载，西方在古希腊时期也有哲学家注意到这一问题。不过文学治疗作为概念术语则是一个舶来品。叶舒宪梳理了从克尔凯戈尔、尼采、福柯、弗洛伊德到海德格尔、哈贝马斯等人的论述，指出"现代性语境的治疗主题从宗教、哲学向文学转移"，他认为在20世纪

[①] 王水香：《先秦两汉涉医文学研究》，博士学位论文，福建师范大学，2016年，第345—416页。

[②] 宫爱玲：《审美的救赎：现代中国文学疾病叙事诗学研究》，山东教育出版社2014年版，第20—44页。

"哲学死亡"之后，"诊断和治疗社会文化之痼疾和个体心理障碍的重任又有了明确转向文学的迹象"。他还以泰戈尔和川端康成的事例证明文学治疗自己和治疗他人的可能性，①强调了作者和医生身份的转换和互动，并指出"文学的疗效"是如何实现的。②文学治疗概念的引入为研究包括古代、现代、当代中国文学提供了一个新的视角，目前已有不少学者从文学治疗的角度重新审视先秦两汉文学，他们往往将文学视为一种对人的精神、情感、肌体等具有治愈作用的手段，研究成果多集中于辞赋。

邱鸿钟《文学心理与文学治疗》即受到"文学治疗"概念的影响，认为中国古代的巫歌和祝由"不仅具有一般慰藉宣泄的社会功能，而且具有精神分析和心理治疗的功能"，是最早的文学治疗形式。同时，他还认为，诗歌、寓言与箴言、辞赋、戏剧、小说都具有"情感宣泄"的功能，并指出屈原的"族群意识""复杂的情感状态""个性与气质"导致"屈原之死"，对屈原创作时心理特征的分析具有一定的创新价值，可惜对各种文体的治疗功能只是简单介绍并未展开详细论证。③潘啸龙认为，屈原借助梦游、神游和幻游等三种形式的"托游"来达到情感宣泄的目的，"托游"本质上是现实境遇和情感抒发的需要，对于倾泻情感以及舒缓内心痛苦具有治疗作用。不过作者没有从医疗视角将"游"视为一种医疗活动④。陈爽基于"文学原始的治疗功能、屈赋产生的特

---

① 叶舒宪在《文学治疗的原理及实践》中进一步将文学治疗的可能与实现归纳为五个方面并与已有的文学理论相对应，即（1）符号（语言）游戏的需要（维特根斯坦、利奥塔等的语言游戏说、文学游戏说）；（2）幻想补偿的需要（弗洛伊德的艺术白日梦说、霍兰德的防御置换说）；（3）排解释放压抑和紧张的需要（亚里士多德的净化说、荣格的原型说）；（4）自我确证的需要（布鲁东等的超现实主义说、拉康的镜象阶段说）；（5）自我陶醉的需要（柏拉图的迷狂说、巴赫金的狂欢化说）。

② 叶舒宪主编：《文学与治疗》，陕西师范大学出版社2018年版，第13—29页。

③ 邱鸿钟编：《文学心理与文学治疗》，广东高等教育出版社2017年版，第45—60、161—170页。

④ 潘啸龙、刘学：《论屈赋情感宣泄的"托游"方式》，《淮阴师范学院学报》（哲学社会科学版）2003年第5期。

殊文化背景和作者的特殊身份",将屈赋置于原始文化视野之中,探讨屈赋作品中"仪式文学""非仪式文学""发问文学"以及"语言"的治疗价值,强调"屈赋治疗得以实现的身心机制"以及对两汉和后世治疗文学的深远影响。①

还有部分学者讨论了汉赋的治疗功能。曾祥宝、刘晓林从医学的视角审视《七发》中的治疗方式和治疗效果,对其中治疗行为的发生进行了讨论,认为治病者吴客使用的是传统中医中的"情志疗法"也即"话疗",肯定了心理疏导对治疗疾病的作用②。郑怀林、郑琪从医学史的角度考量《七发》,也分析了文学"话疗"对治疗疾病的突出作用,肯定了文学能够"发挥良好的心理治疗和精神激励作用"。③贾飞也认为,王褒《洞箫赋》就是为治疗疾病而创作的,并将该赋的节奏、辞藻、音乐性等与治疗功能的实现结合起来,做了精彩的分析④。此外,张蔚以文学人类学作为观察视角,从文学的治疗功能出发,对《诗经》中有关精神治疗的诗歌进行探讨,认为这些诗歌具有"治病和救灾在内的文化整合和治疗功能"。⑤

结　语

从以上论述可以发现,目前学界关于先秦两汉医疗文学的研究,主要集中于"疾病、药物的文学书写""医学与养生思想""医疗与文学之

① 陈爽:《文学治疗视域下的屈赋研究》,硕士学位论文,阜阳师范大学,2021年,第21—50页。

② 曾祥宝、刘晓林:《〈七发〉:古代"心理疗法"的典范》,《湖南科技学院学报》2007年第5期。

③ 郑怀林、郑琪:《从〈七发〉看西汉时期生活方式病的文学治疗思想》,《陕西中医学院学报》2008年第1期。

④ 贾飞:《王褒〈洞箫赋〉之治疗功能探究》,《百色学院学报》2013年第3期。

⑤ 张蔚:《浅谈〈诗经〉的文学治疗功能》,《淮北职业技术学院学报》2013年第2期。

关系""文学治疗功能"四个方面，①涉及先秦两汉时期各种文学类型，对文学典籍中的医学史料、医学思想，尤其是养生思想、文学与医疗之间的双向互动都有了较为清晰的认识，还从文学治疗的视角打开了古典文学研究的新窗口，这些都是值得肯定的地方。

但已有研究成果仍然存在一些不足，一是先秦两汉是医疗文学的萌芽发展期，这时的医疗文学必定带有不同于后世的烙印，并且对后世医疗文学的发展产生深刻影响，但关于先秦两汉医疗文学不同于后世的特征，以及对后世医疗文学的影响，目前学界还很少有人讨论；二是已有研究成果多数偏向于医学领域，如论文数量占比较多的"疾病、药物的文学书写"研究，多属于医学范畴，仅把文学作品当作材料，对于其中的"文学性"缺少深入探讨；三是相关研究多聚焦于某一文学类别，如王水香《先秦两汉涉医文学研究》那样，将先秦两汉各个文类统一起来的系统性成果还很少见，因而难以完整地呈现出先秦两汉医疗文学的整体面貌。这些问题都有必要做进一步深入的探讨和研究。

---

① 个别论文不属于上述四类，但数量有限难以单独划分类别，如徐英娜等人以《周礼》为依据，从医制的源起出发，总结出我国古代"巫"和"医"的特征以及走向分离的发展轨迹，对探究先秦医事制度有一定补充作用。参见徐英娜、李鑫、程伟：《周代医事制度新探》，《中医药管理杂志》2021年第23期。

秦汉简涉医类文献校读札记

方　勇　袁开惠

摘要： 文章第一部分结合关沮周家台秦简内容，利用近年出版的《秦简牍合集》采撷的学术界较为全面的研究成果，对关沮秦简医方简中的相关字词进行了重新释读。第二部分主要研究了悬泉汉简第二册中的《市药记》记载了药物买卖的具体情况，其中涉及17种药物名称，文中对其一一进行了解释。其他简文中"睿"字应是和"马睿"同义，表示痈疽的疾病名称；"玄胆"一名见于《抱朴子》一书，但是具体所指仍不明确，我们怀疑其为香料名称，此外，"泽曲"之"泽"可读为"醳"，表示昔酒，"醳曲"指酿造时间长的酒的酒曲。

关键词： 祝由术；守官；市药记；睿；醳

一　关沮周家台秦简部分

（一）关沮秦简三四五简文曰：

　　马心：禹（步）三，乡（向）马祝曰："高山高郭，某马心天，

　　作者简介： 方勇，吉林外国语大学国际传媒学院教授，研究方向：古文字、古文献；袁开惠，上海中医药大学科技人文研究院副教授，研究方向：中医古籍与文化。

　　基金项目： 国家社会科学基金项目（16BZS012），教育部人文社会科学研究青年基金项目（19YJC740112）。

某为我巳（已）之，并企待之。"①

这是一条治疗马病的兽医类医方。其中被释为"郭"的字形作 𩇫；2015年出版的《秦简牍合集（三）》收录的该字形红外线图版作形 𩇫，《秦简牍合集（三）》编者释其为"丝"，但没有解释。②我们认为，此字被释为"丝"字是有道理的，颇疑"丝"字可能是"县"字误字。因秦简牍中的"县"字常作以下形：③

𩇫、𩇫、𩇫、𩇫、𩇫、𩇫、𩇫

通过比较可见，"丝"与"县"二者字形特别相近，故讹误的可能性极高。"县"即是"悬"字之古字，其自身可表示高义或者遂义。又"县"上古音为元部，而其下文的"天"为真部，二者也应是押韵的关系。另外，关沮秦简三三五简："病心者，禹步三，曰：睪（皋）！敢告泰山，泰山高也，人居之；□□之孟也，人席之。不智（知）……"其中"泰山高也"与"高山高丝〈县〉"取义近似。这些简文告诉我们，古人在治疗病心时所祈求的对象是"泰山"或"高山"，这应是古代祝由术在治疗人或家畜心病时的定式。

小文成文后曾请陈剑先生指正，陈先生告诉笔者他怀疑此"丝"形为"䜌"字误字，读为"峦"。④我们认为陈剑先生的意见要优于我们先前的考虑。裘锡圭先生曾对"䜌""丝"二者讹混的现象有过说明，他认为：

---

① 湖北省荆州市周梁玉桥遗址博物馆编：《关沮秦汉墓简牍》，中华书局2001年版，第132页。以下所引此书材料不另注。
② 武汉大学简帛研究中心、荆州博物馆编；陈伟主编：《秦简牍合集》（叁），武汉大学出版社2015年版，放大图版第276页，释文第66页。以下所引此书材料不另注。
③ 方勇编著：《秦简牍文字编》，福建人民出版社2012年版，第269—270页。
④ 见陈剑先生2015年8月14日来函。

"丝"和"丝"二字用作表意偏旁时往往可以通用。例如："丝"字所从的"丝"，金文往往作"丝"。"幽"字所从的"丝"，金文偶尔也有作"丝"的。这类现象是不是可以看作"丝""丝"二字有别的反证呢？答复是不能。唐兰先生曾经指出："凡同部（即由一个象形文字里孳乳出来的）的文字，在偏旁里可以通用——只要在不失本字特点的时候。例如大、人、女全象人形，所以在较早图形文字常可通用……""丝""丝"二字作为表意偏旁可以通用，是唐先生指出的现象的又一个实例。

……我们知道，在小篆里独立的"丝"字已经不存在，从"丝"的"联"字和"丝"字也都已经讹变为从"丝"。由此可见战国时代正是"丝"字由通行到废弃的过渡时期。在这一时期的文字数据里出现少量"丝""丝"二字不分的现象，是不足为怪的。这也不能证明这两个字本来就没有区别。[1]

我们认为裘先生的意见正确可从。如秦简中的"联"字作𦘒、𦘒等形，所从"丝"形确实与"丝"形无别（其上部一横笔与"耳"字上部一横笔也可能出现了借笔的情况）。此外如秦简中的"变"字亦是如此。由此我们说上举关沮秦简中的"丝"字为"丝"字误字的意见可行，"丝"读为"峦"亦句义通顺。查《故训汇纂》可知：

> 《尔雅·释山》："峦山，隋"，郭璞注："山形长狭者，荆州谓之峦。"《后汉书·马融传》："犯历嵩峦"，李贤注引《尔雅》："山小而高锐曰峦"。《说文句读·山部》："峦，山狭而高。"[2]

---

[1] 裘锡圭：《裘锡圭学术文集·金文及其他古文字卷》，复旦大学出版社2012年版，第285页。此蒙陈剑先生提示。

[2] 宗邦福、陈世镜、萧海波主编：《故训汇纂》，商务印书馆2003年版，第650页。

所以简文"高山高丝〈孿（峦）〉"应是说高山高狭之义，且"峦"字古音为元部，与下文"天"字亦是合韵。顺便提及的是，上引关沮秦简三三五简中的"□□之孟也"一句中"之"字前一字，《秦简牍合集（三）》编著者认为似是"孤"字。萧旭先生认为文中阙释的二字为"虎豹"或"虎狼"。① 按，萧旭先生分析有理。通过和《说苑》的比较，可证简文"□□之孟也"中阙释的文字正是和"虎豹""虎狼"相当的内容，故将"孟"读为"猛"应可从。简文阙释的两个字分别作 、 形，② 因为此简中间开裂，导致字形左右间距稍稍加宽，笔画稍有变动，故我们怀疑 形为"虎"字，因秦简中的"虎"字常作 、 、 诸形，③ 形和这些形体相近。而 形，《秦简牍合集》编著者认为似是"孤"字。我们认为此字可能为"狼"字，秦简中"狼"作 形，④ 此 形左侧的犬旁笔意舒展但模糊不全，右侧"良"形上部较清晰，下部残泐不全，此字和"狼"字形接近，故释为"狼"可行。简文"虎狼之孟（猛）也，人席之"的内容十分通顺。

简文中的"戴"字，其义至今似无确解。《秦简牍合集》编著者引陈斯鹏的意见读为夷；引周祖亮、方懿林意见认为如字读，指大义。⑤ 张雷先生读为"替"，"咸替"即皆废，因心疾而行动皆废。⑥ 我们疑其读为"栗"，此字上古音为来母质部，"戴"字上古音为定母质部，二者声母同为舌音，韵部相同，可通假，且其和上文之"疾"及下文之"七""实"皆为质部字，十分叶韵。《尔雅·释诂》："栗，惧也。"表示

---

① 萧旭：《〈周家台30号秦墓简牍〉校补》，复旦大学出土文献与古文字研究中心网站，http://www.fdgwz.org.cn/Web/Show/2580，2015年8月26日。
② 陈伟主编：《秦简牍合集（三）》，武汉大学出版社2014年版，红外线放大图版第276页。
③ 方勇编著：《秦简牍文字编》，福建人民出版社2012年版，第140页。
④ 方勇编著：《秦简牍文字编》，福建人民出版社2012年版，第297页。
⑤ 陈伟主编：《秦简牍合集（三）》，武汉大学出版社2014年版，释文注释第63页。
⑥ 张雷：《秦汉简牍医方集注》，中华书局2018年版，第82页。

恐惧之义是承接"泰山高也"及"虎狼之孟（猛）也"而言的。简文讲泰山虽然高，但人是可以居住在它上面；而虎狼凶猛，人是可以把它们的皮毛当成席子。这是在说明心病是可以医治的，但如果看不到这种辩证的关系，是治疗不了心病，所以简文说"不知而心疾；不知而咸戟"，似乎也是起到心理暗示的作用。

此外简336，整理者置于335、337之间。《秦简牍合集》编著者将337简接在335后面。同时《秦简牍合集》编著者认为简336或与简380相连，为病心另一方。文句是否结束，未详。按，《秦简牍合集》编著者的意见可行。

（二）关沮秦简三二九、三三〇简文曰：

巳（已）齲方：以叔（菽）七，稅（脱）去黑者。操两瓦，之东西垣日出所烛，先狸（埋）一瓦垣止（址）下，复环（还），禹步三步，祝曰："噎（呼）！垣止（址），笱（苟）令某齲已，予若叔（菽）了〈子〉而微之齲已。"卽以所操瓦而盖囗。

此简文用去皮的黑豆来取像病人齲齿的病愈，所记载的内容属于秦汉时期典型的祝由术。其中被整理者释为"微"的字，其形为▇，很明显此形上部与下部因简断原因导致字形严重变形。《秦简牍合集（三）》编著者将其释为"数"字，我们认为此字释为"数"字是有道理的，和关沮秦简中的▇（简一三二三）、▇（简二六三）诸形进行比较，即可发现▇形与之相类。此外，《秦简牍合集（三）》编著者将"数之"与"齲巳（已）"之间补释出"七"字，其意见正确可从。陈剑先生来信告诉笔者，结合《秦简牍合集（三）》的意见他认为上举简文的释文应该重新句读。今将陈先生的句读意见录于下方，以避掠美之嫌：

巳（已）齲方：以叔（菽）七，税（脱）去黑者。操两瓦，之东西垣日出所烛，先狸（埋）一瓦垣止（址）下，复环（还）。禹步三步，祝曰："嘑（呼）！垣止（址），筍（苟）令某齲已，予若叔（菽）了〈子〉。"而数之七{齲}，已，卽以所操瓦而盖□。

陈先生认为"而数之七{齲}，已"一句不属于祝词，是祝后的动作，且"止、已、子"押韵，"而数之七{齲}，已"中的"齲"字应该是衍文。①我们认为陈剑先生的意见能够很好读通简文，应可从。简文"数之七"应和前文的"以叔（菽）七"之内容相呼应。

（三）关沮秦简三六七简文：

平旦晋，日出俊，食时钱，日中弌（一），餔时浚儿，夕市时发□，日入鸡，鸡……

以上简文中的"发"字，及其下一字，在2001年出版的《关沮秦汉墓简牍》一书中分别作▮、▮形，在2015年出版的《秦简牍合集（叁）》中分别作▮、▮形，《秦简牍合集（三）》编著者认为：

整理者释为"发"，恐非，右旁当从"辟"。再下一字，右旁从"虎"，两字疑读为"辟邪"。

我们认为，以上《秦简牍合集（三）》编著者的整理意见要优于原

---

① 见陈剑先生2015年8月14日来函。

整理者的考释意见，但是这两个字应不应该读为"辟邪"则值得商榷。仔细观察▓及▓形中左侧的偏旁，其应是"鸟"字，和关沮秦简一七三简中"鸣"字之▓形所从"鸟"旁进行比较，加之秦简牍中"鸟"字的▓、▓诸形亦可证明上举关沮秦简三六七中的字形当从鸟旁，第一个字形右侧从"辟"是没有问题的，所以此字应为"鹥"字。其下一字形从"虎"，应可从，刘钊先生曾根据金文"虎"字形，释睡虎地秦简中的"▓"为"諕"。①其意见正确可从，被释出的"諕"字所从"虎"形与此▓形右侧形全同。结合上面的"鹥"字，我们想到的是此字当是"鸕"字，也即是说此字形左侧也应该是从"鸟"旁。"鹥鸕"当是鸟名，"鵯"又作"鹥"，"鵯"字见于《说文》，其曰："鵯鸕也。"段注曰："《释鸟》：'鸕须鸁。'按单呼曰鸕；累呼曰鵯鸕。《方言》：'野凫其小而好没水中者，南楚之外谓之鷿鹥。大者谓之鹘蹏。'《南都赋》作'鹥鸬'。"

此外，"鹥鸕"又可入药，做成"鹥鸕膏"，主治耳聋。且涂抹后又能令刀剑不锈。②

回头来看简文，其中的"浚兒"，《秦简牍合集（三）》编著者的释文为"浚儿"，采用或说读为"狻猊"，指狮子。按此说应可从，结合下文中"鸡"之内容，我们认为"狻猊""鹥鸕""鸡"皆属动物，且"猊""鸕""鸡"三者古音皆属支部，十分押韵，这可证我们所释应该可信。但因简文未完，不知道后文是否还会有动物名出现，仍需进一步的研究。

---

① 刘钊：《读秦简字词札记》，《简帛研究》第2辑，法律出版社1996年版，第108-115页。

② （唐）陈藏器撰，尚志钧辑释：《〈本草拾遗〉辑释》，安徽科学技术出版社2002年版，第215页。

（四）关沮秦简医方简三七七简至三七八简文曰：

并命和之。即取守室二七，置桐中，而食以丹，各尽其复（腹），□塞，勿令迣，置□后鬏（数）宿，□之干，即出，冶，和合乐□□歓（饮）食，即女子□□。

此简文中的"命"字，《秦简牍合集（三）》编著者采用张光裕、陈伟武先生的意见将其改释为"合"；陈剑先生亦有相同改释意见。① 按，此说正确可从。原释之"尽"字，陈剑先生来信告诉笔者，他已经将此字改释为"盈"字。② 我们认为释"盈"字应无问题，从文意来看，"盈"确实比"尽"义更为通顺。"塞"字前一字及"之干"前一字整理者皆阙释，《秦简牍合集（三）》编著者分别释为"坚"和"期"。这些意见均正确可从。"置"字下一字，整理者阙释，《秦简牍合集（叁）》编著者怀疑是"乐（药）"字，我们认为此形被释为"乐（药）"可能也有问题，我们怀疑其为和房子有关的某构造物名或者是房内的某器物名，且是在阴凉或干燥之处，但具体所指需待考。又简文"女子"下两个字，整理者亦阙释，《秦简牍合集（三）》编著者释为"蚤已"，并将"蚤"读为"瘙"，指疥疮，也可能是指体臭。

我们原来认为此"蚤"字也可能为"布"字，因为秦简牍文字中二者字形接近，容易讹混，但考虑到"女子布"与上文的内容不是特别吻合，所以还是采用"蚤"字的释法。但想到"蚤"字在典籍中经常被假借为"早"字，表示早晨或者很早之义，所以"女子蚤（早）已（已）"一句也可能即是指女子（在服用此药之后）第二天早晨（或很

① 陈剑：《马王堆帛书〈五十二病方〉、〈养生方〉释文校读札记》，载《出土文献与古文字研究》第5辑，上海古籍出版社2013年版，第513页。

② 见陈先生2015年8月18日来函。

早）便会痊愈之意。

此外，关沮周家台秦简整理者注意到此条简文和马王堆汉墓帛书《养生方》29条医方内容相似，为了说明问题，我们先把马王堆汉墓帛书《五十二病方·养生方》相关的内容迻录于下方：

> 【戏】：【以】七日七月取守【宫】，□以□□□其口，狸（埋）灶口下，深□【□□】○【□□】水染其汁，以染女子59/59辟（臂）。女子与男子戏侮，即被（破）缺；□卧，即去。60/60
>
> 取守宫置新廲（瓮）中，而置丹廲（瓮）中，令守宫食之。须死，即冶，涂（涂）画女子臂若身。节（即）与【男子】戏，即不明；／①

对于以上帛书内容，《长沙马王堆汉墓简帛集成（陆）》编著者认为：

> 原注："本条所述与《太平御览》卷九四六引《淮南万毕术》'守宫饰女臂有文章'等两节相似。张华《博物志》、陶弘景《本草经辑注》等也有类似记载。"李零（2006::314）："见《淮南万毕术》（《太平御览》卷七三六、九四六引）、《博物志》及《本草经辑注》。《医心方》卷二六《相爱方》引《灵奇方》称为'验淫术'。"

后来，陈剑先生对于上引《养生方》内容的个别字词有新的改释，他认为：

---

① 湖南省博物馆、复旦大学出土文献与古文字研究中心编纂，裘锡圭主编：《长沙马王堆汉墓简帛集成（陆）》，中华书局2014年版，第45页。

开头的所谓"以"字与残形不合（图见后，下同），应改释为"入"。

……

第二个"口"字右下有钩识符号"⌐"，应断读作"狸（埋）灶口⌐，下深……"，与本篇47/47行的"狸（埋）灶中"可对比。其后释文作"○"者，也未见得是废字。再下"水染其汁"实不通，所谓"水"亦与残形不合，结合文意可定为"朱"字，即指"朱（朱）砂"。

……

按"侮"字之释与字形不合，"女子与男子戏侮"亦实不通。其字疑应释为"伋"（又其右下角还有"⌐"号，《马集》释文漏），读为"狎"。"及"声字与"甲"声字辗转相通之例多见。"戏狎"意为"嬉戏狎昵、调戏"之类，古书多见。周波（2012：90）谓："《养生方》60行的'戏侮'，与'戏'题下的'即与男子戏'之'戏'意同，均指房事。"亦恐不确。下文的"□（疑可补为"与"）卧"方指房事，女子失贞，故其所谓"守宫砂"即"去"。而此"戏狎"尚较"失贞"有距离，故其守宫砂仅"破缺"而已。上所引"即与男子戏"之文，其下续云"即不明"而非消失不见（此意应在其后已残失文句中），义亦相近。[①]

我们认为陈先生的改释意见正确。通过对上文所涉典籍中及地下出土文献中关于"守宫砂"的理解，其多数的方法是将"守宫砂"涂抹

---

① 陈剑：《读马王堆简帛零札》，载《上古汉语研究》第1辑，商务印书馆2016年版，第45—62页。

在女子身上，而关沮周家台秦简简文却是将药物"歓（饮）食"，这是此简文与众不同之处。虽然简文"歓（饮）食"下面两个字残渺，无法释读，影响了对简文内容的理解，但我们猜测关沮秦简的简文内容可能是秦代"验淫术"。因为从墓葬的年代来说，虽然关沮秦简比《养生方》年代要早一些，但《养生方》的抄写年代却不一定比关沮秦简晚多少时间，两个医方内容的产生、发展及其流变关系可能很近，其中共有的"守宫""丹"等药物似乎更能说明这一点。

顺便说一下简文中的"稠"字，此字为原整理者所释，其形作稠，考之秦简牍中"周"字所作 、 、 、 诸形，稠字当从"周"旁。从上举马王堆帛书、《淮南万毕术》《博物志》及《医心方》等文献所载内容中的"瓮""罂"等器具名来看，"稠"也应属这一类的器具。《说文》曰："稠，木也。从木，周声。读若丩。""稠"上古音为章母幽部字，我们怀疑其可以通假为上古音属喻母宵部的"䍃"字，二者同为舌音，韵部旁转，读音很近。《方言》卷五："䍃，罃也。淮、汝之间谓之䍃。"钱绎笺疏认为："罃，《众经音义》卷三引作罌，旧本罌下脱'也'字，今据补。《说文》：'罌，缶也。'《广雅》：'罌，瓶也。'《玉篇》：'罌，瓦器也。'……罃与罌同。"[1]

又帛书文中的"瓮"，《易·井》："瓮敝漏"，焦循章句："瓮，瓶也。"《集韵·用韵》："瓮，罌也。"《慧琳音义》卷六十"盎瓮"注："瓮，瓦器之大者，或瓷或瓦，深而且圆，口小而腹广。"《慧琳音义》卷五十一"苏瓮"注引《方言》云："自关而东，赵魏之郊谓大者为瓮，小名为罌。"

由此可见，"瓮""罌（罌）"之间的区别应该是体型大小的不同，可统称为"罌（罌）"。"稠（䍃）"应与"瓮""罌"等器具义同。

---

① （清）钱绎撰集：《方言笺疏》卷5，上海古籍出版社1984年版，第10页。

（五）关沮秦简医方简三七四简文曰：

●以给、颠首、沐涚□，并，参（三）煴（温）鬻（煮）之，令☒

其中"涚"字下面的字形作▉，整理者隶定为"籔"字，并疑其从"界"，却无解释。《简帛医药文献校释》一书释此字为"籔"，但无解释。①《秦简牍合集（三）》编著者采用原整理者的隶定字形，亦无说解。我们认为隶定此字为"籔"形，应可从。此形又见于马王堆帛书《五十二病方》375/365行中，其形作▉，辞例为："取桐本一▉所"，马王堆帛书《五十二病方》整理者将此字释为"节"。《马王堆简帛集成（伍）》编著者认为："'一节所'之释可疑，待考。"同时，该书编著者亦指明此字见于周家台秦简。②我们认为此字可分析为从竹、从佃或甸。查金文中"佃"字作以下形：

▉（克钟）▉（格伯簋）▉（格伯簋）▉（扬簋）
▉（柞钟）▉（柞钟）▉（柳鼎）

《金文编》编著者按语认为"佃与甸为一字"。③由此可证"籔"字从"佃"或"甸"是没有问题的。按照文字的一般组合规律，此字应从"佃"或"甸"得声，但正如《长沙马王堆汉墓简帛集成（陆）》编著者所说的那样，简文及帛书文中此字究竟应该如何解读，仍待考。

---

① 周祖亮、方懿林：《简帛医药文献校释》，学苑出版社2014年版，第37页。
② 湖南省博物馆、复旦大学出土文献与古文字研究中心编纂，裘锡圭主编：《长沙马王堆汉墓简帛集成（伍）》，中华书局2014年版，第282页。此例蒙陈剑先生提示。
③ 容庚编著，张振林、马国权摹补：《金文编》，中华书局1985年版，第568页。

下面按照我们的理解将简文作如下句读：

> ●以给、颠首、沐涊歓，并参（三）煴（温）鬵（煮）之，令
> 冈

简文中"给"字，我们怀疑其可读为"及"字，因二者古音同为牙音，韵部同为缉部，且古书中从"合"得声之字与从"及"得声的字有相通的例子。[①]"及"又可读为"芨"，《说文》:"芨，堇草也。从艹，及声。"《尔雅》:"芨，堇草。"郭璞注云:"乌头苗也。"其又名"蒴藋"，《本草纲目》记载其气味"酸，温，有毒"；主治"风瘙隐疹，身痒湿痹，可作浴汤。"

简文中的"颠首"一词，《简帛医药文献校释》一书指出其又见于阜阳汉简《万物》第66号简，当是药物名，但具体所指不明，且怀疑关沮秦简的"颠首"是指头微微抖动、摇曳。[②]陈剑先生来信认为"颠首"应是药物名。[③]我们认为"颠首"为药名是正确的，但具体所指仍需考证。

简文中"沐涊歓"的"沐"可以是动词词性，表示濯髪之义。《说文》:"沐，濯髪也。"同时"沐"又可指米潘，即淘米水。《史记·外戚世家》:"丐沐沐我"，司马贞索隐:"沐，米潘也。"

简文中的"涊"字，《说文》曰:"濡也。"《广雅·释诂二》:"渍也"。

总之，我们认为简文可能是将"给（芨）""颠首""沐"等药物去渍濡"歓"（或者考虑"沐涊歓"皆为药物名），并且进行煮液处理。

---

① 高亨纂著，董治安整理:《古字通假会典》，齐鲁书社1989年版，第693页。
② 周祖亮、方懿林:《简帛医药文献校释》，学苑出版社2014年版，第37、38页。
③ 见陈先生2015年8月18日来函。

二 悬泉汉简部分

（一）《市药记》释文如下：①

市药记乌喙远职封叶泽昔削石檰

椒橐吾桂勺药石南草分猪膏一斗及药白易马刀

II90DXT0112②:14

牛膝·卑絜伏令

半夏 II90DXT0112②:42B+72B

按，"市药记"三字在牍文最上部的正中间。其中的"远职"当为"远志"，"职"上古音为章母职部，"志"字为章母之部，二者声母相同，韵部阴入对转，故可相通。"远志"见于武威汉代医简85乙简中，主要用于治疗男子性功能方面的疾病。②据《本草纲目·草部·第十二卷》载："[远志]根，主治：欬逆伤中，补不足，除邪气，利九窍，益智慧，耳目聪明，不忘，强志倍力。久服轻身不老。《本经》利丈夫，定心气，止惊悸，益精，去心下膈气，皮肤中热，面目黄。《别录》……"③其中"利丈夫"内容与上列武威汉代医简所云正合。

"封叶"之"封"疑读为"葑"，《说文解字·艸部》："葑，须从也"。段玉裁注引《坊记》云："葑，蔓菁也，陈宋之间谓之葑。"《本草纲目》

---

① 甘肃简牍博物馆、甘肃省文物考古研究所等编：《悬泉汉简（贰）》，中西书局2020年版，第538页。

② 甘肃省博物馆、武威县文化馆合编：《武威汉代医简》，文物出版社1975年版，第15页。

③ 李时珍编纂，刘衡如、刘山永校注：《本草纲目》（第四版），华夏出版社2011年版，第522页。

引藏器曰："芜菁，北人名蔓荆。今并汾、河朔间烧食其根，呼为芜根，犹是芜菁之号。芜菁，南北之通称也。塞北、河西种者，名九英蔓荆，亦曰九英菘。根叶长大而味不美，人以为军粮。"引禹锡曰："《尔雅》云：'须，芜。'《诗·谷风》云：'采葑采菲。毛苌注云：葑，须也。'孙炎云：'须，一名葑苁。'《礼·坊记》注云：'葑，蔓荆也。陈、宋之间谓之葑。'"简文"葑叶"即指芜菁叶。《本草纲目》记载其主治："利五脏，轻身益气，可长食之（《别录》）。常食通中，令人肥健（苏颂）。消食，下气治嗽，止消渴，去心腹冷痛，及热毒风肿，乳痈妒乳寒热（孟诜）。"①

"泽昔"当读为"泽泻"，"昔"字上古音为心母铎部，"泻"为心母鱼部，二者声母同，韵部阴入对转。其在武威汉代医简和马王堆帛书《养生方》中作"泽舄"，在传世典籍中还作"水泻""芒泻""鹄泻""泽典""及泻""禹孙"等别名。②《神农本草经·上品》："泽泻，味甘，寒，无毒。主风寒湿痹，乳难，消水，养五脏，益气力，肥健。久服耳目聪明，不饥，延年，轻身，面生光。"《证类本草》引《名医别录》："[泽泻]补虚损五劳，除五脏痞满，起阴气，止泄精、消渴、淋沥，逐膀胱、三焦停水。"

"削石"即"消石"，又见于武威汉代医简。《神农本草经》载其："治五脏积热，胃胀闭，涤去蓄结饮食，推陈致新，除邪气。炼之如膏，久服轻身。"简牍文中的"橛"，作█形，明显应隶定为"桥"形，可读为"条"，《尔雅·释木》："柚，条。"郭璞注："似橙实酢，生江南。"《埤雅·释木》："柚似橙而大于橘……一名条。《秦风》所谓'有条'即

---

① 李时珍编纂，刘衡如、刘山永校注：《本草纲目》（第四版），华夏出版社2011年版，第1082页。

② 张显成：《简帛药名研究》，西南师范大学出版社1997年版，第184页。下引同，不另注。

指此。"一说指山榎，即山楸。《诗经·秦风·终南》："有条有梅。"郑玄笺："条，音同榗，山榎也。"《本草纲目》载"柚"："主治：消食，解酒毒，治饮酒人口气，去肠胃中恶气，疗妊妇不思食口淡。"《本草纲目》载"榎"之木白皮及叶皆可入药。不知道简文究竟是指"柚"还是"榎"。

"橐吾"一名，当指独脚莲。此又见于武威汉代医简"治久咳逆上气汤方"中，且"款东（冬）"与"橐吾"同时出现，武威汉代医简整理小组指出，简文中款冬、橐吾各一升，与文中所记载的"凡十物"之数量相符，应为二物。[1]款冬、橐吾为两种不同药物，《神农本草经》谓款冬"主咳逆上气，善喘，喉痹，诸惊痫，寒热邪气。一名橐吾。"《太平御览》引"橐吾"作"橐石"。[2]可见，"橐石"应是款冬的别名。据《本草质问》载，独脚莲别名为橐吾。[3]张显成先生指出，橐吾即鬼臼，又名八角乌。

另据《中药大辞典》载：

莲蓬草：橐吾、独脚莲（《质问本草》），荷叶术、荷叶三七、岩红、独足莲（《浙江民间常用草药》)、八角乌、马蹄当归、一叶莲（《全国中草药汇编》）。为菊科大吴风草属植物大吴风草的全草。功能主治：清热解毒，止血，消肿。主治感冒，流感，咽喉肿痛，咳嗽咯血，便血，尿血，月经不调，乳痈，瘰疬，痈疖肿毒，疗疮湿疹，跌打损伤，蛇咬伤。[4]

---

① 甘肃省博物馆、武威县文化馆合编：《武威汉代医简》，文物出版社1975年版，释文注释第13页。

② 马继兴主编：《神农本草经辑注》，人民卫生出版社2013年版，第174页。

③ 吴继志：《质问本草》，中州出版社1984年版，第268页。

④ 南京中医药大学编著：《中药大辞典（第二版）》下册，上海科学技术出版社2014年版，第2502—2503页。

　　按，上面所引"橐吾"为莲蓬草的意见可从，其功能主治感冒。

　　"石南草"又见于敦煌汉简1996号简及2004号简中。[①]《神农本草经·卷三》载："石南，一名鬼目。味辛，平，有毒。主养肾气，内伤阴衰，利筋骨皮毛。实，杀蛊毒，破积聚，逐风痹。生山谷。"

　　"分猪"一名，我们怀疑其读为"豮猪"，"分"读为"豮"，应无问题，典籍中从"分"得声之字和从"贲"得声之字常可通假，[②]可证"分"可读为"豮"。"豮猪"和后文的"膏"可能连读，"豮猪膏"即"豮膏"，此见于马王堆帛书《五十二病方》，在武威医简中作"贲猪肪"，以其作为膏药的赋形剂，同时也可滋养腐肉。张显成先生对此有详细论述，此指去势公猪的脂肪。传世典籍更是多见"豮猪"一名，如《妇人大全良方》一书中就多次在方药中使用"豮猪肝""豮猪肾"疗病。此外，后世医书多载"猪脂""猪膏"等，应即"豮猪膏"，因若需使用母猪身体某一部分入药，医书多径言"母猪"，如《外台秘要方》载有"母猪粪"等。

　　"药臼"似指捣药的用具。其或指药物名，俟再考。"易"可读为"蜴"，此见于《五十二病方》中，指守宫；当然"易"也可指换物之义，简文可能是指用"分（豮）猪膏一斗及药臼"换取下文的"马刀"。"豮猪"和后文的"膏"或应连读，虽然"猪"与"膏"之间似为分栏间隔，但对比此简上部的"乌喙""削（消）石"两味药物各字之间的间隔空白，"猪"与"膏"之间仍不当视为分栏书写的空白。蒙肖从礼先生提醒，此处"膏一斗及药臼易马刀"一语也可能是后补记上去的，故此内容有待进一步研究。

　　"马刀"即指马蛤，又名"齐蛤、蛶、𧍪、单姥、烜岸"。李时珍

---

　　① 甘肃省文物考古研究所编：《敦煌汉简》，中华书局1991年版。

　　② 张儒、刘毓庆：《汉字通用声素研究》，山西古籍出版社2001年版，第926页。下引同，不另注。

《本草纲目》曰："马刀似蚌而小，形狭而长。其类甚多，长短大小，厚薄斜正，虽有不同，而性味功用，大抵一样。"

"卑絜"应指"萆薢"，"卑"读为"萆"应无问题。"絜"古音为见母月部，"薢"为见母支部，二者字音关系密切。《说文》："絜，麻一耑也。从糸韧声。"《说文》："韧，巧韧也。从刀丯声。""薢"是从解得声的字，典籍中有从"解"得声汉字与从"丯"得声的汉字通假例子。故"絜"可读为"薢"。"萆薢"又名"萆芔""萆薁""稗薢"。《神农本草经》曰："萆薢，味苦，平，无毒。治腰背痛，强骨节，风寒湿周痹，恶疮不瘳，热气。"

"伏令"即"茯苓"。也作"服零""伏霝""备笒"诸名。《神农本草经》载："[茯苓]主胸胁逆气，忧恚，惊邪，恐悸，心下结痛，寒热，烦满，欬逆，口焦舌干，利小便。"

综上，我们简单对简牍文进行了考释，此文是非常翔实的古代药物买卖的文书，对于我们了解古代中药学的发展具有重要作用。

（二）悬泉汉简编号 II90DXT0111①:92 简有如下内容：[①]

贳育膏药二升册

其中的"育"字，我们认为应与"马育"一语含义相同。"马育"见于武威汉代医简、敦煌汉简等出土文献中。武威医简整理者对此列举三种说法：一说是马身上所生的病。如《流沙坠简》即将"治马育方石南草五分"残简释为兽医方；一说是食马鞍下腐肉中毒成疾，因《金匮

---

① 甘肃简牍博物馆、甘肃省文物考古研究所等编：《悬泉汉简（贰）》，中西书局2020年版，第441页。

要略·禽兽鱼虫禁忌并治第二十四》：有"马鞍下肉，食之杀人"；一说是骑马时，臀胯部磨损的创伤。今简文中用药方式为"傅"，"傅"与"敷"通，是涂药于患部，因而似以释外伤病为宜。①袁仁智、肖卫琼二位先生认为"马膂"是指马身上所生病，并指出"膂"，同"胯"，此处当通"鞍"，在《肘后备急方》《备急千金药方》《外台秘要方》等医药文献中，常见"马鞍""牛领"两词连用及其治疗方药，盖因两者为马牛负重之处，常因磨损而致伤。②田河先生疑"膂"为"胯"之异体。《广雅·释诂》："胯，败也。"王念孙疏证："胯之言壅遏也。今俗语犹谓食物壅滞臭败为遏也。"《玉篇·肉部》："胯，肉败也。"《广韵·曷韵》："胯，肉败臭。""马胯"可能是指一种皮肤败烂之病，此处可能就是指马背部因施鞍而形成的疮痂。③周祖亮、方懿林二位先生认为此处"马膂"应释作人体外伤为宜。④刘立勋先生认为整理者推测此病为骑马造成的臀胯部磨损外伤更为直接。⑤杨耀文先生同意周祖亮、方懿林二位的意见。张雷先生认为此病为马受伤，而不是人受伤。同文还列举了《肘后方》《外台秘要方》等文献关于"马鞍、牛领"的记载，认为"牛领、马鞍"为牛马所患疮疡。⑥石雨先生在其博士论文《〈备急千金要方〉医学名物词研究》中提出"马鞍牛领"指两种恶疮，因其形状得名，但未展开论述。⑦

---

① 甘肃省博物馆、武威县文化馆合编：《武威汉代医简》，文物出版社1975年版，摹本、释文、注释第17页。

② 袁仁智、肖卫琼：《威武汉代医简87校注拾遗》，《中医文献杂志》2012年第6期。

③ 转引自杨耀文：《甘肃河西出土医药简牍整理与研究》，硕士学位论文，西北师范大学，2013年，第90页。下引此文同，不另注。

④ 周祖亮、方懿林：《简帛医药文献校释》，学苑出版社2014年版，第439页。

⑤ 刘立勋：《〈武威汉代医简〉文字编及集释》，硕士学位论文，吉林大学，2012年，第61页。

⑥ 张雷：《秦汉简牍医方集注》，中华书局2018年版，第293、294页。

⑦ 石雨：《〈备急千金要方〉医学名物词研究》，博士学位论文，北京中医药大学，2014年，第60页。

按，以上说法都有问题。我们认为"马膂"与"牛领"都是人所患痈疽类疮疡名，且"马"可读为"瘸"，与"膂"同义，二者可以单用，也可以联合使用。简文"膏药"一语，应该是用动物脂肪等药物制成的擦涂用药膏，和前面所列武威医简制药形式雷同。此亦可证我们对本简"膂"字的解释。

（三）《悬泉汉简（贰）》编号II90DXT01132：38有如下内容：①

承玄胆被泽曲一石淳酒一石五斗皆并合酿

其中的"玄胆"一语应是指一味药材名。据《抱朴子·内篇卷·十二·辨问》载：

人鼻无不乐香，故流黄郁金、芝兰苏合、玄胆素胶、江离揭车、春蕙秋兰，价同琼瑶，而海上之女，逐酷臭之夫，随之不止。周文嗜不美之菹，不以易太牢之滋味。魏明好椎凿之声，不以易丝竹之和音。人各有意，安可求此以同彼乎？

对此"玄胆"之名，王明先生校释曰：

玄胆，未知何物。后《杂应篇》云："含玄胆汤以治齿牙动摇。"《本草》有底野迦，用诸胆作之，赤黑色，出西戎，甚珍贵。见《重修政和证类本草·十六》。另有枫香脂，一名白胶香，见《重修

---

① 甘肃简牍博物馆、甘肃省文物考古研究所等编：《悬泉汉简（贰）》，中西书局2020年版，第593页。

政和证类本草·十二》，未知素胶之实指。①

此外，据《重修政和经史证类备用本草》载：

> 底野迦，味辛苦，平，无毒。主百病，中恶客忤邪气，心腹积聚，出西戎，《唐本》注："云彼人云：'用诸胆作之，状似久坏丸药，赤黑色，胡人时将至，此甚珍贵，试用有效。'"《唐本》先附。②

按，由此可见，此"底野迦"究竟是不是就是指"玄胆"，则是值得研究的问题。从《抱朴子》描述的情形来看，我们颇疑"玄胆""素胶"为两种香料名，需再考。

简文中的"泽曲"之"泽"疑读为"醳"，二者皆从睪得声，故可相通。《释名·释饮食》："醳酒，酒酿西泽也。"毕沅疏证："此《礼记》所谓旧绎之酒也。醳当作绎，从糸，睪声；俗作酉，非。西泽，从《说文》作酉绎。"《类篇·酉部》："醳，昔酒也。"《说文·酉部》："酉，绎酒也"，段玉裁注："绎之言昔也。昔，久也……绎酒谓日久之酒。绎，俗作醳。"《礼记·郊特牲》："旧泽之酒也。"郑玄注："泽读为醳，旧醳之酒谓昔酒也。"颇疑简文"泽曲"即昔酒之曲。简文的"曲"，《玉篇·麦部》："曲，米麦蘗摠名。"《列子·杨朱》："聚酒千锺，积曲成封；望门百步，糟浆之气逆于人鼻。"《齐民要术·笨曲并酒》："作白醪酒法：用方曲五斤，细剉，以流水三斗五升，渍之再宿。炊米四都，冷，酘之。令得七斗汁。凡三酘，济令清。又炊一斗米酘酒中，搅令和解，

---

① 葛洪撰，王明校释：《抱朴子内篇校释》，中华书局2021年版，第240页。
② 唐慎微：《重修政和经史证类备用本草》，人民卫生出版社1957年版，第373页。

封。四五日，黍浮，缥色上，便可饮矣。"《本草纲目·穀部·曲》："曲以米麦包罨而成，故字从麦从米从包省文，会意也。酒非曲不生，故曰酒母。"里耶秦简中有"麦曲"一语，周波先生论述曰：

> 《马王堆汉墓帛书〔肆〕》整理者于《养生方》11行小标题"【为】醴"下注云："醴，一种甜酒。《北堂书钞》引《韩诗》：'甜而不泲，少曲多米曰醴。'《汉书·楚元王传》注：'醴，甘酒也。少曲多米，一宿而熟，不齐之。'"又于28行小标题"为醪勺（酌）"下注云："醪，《说文》：'汁滓酒也。'《齐民要术》引《食经》有作白醪法，以秫米与曲合作，云'酒甘如乳'。《素问·血气形志篇》：'形数惊恐，经络不通，病生于不仁，治之以按摩、醪药。'王注："醪药，谓酒药也。'又《汤液醪醴论》：'为五谷汤液及醪醴奈何？'王注：'醪醴，谓酒之属也。'醪药、醪醴和本帛书的醪、醴一样，都是药酒。"可见为醪药、醪醴多用"米曲""麦曲"。[1]

此外，老官山汉简《六十病方》中有如下内容：

> 廿治女子不月，自以为有子，至十岁无有。复大蔓先洗，教取麦鞠（曲）屑三指撮至节，直（置）美酒中歃之。廿（197）

居延汉简甲种1303号简也有"糶曲"一语。[2] 由此可见，"曲"在秦汉简中习见，常用米、麦制成，其亦常被用为药物治疗疾病，且与"醇酒"一类药物常配伍。我们认为悬泉汉简中的"泽曲"应该是酿制昔酒（酿造时间久之酒）的酒曲。

---

① 周波：《里耶秦简医方校读》，载《简帛》第15辑，上海古籍出版社2017年版，第42页。

② 中国科学院考古研究所编：《居延汉简甲编》，科学出版社1959年版，图版玖陆。

　　"简文"中的"承"应为动词，表示承接之义，而"被"字也应为动词，表示覆盖或者加上之义。"并"字应隶定为"並"形。因简文前面的部分残缺，还不知道"承"前面的内容，但是从简文大致内容来看，此条简文应属医药简。

看似胡说与骨子里的分数

——诗性思维、原始生死观与《庄子》的养生书写

白宪娟　吴明霞

摘要： 目前《庄子》养生研究侧重本体及横向比较方面的研究，为纵向梳理《庄子》的养生书写与原始生死观之间的关系提供了空间，通过文本细读、理论思辨，以及传世文本与出土文物的二重考证等方法，可以充分实现对二者纵向关系的梳理。看似胡说与骨里却尽有分数，是《庄子》养生文字的特点，具体表现为《庄子》养生文字中的文本空白、跳跃性结构、陌生化的文字表达，与内七篇为代表的文章主题的高度集中、篇章结构的逻辑自足的共存；同时也呈现于《庄子》养生思想中，表现为化生、生死等观、对绝对精神自由的追求，与庄子体系化的理性养生思想的共存。《庄子》养生书写特点的形成，是原始诗性思维、原始生死观与战国理性思维交互作用的结果。

关键词： 诗性思维；原始生死观；《庄子》养生思想

人们历来重视对《庄子》养生思想的探究，并主要集中在庄子养生思想的本体研究，及其与其他战国诸子的横向比较研究上。虽然其中亦

作者简介： 白宪娟，兰州大学文学院副教授，研究方向：先秦两汉文学与文化、养生文学；吴明霞，兰州大学文学院研究生，专业方向：先秦文学。

有涉及《庄子》养生思想产生的原因，但是多从战国的当代背景上进行分析。然而，《庄子》独特精深的养生思想是历史积淀发展的必然结果，只有对其进行历史纵向梳理，才得以理解庄子养生思想"看似胡说乱说，骨里却尽有分数"[①]的理论面貌。同时，庄子的文章书写，同其养生思想是同频共振的，文字呈现出恣肆而缜密的特点。庄子养生思想与文字间的同向同构，及其独具的"胡说"与"分数"并存的绮丽，或也只有在历史的纵向探源中获得解答。

一　孟浪之言——《庄子》养生思想对原始生死观的继承

（一）鱼鸟互化与庄子化生思想

仰韶文化时期是我们研究原始先民非常重要的时期，其中出土的文物一直是考古界关注的重点。尤其是彩陶上的花纹，一直备受关注，对于花纹的解读可以让我们了解先民的生活和思维方式。在半坡类型向庙底沟类型过渡的史家类型时期[②]，出现了重要的图像组合——鱼鸟纹组合。比如，武功游凤遗址出土的蒜头壶（图1），其肩部画有完整的一条鱼，鱼的口里有一只小鸟的脑袋，嘴朝下。另外，在临潼姜寨遗址第二期出土的葫芦瓶（图2）上也有类似的图像组合，不过鱼纹是抽象的，在鱼的内部也有两只粗颈小鸟脑袋，头的朝向方向是相反的。这一时期出土的很多陶器上都发现了类似的花纹，除了这种能清楚地看出来是鱼和鸟的，还有比较抽象的用简单的线条组成的图案（图3）。经李新伟的考察发现，那些简单线条组成的图案也是鱼鸟的组合。这说明，鱼鸟图案

---

① （清）刘熙载著，王气中笺注：《艺概笺注》，贵州人民出版社1980年版，第20页。

② 严文明：《略论仰韶文化的起源和发展阶段》，载《仰韶文化研究》，文物出版社1989年版。

组合是庙底沟时期彩陶的重要主题之一。那么，这个图案组合究竟代表着什么呢？玛雅文明中有一个玉米神重生的故事，玉米神死后骨灰被扔到河里，被鱼吃掉，鱼再被神鸟吃掉，最后玉米神在神鸟体中得以重生。这个故事跟陶器上的鱼鸟组合有非常相似的地方，而荣格提出的集体无意识，认为人类的心理和原始思维存在着共同性，人类思维有着共同的特征[1]，那么仰韶文化出土的陶器上的鱼鸟组合图案即鸟在鱼的口中再生。列维·布留尔在《原始思维》中说过："休谟的论断——'任何东西可以产生任何东西'可以作为早期原始思维的一个座右铭。"[2]在原始先民那里，所有的东西都是可以相互转化的，而且先民普遍相信人死后灵魂不灭，灵魂可以再次进入某种动物或者植物体内重生。这样看来，鱼鸟化生其实是原始先民对于生命的一种反思，是对生死的一种思考，是先民生死观的一种表现。李默然提出，根据玛雅文明地下水世界和人鱼重生的观念，推测半坡时期的人希望死者可以通过转化成鱼，进而重生或转世。[3]这样更加佐证了陶器上的鱼鸟组合图案是先民生死观的一种具象呈现。

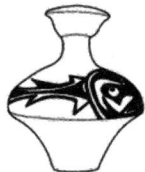 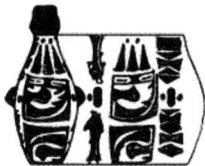 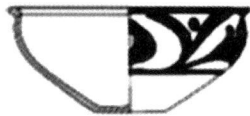

图1　　　　　　　　图2　　　　　　　　图3

先民的鱼鸟互化是一种非常朴素的思想观念，我们可以看出，先民的鱼鸟化生观念突破了物种的限制，这正是一种化生的体现。而《庄子》养生思想中有很多地方也体现出了化生的思想。我们可以由此推论出《庄子》的齐物观是受到先民原始生死观的影响。庄子的化生思想分

① 朱长超：《思维史学》，吉林人民出版社2010年版，第123页。
② ［法］列维-布留尔：《原始思维》，丁由译，商务印书馆1981年版，第443页。
③ 李默然：《半坡"人面衔鱼"图案再分析》，《江汉考古》2020年第1期。

为几种形式，首先是物种之间的相互转化，如《庄子·大宗师》里的：
"浸假而化予之左臂以为鸡，予因以求时夜；浸假而化予之右臂以为弹，
予因以求鸮炙。浸假而化予之尻以为轮，以神为马，予因以乘之，岂
更驾哉！"①子舆左臂变鸡右臂变弹，无论是手臂变成鸡也好，弹也罢，
都是人和其他物种的转化，体现的正是庄子化生的思想。其次，是生命
形态的互相转化，在《庄子·至乐》篇，有一个典型的例子，"陵舄－
乌足－蛴螬－胡蝶－虫－鸲掇－乾馀骨－斯弥－食醯－颐辂，久竹－青宁－
程－马－人－回归自然"，这一段各种生命形态都可以相互转化，从虫子
到人，无论最初的生命形态是什么样的，但最终都是要回归到自然的，
所有的生命形态不受任何限制，自由转化，这是庄子化生思想的又一表
现。最后，是生死之间的转化，庄子妻死，他鼓盆而歌，发表了关于对
生死的看法，生命本不存在，是在自然中生成气，气变化形成形体，形
体变化有了生命，生命如今又回归到死亡，存在于天地之间，这本是生
命转化的一个过程，认识了生死之间的关系，因此没有必要悲伤。

　　以上的几个例子，都是《庄子》养生思想中化生思想，我们可以
看出，这些物与物、物与人之间的转化没有任何的规律可言，都是随机
转化。而这种思想正是从先民那里传承下来的，因为原始时期的先民认
为，一切事物都可以无条件转化为任何事物，所有的生物都是有生命且
平等的。庄子正是继承了这一点，提出了化生的思想，认为万物皆可交
融转化，浑然一体达到齐一的境界。

（二）化鱼而生与庄子生死等观

　　对于先民来说，他们普遍相信灵魂不死，他们认为死亡并不是生命
的结束，生死没有严格的界限，生命可以无限循环，以另一种形式存在

---

① （清）郭庆藩撰，王孝鱼点校：《庄子集释》，中华书局2004年版，第260页。

下去。早在距今1.8万年的"山顶洞人"那里已经产生了灵魂不死的观念。在北京周口店龙骨山山顶的墓地发现了三具尸骨，骨架周围都洒满红色的铁矿粉。而且在欧洲生活在距今10万年到4万年的尼安德特人的尸骨周围，也有红色的碎石片。相关研究者发现，此时的人类已经开始相信灵魂不死，把赤铁矿粉洒在尸骨周围，是一种灵魂崇拜的行为。相关资料表明，在原始社会的一些氏族部落中，认为红色代表鲜血，而灵魂寄身在血中，把赤铁矿粉洒在尸骨周围是希望给死者在另一个世界注入具有生命力的灵魂。这些种种现象表明，人类已经开始相信灵魂不死。在仰韶文化中发现的瓮棺葬，在棺顶凿有小孔，据说是便于灵魂出入。而半坡的人面鱼纹盆正是覆盖在这些瓮棺上，当时的人希望死者可以变成鱼后重生，就像前文提到的玛雅文明中玉米神重生的故事一样。这些都体现出了先民的生死观，人可以突破形体的束缚"死而复生"。之后《山海经·大荒西经》中记载："有鱼偏枯，名曰鱼妇。颛顼死即复苏。风道北来，天乃大水泉，蛇乃化为鱼，是为鱼妇。颛顼死即复苏。"①将鱼和重生联系到一起，分明是受到先民生死观的影响。

庄子进一步发展先民的生死观，并体现在了养生思想里，即平等看待生死，去除生死差异。庄子在《达生》说，"生之来不能却，其去不能止"②，生命走向死亡是必然的，世人皆认为生死是对立的，但在庄子看来，生死两者具有共通性，并没有明确的界限。其实，人在生下来就已经走在死亡的路上了，而死亡属于另一种形式的存活，因此在对待生死时没有必要大喜大悲，以平常心的态度即可。《庄子》中有不少例子就是表达这种想法的。如《庄子·养生主》篇，秦失吊老聃这个故事就表达了这种思想，老聃去世，秦失作为朋友去吊唁，只哭了三声就出

① 袁珂：《山海经校译》，上海古籍出版社1985年版，第273页。
② （清）郭庆藩撰，王孝鱼点校：《庄子集释》，中华书局2004年版，第630页。

来了，老聃的弟子对此非常不理解。秦失解释说，生命的长短本来就是有限度的，什么时候出生，什么时候死亡都有规律，只要顺应自然的变化，就不会影响到自身的情绪了。

秦失在这里想表达的是，生死是一样的，要用同样的态度看待生死。生死是生命过程中的不同阶段，有出生自然就有死亡，对待生死都应该是平和的，不必大喜大悲。庄子借秦失之口想告诉我们的是要以坦然的心态面对生死变化，顺其自然，用平静的心态去看待这些事情。坦然接受死亡，这是人生必须经历的过程。而这段寓言的最后一句话则是对生死等观的一个升华，"指穷于为薪，火传也，不知其尽也"①，对于这句话，历来有不同的解释，王先谦先生的解释为"形虽往，而神常存，养生之究竟。薪有穷，火无尽。"②形体虽然会有尽头，但是精神会永远持续下去，所以死并不是尽头，而是生命的又一开始，要平等地看待生死。从这一点来看，庄子的生死等观是对先民灵魂不死观念的绝对继承与发展。

此外，在《庄子·大宗师》篇，子桑户去世，他的朋友孟子反和子琴张抚琴歌唱的寓言，孟孙才丧母而不哀的寓言。这些寓言表达的都是生死平等，庄子想通过这些寓言告诉我们生死是遵循自然规律的，顺应自然之"道"，是养生的重要内容，我们不必为死亡的到来而悲痛不已，也不必为新生命的到来而过分欣喜，要以豁达乐观的态度对待生死，坦然面对死亡，不畏惧死亡，才可以让人生过得更有意义和价值。

（三）鱼鸟互化与庄子追求精神自由

我们前文提到的彩陶上的鱼鸟组合图案呈现出的是鱼变为鸟，鱼

---

① （清）郭庆藩撰，王孝鱼点校：《庄子集释》，中华书局2004年版，第129页。
② （清）王先谦、刘武撰，沈啸寰点校：《庄子集解·庄子集解内篇补正》，中华书局2012年版，第31页。

本在水中生活，鸟本在天上自由自在地飞，但是鱼变成鸟，突破了自身限制，摆脱了之前肉体的束缚，在天上遨游，追求精神的自由。而《庄子·逍遥游》中的"鲲"正是鱼，"鹏"为鸟，鲲化为鹏，就是鱼变成鸟，这样看来，显然是从先民那里受到的启示。

鲲化为鹏最重要的一点是"化"，对于鲲来说，一开始处于北冥，虽然大到"不知几千里"，但仍然只是在水里，对于水以外的世界一无所知。而且，作为鱼的它，离不开水，被自身的条件限制住，所以只有当它"化而为鹏"，突破了自己的限制，才"怒而飞"，到达南冥。因此，鲲变为鹏既突破了自身形体的限制，又突破了空间的限制，从水里到天上，从仰视变成俯视，视野变得更开阔。这其实是也代表了两种不同的境界。鲲到鹏的转变，实现了物种的突破，达到了一种更高的境界，即使还是有所待，但值得肯定的是，它抛弃了自我，朝着更高的境界努力。而对于人来说，亦是如此，人只有抛弃束缚自己的功名利禄等欲望，才可以实现心灵的自由，遨游于世间。绝对精神自由是庄子养生最高境界的具体表现，庄子通过鲲鹏互化来表明，希望心灵能摆脱形体的束缚，实现绝对精神自由，达到养生的最高境界——道。

综上，庄子从先民生死观那里受到了启发，其养生思想中的万物齐一、追求精神自由是对先民鱼鸟化生的延续和进一步阐发，而生死等观则是对先民灵魂不死观念的深化和升华。

二 妙道之论——《庄子》养生思想对原始生死观的超越

庄子不仅仅是对先民的原始生死观进行了继承，而且还进行了扬弃，有了超越性的发展。先民在追求养生的时候，注重的是肉体的养生，形体的不灭。《山海经》中就有很多关于长生的叙述，可以分为以下三类：一是天生不死，《山海经》中记述了很多不死民，这些人从生下来就是长生的，比如《海外南经》言"不死民在其东，其人为黑色，寿，不死。"①；二是通过吃长生不死药或者不死的植物获得长生，比如"有不死之国，阿姓，甘木是食。"②甘木也属于不死树，不死国的人吃了甘木而长生；三是通过死而复生或者转变成其他的形式继续存在下去，比如前文提到的"颛顼化为鱼妇"，还有"鲧化为黄熊""女娃变成精卫"，夸父逐日死后其手杖化为邓林。总体上看，先民的养生思想单一片面，仅将养生视为肉体的存在护养。而庄子则提出了一套体系化的养生观，包括养生的内涵、养生的方法、养生的目的、养生的境界等一系列有关养生的内容。

首先，养神为主、兼顾养形是庄子养生思想中的核心观点。庄子认为"神"是人生存的核心所在，所以他极其重视对于精神的修养，《庄子·养生主》中泽雉的故事可见"神"的重要性。庄子在《德充符》中也有详细论述，"丘也尝使于楚矣，适见㹠子食于其死母者，少焉眴若，皆弃之而走。不见己焉尔，不得类焉尔。所爱其母者，非爱其形也，爱使其形者也。"③庄子借孔子之口告诉我们动物都只认精神而非形体，那么人更应该懂得精神远比形体重要。其实，《德充符》整篇文章都是在讲精神比形体更加重要，跛脚的王骀使孔子心生惭愧，被砍掉脚的申屠嘉让子产惭愧而道歉……这些人在不同程度上都有残疾，但是精神比我们口中的圣人更加高尚，而且从这篇文章的名字中也可以看出庄子对"德"的重视。由此可以看出庄子对于精神的推崇与重视。

不过，庄子在重视养神的同时，并没有忽视形体的养生，形体是"神"的载体，护养好形体，精神才能得到更好地保养，因此养形在庄子养生中是具有一定意义的。在《达生》中，就体现出了形神兼养，"鲁

---

① 袁珂：《山海经校译》，上海古籍出版社1985年版，第184页。
② 袁珂：《山海经校译》，上海古籍出版社1985年版，第259页。
③ （清）郭庆藩撰，王孝鱼点校：《庄子集释》，中华书局2004年版，第209页。

有单豹者，岩居而水饮，不与民共利，行年七十而犹有婴儿之色；不幸遇饿虎，饿虎杀而食之。有张毅者，高门县薄，无不走也，行年四十而有内热之病以死。豹养其内而虎食其外，毅养其外而病攻其内，此二子者，皆不鞭其后者也。"①单豹注重养神而老虎吃了他的身体，张毅注重养形却内里得病而死。这说明两者的养生方法都不可取，正确的应该是"无入而藏，无出而阳，柴立其中央"②，庄子通过这个故事想表明单养神不能长寿，单养形也不能长寿，唯有形神兼养，形体健全、精神充足，生命才会更加长久。这说明，庄子的养生理念是要注重精神的修养，但也不能否定对形体的爱护。

但是即使再重视养生，也避免不了对生死问题的思考，庄子针对此提出了"生死等观"的又一重要养生思想。"生死等观"是庄子以"万物齐一"为出发点，通过"气化"总结出来的养生观念。庄子认为人是由气构成的，人之生死，犹气之聚散。人在出生的时候就已经注定会死亡，死亡可以看作是生命的另一种存在方式，因此生死的界限没有那么明显。所以不必执着于生死的区别，以"等观"的心态看待生死。总之，以养神为主、兼顾养形为养生的出发点和落脚点，以"生死等观"贯穿始终构成了庄子养生思想的具体内涵。

其次，庄子养生的方法主要为"心斋"和"坐忘"。那么何为"心斋"？以庄子的看来，"心斋"要心志专一，"无听之以耳，无听之以心，听之以气"，就是要用气去感应，这时的"我"逐渐虚化，物我的界限逐渐消失，达到一种空明的境界，万物齐一，人与自然融合，此便为"心斋"。而要想做到"心斋"，就要运用以"虚"为主要的修养方法，庄子写道"虚者，心斋也"，冯友兰先生也曾这样定义"心斋"："这种

---

① （清）郭庆藩撰，王孝鱼点校：《庄子集释》，中华书局2004年版，第646页。
② （清）郭庆藩撰，王孝鱼点校：《庄子集释》，中华书局2004年版，第647页。

方法要求心中'无知无欲'达到'虚一而静'的情况。在这种情况下精气就集中起来。这就是所谓的'唯道集虚',去掉思虑和欲望就是所谓的'心斋'。"①通过这种虚静的方法实现"心斋",摆脱形体的束缚,进入虚无的"道"的境界。

"坐忘",则是庄子养生的另一主要修养方式。庄子借颜回之口,说到"坐忘"就是要精神从肢体中抽离出来,摆脱形体和世俗的束缚,以一种空灵的状态与大道融通为一。而"坐忘"的关键是"离形去知","离形"即"堕肢体",忘却身形的存在。"去知"就是要忘记"大言""小言""大知""小知"这些所谓的带有世俗欲望的智慧。"离形去知"就是要先忘掉形体,再忘掉智慧,达到南郭子綦那种"丧我"的状态,从而实现与大道融为一体的境界。

"心斋"和"坐忘"是庄子重要的养生方式。我们在前文也提到过,在庄子看来,养神是养生的重点。而人在世俗中却不可避免地受到形体和思想欲望的束缚,这些就会影响心灵的自由和精神的超脱,因此就要通过"忘"来实现与道同一的状态。通过"心斋"和"坐忘"来修养,一步步忘却身形,忘却欲望,使得心灵与精神无拘无束,与道融合,达到道通为一的至高境界。

再次,庄子养生的目的是全真保性,让生命保持最原始的状态。庄子认为,养性是养生中最为根本的目标,庄子推崇"先天之性",即保持生命之初的状态,因为最初的生命状态是最纯粹、最纯洁的,没有受到任何外界欲望的影响,庄子也因此十分强调返璞归真、贵真、保真,使生命回归到最初状态。人拥有完整纯粹的"先天之性",便是对生命最好的养护,也就达到了庄子最终的养生目的。

最后,庄子养生的最高境界是人与大道融合、道通为一的境界。在

---

① 冯友兰:《中国哲学史论文二集》,上海人民出版社1962年版,第296页。

庄子这里，道是宇宙中的最高境界，道无处不在，但是道又超越时间和空间，道存在于万物又高于万物。《庄子·知北游》中这样写道："东郭子问于庄子曰：'所谓道，恶乎在？'庄子曰：'无所不在。'东郭子曰：'期而后可？'庄子曰：'在蝼蚁。'曰：'何其下邪？'曰：'在稊稗。'曰：'何其愈下邪？'曰：'在瓦甓。'曰：'何其愈甚邪？'曰：'在屎溺。'"[①]这说明，在庄子这里，万物都在道中，道又在万物中。因此道是万物的最终归宿，而达到人道合一的境界便是养生的至高境界。

三　鼓舞变化的养生文字

南宋林希逸在《庄子口义发题》中说，庄子的文章"笔端鼓舞变化，皆不可以寻常文字蹊径求之。"[②]从林希逸对庄子的评价中，可以看出庄子文章变化多端的特点。关于这一特点，不仅在后人的评价中能看到，而且在《庄子》这本书中，就有直接提到，《庄子·天下》："以谬悠之说，荒唐之言，无端崖之辞，时恣纵而不傥，不奇见之也。"[③]由此可以发现，庄子的文章确实存在看似胡说乱说的特点，而庄子文章的这一特点对我们了解其文有一定的困难。具体表现我们可以从以下几点来理解。

首先，《庄子》中有很多地方具有文本意义的"空白"，《庄子》运用了很多寓言、比喻，通过这些寓言向我们传达意在言外的想法，这就导致我们阅读时对文本会有产生多元化的理解。比如说，《养生主》中的最后一句话，"指穷于为薪，火传也，不知其尽也"[④]，历代的注家给出

---

① （清）郭庆藩撰，王孝鱼点校：《庄子集释》，中华书局2004年版，第749—750页。
② 方勇：《庄子学史》，人民出版社2017年版，第184页。
③ （清）郭庆藩撰，王孝鱼点校：《庄子集释》，中华书局2004年版，第1098页。
④ （清）郭庆藩撰，王孝鱼点校：《庄子集释》，中华书局2004年版，第129页。

了多种不同的解释。晋代的郭象《庄子注》认为"穷，尽也；为薪，犹前薪也。尽前薪之理，故火传而不灭；心得纳养之中，故命续而不绝，明夫养生乃生之所生也。"①唐朝成玄英将郭象的注进一步解释为："为，前也。言人然火，用手前之，能尽然火之理者，前薪虽尽，后薪以续，前后相继，故火不灭也。亦犹善养生者，随变任化，与物俱迁，故吾新吾，曾无系恋，未始非我，故续而不绝者也。"②就是说养生要随外物的变化而不断填充新的东西，进一步提高自己。到了南宋林希逸那里，这句话的解释又成了"此生死之喻也，谓如以薪炽火，指其薪而观之，则薪有穷尽之时，而世间之火，自古及今传而不绝，未尝见其尽。"③认为这句话是在说生死的道理，生命就像木柴燃火，木柴会燃尽，但是火种会存下来，而个体生命会消亡，世间的生命却是生生不息的。之后的王先谦又认为："形虽往，而神常存，养生之究竟。薪有穷，火无尽。"④形体虽然会有消亡的时候，但是精神是永存的。再到当代的陈鼓应先生在《庄子今注今译》中解释道："精神生命在人类历史中具有延长的意义与延展的价值。"⑤王锺陵先生认为："个体的生命之火像薪一样是有尽的，生命之火的流转是无尽的。"⑥仅仅是这一句话，历朝历代的庄学家就给出来这么多种解释，而且又各有一定的道理，这也就导致了我们对这句话的理解有很大的困难。而《庄子》中像这样让读者产生歧义的句子还有很多，这成为《庄子》文本内容难以理解的原因之一。

---

① （清）郭庆藩撰，王孝鱼点校：《庄子集释》，中华书局2004年版，第130页。
② （清）郭庆藩撰，王孝鱼点校：《庄子集释》，中华书局2004年版，第130页。
③ （南宋）林希逸，周启成校注：《庄子鬳斋口义校注》，中华书局1997年，第55页。
④ （清）王先谦、刘武撰，沈啸寰点校：《庄子集解·庄子集解内篇补正》，中华书局2012年版，第31页。
⑤ 陈鼓应：《庄子今注今译》，商务印书馆2007年版，第125—126页。
⑥ 王锺陵：《〈庄子·养生主〉篇末解》，《山西大学学报》（哲学社会科学版）2017年第3期。

其次，《庄子》的文章具有很强的跳跃性。刘熙载曾对庄子的文章这样评价："文之神妙，莫过于能飞……今观其文，无端而来，无端而去，殆得飞之机者。"①比如，《养生主》的第一段，"吾生也有涯，而知也无涯。以有涯随无涯，殆已；已而为知者，殆而已矣！为善无近名，为恶无近刑。缘督以为经，可以保身，可以全生，可以养亲，可以尽年。"②其中的"知无涯""生有涯""善恶"，开头这一段的内容与下面这几段的"庖丁解牛""公文轩见右师""泽雉""秦失吊老聃"关系，至今也是很让人费解的。虽然各家的说法都有一定的道理，但是究竟谁最接近庄子的原意我们就很难得知了。像以上列举的例子在《庄子》比比皆是，庄子行文的这一特点是我们了解《庄子》的又一大阻碍。正因如此，刘熙载才会评价庄子的文章是"胡说乱说"。

再次，《庄子》运用了陌生化的写法，带给读者与其他诸子作品相比来说不一样的阅读感受。通常人们对待生死时是截然相反的态度，生时欢欣鼓舞，死时却悲痛万分。比如说，儒家就是非常重生的。《论语·先进》："季路问事鬼神。子曰：'未能事人，焉能事鬼？'曰：'敢问死。'曰：'未知生，焉知死？'"从这里可以看出孔子是非常重视生的，活着就要把活着的事情做好，不要关心死后的事情。而对待死，则是杀身成仁、舍生取义，死也要死的有价值有意义。死后要厚葬，要有规范的丧葬制度，这是儒家甚至是整个社会上的人对待生死都是这样的态度。

但是庄子却异于常理，他提出了齐生死的思想。齐生死这一观点体现出了庄子对待生死的态度，庄子认为对待生命要安时处顺，生不大喜，死不大悲，平等看待生死，去除生死差异。庄子在书中提到过多次

①（清）刘熙载著，王气中笺注：《艺概笺注》，贵州人民出版社1980年版，第21页。

②（清）郭庆藩撰，王孝鱼点校：《庄子集释》，中华书局2004年版，第115页。

有关生死的问题，像秦失吊老聃、庄子妻死，他却鼓盆而歌、庄子与骷髅的对话、庄子死而葬于天地等这些寓言，都是庄子讨论生死的问题。还有庄子在《至乐》提到的："察其始而本无生……变而有气，气变而有形，形变而有生。今又变而之死。"①在《知北游》中说："生也死之徒，死也生之始，孰知其纪！人之生，气之聚也。聚则为生，散则为死。若死生为徒，吾又何患！故万物一也。"②庄子认为，人的生命是由气组成的，气聚则生，气散则死，生命来于自然，又归于自然，所以生是死的开始，死也是生的开始，死生可以相互转化，也就没有必要对待生死时大喜大悲。庄子死而葬于天地与上文提到的儒家的厚葬制度形成了鲜明的对比，由此可以看出庄子在那个时期的生死观是非常独特的。

自古以来关于养生，人们更加重视的是形体的修养。关于形体的养生最早的记录应该是《山海经》中寻求不死药，追求形体的长生不老。此后的道家延续了这一思想，东汉葛洪在《抱朴子内篇》写道："道家之所至秘而重者，莫过乎长生之方也。"③，可见，道教的养生强调的也是肉体的长生不死。葛洪甚至喊出了"我命在我不在天，还丹成金亿万年"的口号，号召修道之人炼金服丹，追求长生不老，得道成仙。葛洪这种"假外物以自坚固"即"以形补形"的养生方法与《山海经》的"不死药"如出一辙，这说明"以形补形"的养生方法由来已久。

而庄子的养生却强调养神为主，也就是更加重视精神的修养。《养生主》中的泽雉，比起在笼子里的吃喝无忧，它宁可自由自在地在野外生活。笼子里的它虽然形体得到了满足，但精神恹恹。庄子想借此表明养神的重要性。还有《德充符》中孔子适楚，"适见独子食于其死母者。

①（清）郭庆藩撰，王孝鱼点校：《庄子集释》，中华书局2004年版，第614—615页。

②（清）郭庆藩撰，王孝鱼点校：《庄子集释》，中华书局2004年版，第733页。

③（晋）葛洪著，顾久译注：《抱朴子内篇全译》，贵州人民出版社1995年版，第342页。

少焉眴若，皆弃之而走。"孔子说小猪爱的是猪妈妈的精神而非形体。这也是告诉我们养神比养形更加重要。庄子甚至提出了"心斋""坐忘"等修养精神的养生方法。庄子的重神与道教重形体的养生方法形成了鲜明的对比，也正表明了庄子思想的独特之处。总之，《庄子》里那些违背常理的思想观点，具有"陌生化"的特点，给人一种新奇、惊异的审美效果，增加了我们读者的理解难度。

庄子认为养生到一定的境界，是不在乎外在形体，而精神能达到很高的境界。就像《德充符》中形形色色的残疾人，他们的形体都有不同程度的残缺，但是他们的精神却是非常高尚的，因此得到人们的崇敬与爱戴。这与我们平时追求的形体健全形成了强烈的反差。而庄子提到的"至人""神人""圣人"则是养生达到的最高境界，忘记自己形体的存在，达到"无待"的状态，真正实现了精神上的"逍遥"。

综上，《庄子》文本中的"空白"、跳跃性以及"陌生化"的写法给我们一种不同的阅读体验。前人对此也有所评价，比如南宋罗勉道在《南华真经循本释题》中说到："《庄子》一书，虽恢诡谲怪，佚宕于六经外，譬犹天地日月，固有常经常运，而风云开阖，神鬼变幻，要自不可阙，古今文士，每每奇之。"[①]这也正是庄子文章"看似胡说"的表现。

四　尽有分数的文章书写

《庄子》一书分为内篇与外杂篇，历代研究《庄子》的学者认为内七篇是庄子本人所作，是整本书的核心，而外杂篇是庄子门人及其后学所作。所以本文探究《庄子》中的"骨里却尽有分数"便以内七篇为主。

首先，《庄子》内七篇的篇名即文意。这一看法自唐朝的成玄英开

① 方勇：《庄子学史》，人民出版社2017年版，第185页。

始，他在《南华真经》中提到："内则谈于理本，外则语其事迹……内篇理深，故每于文外别立篇目，"逍遥""齐物"之类是也。自外篇以去，则取篇首二字为其题目，"骈拇"，"马蹄"之类是也。"[1]他认为内篇的题目都是在说明这一篇的主旨，而外篇则是取篇首二字而成，并没有特殊的含义。这一观点被后世很多学者所认同并加以阐发，宋朝的罗勉道曾说："内篇皆先立篇名而篇中意不出此；外篇与杂篇惟摘篇首字以名之"[2]，他认为内篇的文章是先定篇名，然后内容围绕篇名展开。此后林希逸也认为内篇的文章主旨突出，是围绕一个主题展开论述的，到清朝宣颖亦是持这一看法，他认为内篇是各立一题的。比如说，《德充符》一篇全文即是围绕"德"进行论述，有些人身体残缺但是德行更加高尚，所以即使身残仍然受到很多人的爱戴，有些人虽然是世人口中的圣人，却还不如那些残疾人，文章重点突出"德"，表明"德"的重要性。由此可以看出，《庄子》的内七篇虽然笔法大开大合，运用了很多寓言，看似没有章法逻辑可言，但实际上每一篇都有一个主旨贯穿其中，并不是外表的"胡说乱说"，而是"骨里却尽有分数"的表现之一。

其次，《庄子》内七篇每篇文章都各自有的逻辑结构。比如说《齐物论》，开头提出"吾丧我"，篇末的"庄周梦蝶"达到了忘我的境界，这两处首尾呼应，形成了非常完整的结构。陆西星曾对《齐物论》的篇章结构作出这样的评价："钧天之乐，鞳鞳铿锵。常山之蛇，首尾相望。驱车长坂，倏尔羊肠。过脉微眇，结局广洋……首尾照应，断而复连，藏头于回顾之中，转意于立言之外，于平易中突出多少层峦叠嶂，令人应接不暇。奇哉！妙哉！"[3]，他认为这篇文章曲折往复但又首尾相和，笔法十分精彩奇绝。从陆西星的评价中，可以看出《齐物论》篇章布

---

[1]（清）郭庆藩撰，王孝鱼点校：《庄子集释》，中华书局2004年版，第6页。
[2]（南宋）罗勉道撰，李波点校：《南华真经循本》，中华书局2016年版，第1页。
[3]（明）陆西星：《南华真经副墨》，上海古籍出版社1995年版，第370页。

局的高妙之处。另外，《庄子》的内七篇，虽然直到现在其结构的划分仍然存在争议，无论是总分结构也好，还是分总结构也罢，亦或是总分总结构，但是不可否认的是，古往今来的庄学研究者大都认为《庄子》看似凌乱不羁的表面下是有它独特逻辑存在的。所以说，这是《庄子》"骨里却尽有分数"的表现之二。

最后，《庄子》内七篇的排列是有顺序的，这七篇构成了一个整体。历代的庄学研究者都认为这七篇在主旨、内容等方面存在一致性，也就是说他们之间都有一定的关联。唐成玄英在《南华真经序》中写道："所以《逍遥》建初者，言达道之士，智德明敏，所造皆适，遇物逍遥，故以《逍遥》命物。夫无待圣人，照机若镜，既明权实之二智，故能大齐于万境，故以《齐物》次之。既指马（蹄）（一）天地，混同庶物，心灵凝澹，可以摄卫养生，故以《养生主》次之。既善恶两忘，境智俱妙，随变任化，可以处涉人间，故以《人间世》次之。内德圆满，故能支离其德，外以接物，既而随物升降，内外冥契，故以《德充符》次之。止水流鉴，接物无心，忘德忘形，契外会内之极，可以匠成庶品，故以《大宗师》次之。古之真圣，知天知人，与造化同功，即寂即应，既而驱驭群品，故以《应帝王》次之。"①成玄英的这段话清楚地指出了《逍遥游》到《应帝王》之间的篇章内在逻辑关系，此后有不少学者赞同此观点并将其继续阐释。此外，有学者认为这七篇属于回环型结构，比如，叶舒宪先生从神话学的角度出发，认为此七篇是在以混沌为起点和终点的一个回环之中，并且这七篇文章的结构形式与庄子想要表达的主题是契合的。另外还有学者认为这七篇是线性结构，以逍遥开头，以帝王结束，虽然各篇主旨不同，但连起来是首尾呼应的，整体构成了庄子的思想核心。这说明，《庄子》内七篇确实存在着一定的逻辑关系，

---

① （清）郭庆藩撰，王孝鱼点校：《庄子集释》，中华书局2004年版，第7页。

即《庄子》中"骨里却尽有分数"的表现之三。

总之,《庄子》内七篇的篇名即篇意,每篇的逻辑结构,以及各篇之间的关联构成了《庄子》中"骨里却尽有分数",让我们看到《庄子》满篇谬悠之说、荒唐之言下的逻辑理性。

五 《庄子》养生书写的思维基础

维柯认为"原始人的心里没有丝毫的抽象,没有能力把形状和属性从事物本身抽象出来"。[①]原始人的智慧是一种"诗性的智慧",而所谓的"诗性",是指原始思维的形象性、具体性,以及非逻辑性,因此他将原始思维称为"诗性思维"。而这种诗性的思维对《庄子》的行文产生了很大的影响,像前文提到的,《庄子》一书中的"看似胡说"就是继承了这一思维特点,文章首先在内容方面运用了许多比喻、拟人等修辞手法,以及使用了很多寓言来说明道理,使得文章看起来形象生动,这一点很明显是继承了"诗性思维"具象化的特点。其次在形式上《庄子》具有很强的跳跃性,刘熙载在《艺概》中也曾说过"《庄子》是跳过法"[②],文章的这一写法明显呈现出"诗性思维"非逻辑性的特点。再者先民的"诗性思维"还呈现出具象化的特点,因此,先民的原始生死观受"诗性思维"的影响也是具象化的。而《庄子》养生思想中的化生思想和生死等观思想是则对先民具象化生死观的继承和发展。经过研究仰韶文化出土陶器上的鱼鸟组合图案,同时与其他文明中的相似情况进行比较分析,我认为这是先民原始生死观的具象呈现,而这种生死观对

---

① 刘文英:《漫长的历史源头——原始思维和原始文化新探》,中国社会科学出版社1996年版,第4页。

② (清)刘熙载撰,王气中笺注:《艺概笺注》,贵州人民出版社1980年版,第23页。

于庄子养生思想中的化生思想产生了很重要的影响。先民生死观的另一表现则是认为灵魂不死，这一点从出土的山顶洞人的墓葬那里也得到证实，庄子"生也死之徒，死也生之始"①的生死等观的思想正是从先民那里得到启发并发展成的。

但是，战国时代，理性思维逐渐崛起，庄子受时代影响，文章开始具有自己的逻辑性。正是由于庄子继承了先民的"诗性思维"，而又因为时代原因超越了先民的"诗性思维"，因此，《庄子》一书在"看似胡说"的表面下又呈现出"尽有分数"的特点。另一方面，由于时代的进步，战国社会背景的影响，《庄子》的养生具有了一整套体系化的修养方式，而这则是对原始生死观的超越。

结　语

在原始诗性思维与战国理性思维的合力下，《庄子》养生思想及文字建构中共同呈现出"胡说"与"骨里分数"谐振的特点。我们理解《庄子》的新角度，即将思想与文本作为《庄子》的有机构成进行全息性的整体观照，进而加深我们对《庄子》的认识。而在纵向养生探源梳理中，一方面文本细读与考古佐证相结合的二重证据法的运用，弥补了目前学界《庄子》养生研究的不足；另一方面，在对诗性思维与原始生死观的继承与突破中，《庄子》养生思想与文字得到全面观照。

---

① （清）郭庆藩撰，王孝鱼点校：《庄子集释》，中华书局2004年版，第733页。

唐代医疗文学研究的文化阐释空间

田恩铭

摘要：文道与医道相通，创作还要在理论融通中探源。古代文学创作和批评均受到了古代医学思维方式的影响。中国文学史上，与医学相关或者涉及医学的文学作品浩如烟海，创作者引入中药、疾病、治疗入诗通常有其考量的因素。疾病体验决定了文人"此在"的书写内容，又与文人的书写主题有关。无论是地域迁徙、战事频起，还是文化中心的转移，均与文学创作和医学发展关联甚深。文学创作有地域性，医药文化亦有地域性，唐代医药的地域分布，唐代医学的区域发展及其在文学上的呈现均需涵括其中。唐代医疗文学研究是基于文学本位的研究，因医学的介入呈现出创作新变。医与文道同理通，医学介入文学对文本构成的审美内涵发生影响。中国古代医疗文学研究既要以问题意识为中心有所开创，又要完成研究理念及体系构建。研究者要进文学之境，入医理之界，追求医疗文学文化研究的新境界。

关键词：唐代；医疗文学；中医药文化；文化阐释

中国古代医疗文化与文学研究是一个正在不断发展的交叉学术领

作者简介：田恩铭，黑龙江八一农垦大学人文社会科学学院教授，研究方向：唐代文学、医疗文学。

基金项目：黑龙江省社会科学基金项目（21ZWB176）。

域。以疾病叙事、疾病书写、文学治疗为关键词的学术论文与日俱增，逐渐形成了独立的研究空间。中医药文化研究不能缺少文学的参与，文学是人学，医疗面对的也是人，文学文本能够透过抒情空间或叙事空间的营构反映出中医药文化的价值所在。医疗文学与文化阐释空间究竟是何种关系？近期因阅读郭树芹《唐代涉医文学与医药文化》一书引起相关的思考，故而本文以唐代医疗文学研究为中心探讨中医药介入文学空间所带来的文化意义。

一 医理、治疗与文学观念的演进

中国古代圣贤关注身体与世界的关系，从夸父逐日、精卫填海这些神话传说中能够得到证实。文道与医道相通，创作还要在理论融通中探源。郭树芹《唐代涉医文学与医药文化》论述了哲理与医学、文学的理论关系，将五脏与五德融通，在追求"精神与生理的俱健"的过程中彼此交集。天人合一是将文学与医学联系起来的哲学基础。作者认为正是天人合一为文理与医道会通创造了条件，"古代常以人体喻国家，文士以修身喻治国，医师以疗疾喻治国"[1]。因之，医道通天道，文道亦通天道，机体生病自然要找到治愈的方法，医学与治国理政也就建立了联系；同样，有些文士因看见国之病状而发声，可谓不平则鸣，讽喻性文本就此产生。

关于医道与文道的融通问题，吴承学、吴中胜、熊湘、蒋寅等学者均有所探讨。早在20世纪90年代，吴承学就论述了中国古代文学艺术人化的批评，认为古代文学批评受到了古代医学思维方式的影响。[2]吴中胜

---

[1] 郭树芹：《唐代涉医文学与医药文化》，人民出版社2012年版，第59页。
[2] 吴承学：《生命之喻：论中国古代关于文学艺术人化的批评》，《文学评论》1994年第1期。

是较早探讨中国古代文学观念与中医关联性的学者，他的文章追溯了中医和文学观念的起源，"巫风巫术有沟通天地人神、精神癫狂、重主观感悟的特点，这一思维特点对中医和中国文论的思维方式都产生了深远影响"[①]。在作者看来，巫医关系和诗乐舞一体化的巫文关系具有共同的思维方式，这是两者的内在关联。作者进一步探讨中医和文学对"人"的关注，抓住"脉""病""阴阳"等概念分析两者互用的现象。从《素问》《灵枢》到《易传》《文心雕龙》《藏海诗话》《姜斋诗话》，通过举证论述了自诊脉到文脉，自疾病到文病，自病理到文理的融合过程。中医的生生思想与文学的生生意识密切相关，中医的望问切问与文学批评的直觉方式相关，进而得出结论："中医和中国文论同为中国传统文化的精华，共同体现中国人的文化精神和诗性智慧，其中有许多共通共融之处，值得我们认真研究。"[②]吴氏论"脉"自医及文仅仅点到为止，熊湘却进行了有体系的系列研究。熊湘首先将视角放在古代文学观念中"气"与"脉"的关系上，以中医学理论为基点，从养气到文气，从文气说到气脉论，归结到气脉关系在文学上的体现。[③]这是一篇从整体上进行论述的文章，需要进一步厘清来龙去脉。《"脉"之字义流变考论》是系列的第二篇文章，作者主要考证"脉"的源流，认为："伴随着古人对人体结构机能的认识与古代医学的发展，'脉'的含义逐渐丰富，并促进了人体经脉理论的形成。"[④]而在此基础上堪舆学的发展令"脉"的含义更加广泛。从医学的"脉"范畴到文学的"脉"范畴，熊湘首先探讨了"脉"之衍

---

① 吴中胜：《文理通医道：中国文论与中医的关联性思考》，《汕头大学学报》（人文社会科学版）2010年第3期。

② 吴中胜：《文理通医道：中国文论与中医的关联性思考》，《汕头大学学报》（人文社会科学版）2010年第3期。

③ 熊湘：《古代文论范畴"气"与"脉"之关系探赜》，《文艺理论研究》2013年第4期。

④ 熊湘：《"脉"之字义流变考论》，《中国石油大学学报》（社会科学版）2014年第1期。

生模式。他认为文脉论衍生的前提是中医学、堪舆学脉络理论的文化内涵与文学本质规律相互契合，故而进入文学创作和鉴赏的领域中。医学中的气脉、血脉被直接拿来，而"语脉""句脉""意脉"则是生发而出的，这样基于文本的多层面衍生概念既有模糊性也具有开放性。中医与文学的规律契合为前提，古人总结文学规律中的不断关注是内引，古人比类取象的思维方式是外因，因此作者认为："古代文学批评'脉'论的衍生、发展是多重因素共同促成的结果。"①随后，熊湘对自己的研究进行总结，论述了"势""脉"关系与文论内涵，②回到文学研究本位，为中医理念与文学观念的相关性研究画上圆满的句号。在上述研究成果的基础上，蒋寅以《黄帝内经》《素问》《灵枢》为中心考察了医学与中国古代文论知识背景的关系。文章步步推进，分别就"近身取譬"与医学知识背景，人的身体器官名与古代文论的构成性概念，机能性概念与文论原理的相关度进行梳理，揭橥了医道与文道的内在关联。同时，也反思了象喻性概念因不确定性"在一定程度上阻碍古代文论向学理严谨、逻辑周密的理论体系发展的趋势"③。上述梳理与郭著一起奠定了早期医学与文学观念融通性论述的学理基础。

"脉"与文学的关系到唐代形成了更为深刻的论述。殷璠《河岳英灵集》所说"神来""气来""情来"乃是对盛唐气象的概括。不过，疾病是中国古典时代的文人与医疗建立联系的前提。郭树芹《唐代涉医文学与医药文化》对此多有论述。作者认为："古代文人往往在游心六经之外，又兼通医药；而医师在疗病解痛之时，又重德修德，正是穷通了其中之理后的具体实践，由此导致了中国文化史上一大批文学、医药学

---

① 熊湘：《古代文论范畴"脉"之衍生模式探析》，《海南大学学报》（人文社会科学版）2014年第6期。

② 熊湘：《"势""脉"关系多维阐释与文论内涵》，《文学遗产》2016年第4期。

③ 蒋寅：《医学与中国古代文论的知识背景——以〈黄帝内经〉〈素问〉〈灵枢〉为中心》，《北京大学学报》（哲学社会科学版）2020年第4期。

的双栖人物存在。"①而这些文士首先是为了自我疗愈，"古代文士习医，大多最初都与身体有关，为了提高生存的质量。"②柳宗元就是一个例子，谪居永州，患上瘴病，头风、脚气一样不少，不得不想方设法寻访药方、种植花木，自行配药，因久病而成医。白居易亦是如此，因多病而求养生之道。中唐是一个医学与文学交互性增强的分水岭。如果从唐代文学进行考察，文人因贬谪而流动，患疟疾具有普遍性。大量文士被贬谪到永州、潮州、江陵、江州、柳州、通州等地，这些从京城到来的文士不得不接受贬谪的命运，心里苦闷不说，贬谪带来的疾病同样构成对身体严重的威胁。由是彼此间相互取暖，元稹、白居易、刘禹锡之间的互相寄药，彼此之间的文学唱和达到了文学治疗的效果。身体伤害和精神苦闷，产生大量的相关文本。韩愈《谴疟鬼》便是其一。痛感的审美可能是一个理解文本的角度，实际上疾病的痛感书写亦是寻求治愈的文学表达，完全可以划入文学治疗的范畴。

理解医学与理解文学的差异何在？现实生活的文学再现不能代替现实生活。中国古代有专门的医疗机构，有由诊断病因、开方、采药、熬药构成的治疗过程，有从中医学理论出发形成的养生观念。这些因素均与文人、文学相关，却不仅仅属于这个群体或范畴，而是天下人所共有的。反过来说，这些天下人所共有的元素一旦进入文人视线，进入文学视野，则会发生化学反应，与抒情内容、叙事需要结合起来，生生不息，遂而构成了新的医疗文学研究领域。

二　疾病体验与文人的文学书写

郭树芹《唐代涉医文学与医药文化》使用了"涉医文学"概念，是

---

① 郭树芹：《唐代涉医文学与医药文化》，人民出版社2012年版，第57—58页。
② 郭树芹：《唐代涉医文学与医药文化》，人民出版社2012年版，第58页。

指"与医学相关的文学，或在文学中直接、间接涉及医学知识与医学思想的文学作品"①。这是一个相对宽泛的概念，与医学相关或者涉及医学的文学作品浩如烟海，作者引入中药、疾病、治疗入诗通常有考量的因素，这些因素均属文学世界中的医疗话题，用"医疗文学"来界定可能更为准确一些。原因有二：一是涉医题材中缘于疾病及治疗需要的占文本的绝大多数，二是文学文本主要涉及的还是医疗与人生的关系。

疾病体验决定了文人"此在"的书写内容。郭树芹《唐代涉医文学与医药文化》关于涉医文学创作的缘起中论及中医学的理念，从"形神兼养"到"身心兼治"构成具有连贯性的治疗观念。身体生病自然影响情绪，而心理压力又与身体健康有密切的联系。郭树芹梳理了古代哲学与医学、古代哲学与文学、中国古代医学与文学的关系。关于医学与文学的关系，可以从发生学、哲学理论基础、历史文化渊源三个方面厘清医学与文学会通之处。文道通医道，无论从道论、气脉、形神等方面均可论之。就文学创作而论，疾病、衰老是唐代诗人反复吟咏的话题。宋之问、杜甫、韩愈、李贺、李商隐等人受到疾病的影响，在不同的创作阶段都有所涉及。以元稹为例，疾病对元稹影响是很大的。三次被贬，贬谪江陵六年几乎是生死考验，妻子病亡，贬黜江陵，疾病缠身，三重苦难几乎同步降临。身体的痛苦、精神的熬煎，久久难以痊愈。回到长安，再次贬黜，通州与江陵相比要好多了，但仍是瘴疠之地。此时的元稹犹如惊弓之鸟，带着万分恐惧，治疗成为一个时期的主题。元和十年（815）是一个冰点，白居易贬至江州，元稹则到通州。两人两地之间的通信时断时续，元稹得到白居易被贬的消息时正在病重之际，文学创作就是直截了当地独白了。元和十一年（816），元稹依然在通州任上，因赴兴元治病与权德舆、郑余庆等人有所交游。元稹《献荥阳公诗五十韵

---

① 郭树芹：《唐代涉医文学与医药文化》，人民出版社2012年版，第2页。

并启》则并无深意，仅因躬逢盛宴以病苦未能如意而重作而已。未能之原因如诗中所言："传癖今应甚，头风昨已痊。"当时的境况，元稹在诗前的小启中有所描述。大意是，元稹参加了郑余庆组织的宴会，并参与联句，自觉因病未能逞才，故而另成佳构，以称美其人。这是疾病影响文学创作内容的一个例子。开成四年（839）前后，白居易患有风疾，有《病中诗十五首》，含《初病风》《枕上作》《答闲上人因何风疾》等作品。《枕上作》云："风疾侵凌临老头，血凝筋滞不调柔。甘从此后支离卧，赖是从前烂漫游。回思往事纷如梦，转觉余生杳若浮。浩气自能充静室，惊飙何必荡虚舟。腹空先进松花酒，膝冷重装桂布裘。若问乐天忧病否，乐天知命了无忧。"[1]诗中先写风疾来时的"血凝筋滞"，以"此后""支离卧"对应"从前""烂漫游"，而后是"腹空""膝冷"，在对应中烘托病状、病情、治疗状况以及当时的心态。

疾病体验与文人此在的书写主题有关。郭树芹《唐代涉医文学与医药文化》虽然关注了文人书写现象，却没有以人为中心研究创作现象的生成过程。这在抒情文本中表现得更为直接。杜甫、白居易的眼疾决定了观物的书写方式。杜甫的漂泊感中有疾病的参与，一句"老病有孤舟"便写透凄凉。白居易的诗作中，有描写患病的，如《眼疾》《病中诗十五首》《足疾》《病疮》等；有描写服药的，如《早服云母散》《烧药不成命酒独醉》《罢药》《戒药》等。姚合亦是如此，有《病中辱谏议惠甘菊药苗，因以见赠》《题金州西园九首》等作品为证。

叙事文本之中，疾病体验往往是叙事格局中的推动力。唐传奇中诸多涉及疾病的叙事文本中，疾病与治疗成为情节的组成部分。以《李娃传》为例，郑生本该到长安就参加考试，只是因为多看了李娃一眼，便偏离方向。再见李娃则直接与之好上了，直到财尽不悔悟，误入歧途不

---

① 谢思炜校注：《白居易诗集校注》，中华书局2013年版，第2629页。

知返，终于沦落街头，辗转成为挽歌手。遇见父亲观看挽歌比赛，导致被打得昏死过去，活过来成为乞儿。乞讨到李娃门下，李娃助郑生完成身心疗愈后重新上场。自由的郑生在科考的途中偏离方向，主动陷入妓院，认识李娃后沉溺于儿女私情之中。李娃领他进入万劫不复的境地，也让他涅槃重生。因病而成挽歌手，涅槃重生的起点则是无路可走之后又遇上李娃。李娃以自省而收留郑生。重回正途需要什么？治疗身体的疾病和心灵的疾病，而后重回正途，以家族文化开创未来。郑生的两次被弃，一次来自于红尘，一次来自于家族。而拯救他的则是李娃，造成他从贵公子到挽歌手的是李娃，让他从挽歌手到新科进士的还是李娃，两次变化过程实际上就是因病迷途知返的过程。与《李娃传》不同，《霍小玉传》则以小玉是因精神刺激而一病不起成为叙事的线索。小玉与李生的恋爱故事分为两段：因爱而誓和背誓而弃。后一段导致小玉相思成病，精神作用于身体，终因被弃病情加重而香消玉殒。

　　古今中外的文学经典都不能忽略疾病叙事文本中的病态情感元素。在鲁迅的疾病叙事文本中，有两篇可以对应的作品：《祝福》和《药》。《祝福》自然是鲁迅的名篇之一，一个少女失去了生命力而呈现病态心理扭曲，源自现实生活中的强烈精神刺激。《祝福》讲述的是一个正常人如何变为精神失常的。小说的主人公祥林嫂婚姻不幸，又失去孩子，解脱之道在于自我疗愈。周边一直难以祛除的偏见让她的精神疾病不断地恶化，直至离开了这个世界。相比之下，《药》提出了一个双重疾病治愈话题：华小栓的身体疾病与民众的愚昧病状。华老栓为了给儿子治病，需要人血馒头。在儿子的病面前，完全丧失了国家情怀。鲁迅想要讽喻的是，在亲人的疾病需要治疗的情况下，愚昧迷信与否并不是判定选择正确与否的唯一标准。这很容易让人想起萧红的《呼兰河传》，小团圆媳妇刚刚过门就被民俗民风摆布，无病而生病，再被迷信活动一再耽误而导致因病逝去。人们在这样的世界活着，并不反思对待疾病科学与否，"我"看着芸芸众生的生存样态，化身为创作者把所见所思写出来，疾病书写往往能够成为时代面相的风景。从传统到现代，疾病书写所反映的时代话题有所变化，虽然对疾病认识的思想高度不同，但借以呈现个体或者共同体的精神世界则是一致的。疾病叙事或疾病体验更多的是基于文学本位的命题，与现代疾病叙事文本比较而言，唐代的叙事文本仅仅有病却没有医学的全面介入，更不会站在国民性立场上确立主题。唐代的疾病叙事或者疾病书写文本为我们提供了患病者的故事，却少有疗愈过程的相关描写，距离医疗文学的核心内涵还有些距离。

三　医疗史与文学史的交互空间

唐代不同文体的文本均与医学相关，比如唐代散文、笔记小说、词、诗以及敦煌文学等。郭树芹《唐代涉医文学与医药文化》就上述文体中的涉医文本进行分类梳理，为我们提供了研究的基本材料。仅以唐诗而言，从采药、药名、药具，到配药、服药、治疗情况均有反映。中国古代道家文化中的炼丹术为文学和医学创造了结缘的机会。如果我们仔细梳理就会发现，文学文本中道士采药、药堂、炼丹话题为数不少。皮陆唱和是晚唐的一道风景。皮日休、陆龟蒙所创作的药名组诗则更是前无古人。从采药治病到以药为诗是中国医疗文学创作的一次飞跃，这是从近身取譬到创作取"象"的重大变化。随着《全唐五代诗》《全唐五代小说》《唐五代传奇集》《全唐五代笔记》《全唐五代词》等总集，以及大量出土墓志的编辑出版，可供发掘的资料越来越多，带给我们的思考也就越来越多。

文化阐释为医疗史与文学史提供了研究的交互空间。郭树芹《唐代涉医文学与医药文化》设置专章"唐代涉医作品所反映的思想与文化"来探讨涉医文学与医药文化的关系。首先分析了文学文本体现悬壶济世、养生保健、精研医理、服食炼药、回归自然（栽花种药）的思想，这是中医药文化的一个方面。其次分析了涉医文本中的文化现象，有药名文化、仙道人物、医药古迹、医药民俗、杏林情怀等内容，这部分内容是医药文化的核心内容，自然是作者用力较深的部分。如医药古迹部分以宋之问、杜甫、钱起、韦应物等人涉及"洗药"的诗作引出罗浮山、浣花溪等古迹。医药民俗部分，发掘寒食节、端午节、重阳节所蕴含的医药风俗。[①]由此可见，唐代文学文本中蕴含的中医药文化极有特色，牵连着文学与自然、风俗、地域的关联点，而这些都离不开"人"的参与。沿着这样的研究核心点向外扩散，我们还会发现学术研究的增长点。

无论是地域迁徙、战事频起，还是文化中心的转移，均与文学创作和医学发展关联甚深。不同地区的地理条件不同，医疗条件不同，文化环境不同，给文学活动带来的影响也不同。文学创作有地域性，医药文化亦有地域性，唐代医药的地域分布，唐代医学的区域发展及其在文学上的呈现并没有被涵括其中。如两京医疗情况与文学创作的关联性研究，道家居地与医药文化、苏杭地区的医疗文学发展等话题均有重要的文学史意义。文学地理学是时下的一个热点研究领域，杨义、梅新林、曾大兴、邹建军等学者对研究视域及内涵多有论述，足资借鉴。引入文学地理学研究方法可以形成新的视角，借以考察地域文化与医疗文学发展的关系。关于这一方面，于赓哲的研究具有启示意义。作为历史学者，于赓哲的研究虽然不是文学研究，却将文学纳入其中。于氏所著《唐代疾病、医疗史初探》中关注了疾病、制度、医籍、药材、疗法等方面的问题。其中值得注意的是"南土卑湿的文化意味"部分，这部

---

① 郭树芹：《唐代涉医文学与医药文化》，人民出版社2012年版，第228—240页。

分内容所论的是疾病与地理环境的关系。①而在另一部著作中，作者认识到如何解释瘴气是一个重要问题。唐代文人闻瘴色变，一旦南贬便觉得此生有去无回。作者认为："对卑湿的夸张恐惧实际上受到了多种因素的影响：一则是现实疟病的威胁，南方的地方病比北方多，且多半与潮湿闷热的自然环境有关；二则是医学理论的影响，《内经》成书以来医学观念中'六淫'观念深入人心。而六淫之'风、寒、暑、湿、燥、火'与现实中的'风、寒、暑、湿、燥、火'并未加以明确区别，因此人们对卑湿心怀恐惧，且直接与生死挂钩；三则是传闻影响。"②借助此一话题解释了地域、心理观念对于理解疾病理解文人理解文学带来的影响。在《疾病如何改变我们的历史》③中，于赓哲不仅设有专题解释"什么是瘴气"以及"瘴气的应对"，而且又将文人、文学与疾病的关系融入其中，设置"建安七子与鼠疫""卢照邻与麻风病""病号杜甫""韩愈与丹药""白居易的眼疾"等专题内容，构成一部唐代文人与疾病治疗的简史。上述三部著作层层递进形成了医疗史与文学史的互动效应。

医疗文学研究是基于文学本位的研究，因医学的介入呈现出创作新变。医与文道同理通，医学介入文学乃是自然的，只是介入之后不只是在知人论世层面上有所启示，而是对文本构成的审美内涵发生影响。比如我们想要研究白居易的养生观念与写作的关系，就要知道疾病、治疗对他的影响。研究韩愈的衰疾书写就要探讨服药对他的影响，因之就会对如何影响他的创作风格有所认识。研究李商隐的相如情结，就会明白这既是诗人的取才华以自喻，也是同患消渴的惺惺相惜，故而，阅读此

---

① 于赓哲：《唐代疾病、医疗史初探》，中国社会科学出版社2011年版，第217页。

② 于赓哲：《从疾病到人心——中古医疗社会史再探》，中华书局2020年版，第226页。

③ 于赓哲：《疾病如何改变我们的历史》，中华书局2021年版。

类文本对喻体的择取有了更深切的体认。

　　总而言之，中国古代医疗文学将医学文化与文学文化有机地联系起来，是一个值得挖掘的"富矿"。就此而言，郭树芹《唐代涉医文学与医药文化》乃是将医药文化与文学结合起来的一次尝试，有着不可忽视的导夫先路的学术史意义。周裕锴、蒋寅、刘怀荣、熊湘、吴中胜、李浩等学者均已取得了具有创新性的研究成果。近些年来，刘怀荣所倡导并发起的医疗文化文学研究逐渐得到学界的回应。唐代医疗文学研究作为古代医疗文学的一个断代组成部分已经小有收获，然而需要改变现有研究的碎片化现状。中国古代医疗文学研究尚需学界同仁继续努力，既要以问题意识为中心有所开创，又要完成研究理念及体系构建。研究者要进文学之境，入医理之界，共同追求医疗文学文化研究的新境界。

宋代谣谚中的医养观

陈敏思　赵瑶丹

摘要： 宋代谣谚中蕴含丰富的民间医养观念。这些观念是时人在医药、养生领域的经验总结，包含民众对医生群体及其职业特性的理解和评述。宋代谣谚中的医养观，是对唐代医养观的继承，同时亦流传于后世。通过分析谣谚内容，阐析宋代民间医药观、养生观和尚医观，呈现宋代医养观的时代特征，不仅有助于丰富宋代谣谚内容的阐析，而且对综合呈现宋代民间医药、养生状况的总体面貌具有重要意义与价值。

关键词： 宋代谣谚；医药观；养生观；尚医观

民谣民谚作为民间文学的一种，是记录特定时代民众行为、观念的载体，必然有特定时代的烙印，可以反映不同社会群体的价值观念，呈现社会生活的方方面面。宋代谣谚研究成果丰富，但目前主要侧重于社

作者简介： 陈敏思，浙江师范大学人文学院博士生，专业方向：宋代科学史、医疗社会史；赵瑶丹，浙江师范大学人文学院教授，博士生导师，研究方向：宋史。

基金项目： 国家社会科学基金项目（17BZW100）。

会与政治领域，^①医药、养生等方面的讨论较少见。分析谣谚中蕴含的医药常识、养生保健及尚医观念，有助于呈现宋代社会的医养观。

一 医药观念

宋代谣谚中蕴含着与医药有关的认识。对其进行剖析，可以探究民间社会在使用药物治疗时秉持的观念。

宋代谣谚中涉及的药物，多为自然状态下生长或形成的中草药和矿物药。由于经济成本和药物产量等限制，人们往往需要凭借智慧和经验在生活中寻找治疗疾病的食材和药材。在宋代，使用瓜果等日常食物治疗疾病并不鲜见。张杲《医说》中详细记载了一则利用瓜蒂治疗齁喘的案例：

> 信州老兵女三岁，因食盐虾过多，遂得齁喘之疾，乳食不进，贫无可召医。一道人过门，见病女喘不止，教使求甜瓜蒂七枚，研为粗末，用冷水半茶钟许调澄，取清汁，呷一小呷。如其说，才饮竟，即吐痰涎若胶黐状，胸次既宽，齁喘亦定。少日再作，又服之，随手愈。凡三进药，病根如扫。此药味极苦，难吞咽，俗谚所

---

① 近年来，宋代谣谚研究较受关注。以赵瑶丹《两宋谣谚与社会研究》（北京：中国社会科学出版社，2015 年）为代表的系列论著，对宋代谣谚与社会的关系展开了系统讨论。陈凌《浅析宋代谶谣中的社会历史》（《贵州文史丛刊》2008 年第 4 期），《宋代谶谣的社会功能与价值》（《云南社会科学》2011 年第 5 期），田志光、孙朋朋《宋代民谣传播与社会变革》（《中州学刊》2016 年第 7 期），王柳芳《市民文化背景下的宋代城市谣谚》（《江西社会科学》2018 年第 11 期）皆从不同角度阐析了宋代谣谚中的政治、社会信息。另外亦见几篇硕士学位论文，如王华艳《从谣谚看宋代社会的近世化倾向》（硕士学位论文，暨南大学，2004 年），张嘉文《宋代时政谣谚研究》（硕士学位论文，兰州大学，2016 年），孙朋朋《宋代谣谚与政治研究》（硕士学位论文，河南大学，2017 年）等。

谓甘瓜蒂苦，非虚言也。①

"甘瓜蒂苦"强调甜瓜苦蒂的特性。据孙思邈《千金翼方校释》所述："瓜蒂味苦寒，有毒。"②在唐代，人们就以瓜蒂等苦寒之物治疗齁喘之疾。《医说》中所言"齁喘"大概率为热哮，即俗称的"痰火"，用苦寒之药恰好可以根除。幼女患病时，家中"贫无可召医"，幸得道人以甜瓜蒂救治得愈。在当时，齁喘之疾其实是一种有药可治的病症但由于经济等条件制约，病女只能用甜瓜蒂这种成本低廉的寒性药材医治。可以看出，普通民众选用药材时以简单有效、成本低廉为准则的医药观念在当时的生产力的背景下具有重要现实意义。在传统观念中药物的使用讲求必须对症下药。③宋代寇宗奭《本草衍义》记载，甜瓜蒂能够"治风涎暴作、气塞卧倒"④，展现了寒性药物的特性与功效。用寒性的瓜蒂治疗热病，有一定的医学依据，时人接触并领悟这样的医药观念，就可以在治疗热病时，直接使用甜瓜蒂这种常见的经济实惠的寒性食材作为药物。

北宋艾晟在为唐慎微《大观本草》作序时，开篇即精准概括《本草》⑤遵循的基本医药观念：

《序》：昔人有云，天地间物，无非天地间用，信哉其言也。观

---

① （宋）张杲撰，曹瑛、杨健校注：《医说》卷4《喘嗽·治齁喘》，中医古籍出版社2013年版，第177—178页。

② （唐）孙思邈著，李景荣等校释：《千金翼方校释》，人民卫生出版社1998年版，第71页。

③ 席泽宗主编：《中国科学技术史·科学思想卷》，科学出版社2001年版，第465页。

④ （宋）寇宗奭著，张丽君、丁侃校注：《本草衍义》，中国医药科技出版社2011年版，第103页。

⑤ 此《本草》指《大观经史证类备急本草》（简称《大观本草》），底本为嘉定四年（1211）刘甲本《经史证类备急本草》。

《本草》所载，自玉石、草、木、虫、鱼、果、蔬，以至残衣破草、飞尘聚垢，皆有可用以愈病者。①

《大观本草》的基本医药观念为，只要"可用以愈病者"，"自玉石、草、木、虫、鱼、果、蔬，以至残衣破草、飞尘聚垢"皆可为药。这是一种典型的传统医药观念，即治疗疾病的药物存在于自然万物之中。这种医药观念正好与传统阴阳学说相洽，即世间万物皆有生克之属性。在治疗疾病时，可根据药物四气五味和升降浮沉的阴阳属性选择适当的药物，调整阴阳失调，达到治愈疾病或减缓病情的目的。②当时的医家多秉持这种医药观念，与许多源于治疗实践的谣谚相辅相成。

药材"飞生鸟"③具有"主堕胎，令产易"④的功效，能够防治难产。"飞生"及其功效伴随着对产妇分娩的治疗被一同记录下来。

《本草》云："鼺鼠，出山都平谷，即飞生鸟也。"状如蝙蝠，大如鸱鸢，毛紫色，常夜飞生子，南人多以为怪，藏其皮，谚谓："临产者持之，则易娩。"⑤

这一妇科谚语传达了"飞生"之皮有助于分娩的观点。"飞生"指的是鼺鼠，今人多称"鼯鼠"。宋代医书称其"经中不言性味，惟是于

---

① （宋）艾晟：《大观本草·原序》，载唐慎微著，艾晟刊订，尚志钧点校：《大观经史证类备急本草》，安徽科学技术出版社2003年版，第1页。

② 王乐：《基于中国古代哲学的中医理论发展研究及医家思维模拟方法初探》，博士学位论文，北京中医药大学，2011年，第14页。

③ 飞生鸟，"鼯鼠"的别称，下文简称"飞生"。

④ （宋）唐慎微著，艾晟刊订，尚志钧点校：《大观经史证类备急本草》，安徽科学技术出版社2003年版，第591页。

⑤ （宋）陈耆卿撰：《（嘉定）赤城志》，载中华书局编辑部编：《宋元方志丛刊》第7册，中华书局1990年版，第7558页下。

难产通用药中云……今关西山中甚有，毛极密，人谓之飞生者是也"[1]，"主堕胎，令产易……临时烧末服用，亦可手持之"[2]。这种医药观念来源于临床经验的总结。

> 《图经》曰：鼺鼠，出山都平谷，即飞生鸟也。今湖岭间山中多有之，状如蝙蝠，大如鸱鸢，毛紫色暗，夜行飞生。南人见之，多以为怪。捕取其皮毛以与产妇，临蓐持之，令儿易生。[3]

鼺鼠之皮有助于生产的观念源于生活经验。古代医家对人体生理、病例、中药性味、诊疗方法的认识都是在不断实践的过程中积累而成的。[4]医药经验是传统医药观念的重要来源。由于体量制约，"飞生"不易传播，但可以凭借简短精悍的载体优势得以流传，医谚有"临产者持之，则易娩"。在妇科临床方面，医生对药材的合理选取与使用于产妇和新生儿而言，具有重大意义。分娩中的女性在承受生产痛苦的同时，也要承担很大的健康风险，有助于妇女分娩的药物具有极高的价值。在宋代的医学典籍中记载了不少有助于分娩的药物，相关的谣谚也被记录了下来。这类谣谚的产生和传播能够为普罗大众提供符合当时认知且相对可靠的医药观念，这些观念在医学发展远不如今天的宋代弥足珍贵。

有趣的是，两性观念趋于保守的宋代，与妇科医药相关的谣谚却数

---

① （宋）寇宗奭著，张丽君、丁侃校注：《本草衍义》，中国医药科技出版社2011年版，第80页。

② （宋）唐慎微著，艾晟刊订，尚志钧点校：《大观经史证类备急本草》，安徽科学技术出版社2003年版，第591—592页。

③ （宋）唐慎微著，艾晟刊订，尚志钧点校：《大观经史证类备急本草》，安徽科学技术出版社2003年版，第592页。

④ 王乐：《基于中国古代哲学的中医理论发展研究及医家思维模拟方法初探》，博士学位论文，北京中医药大学，2011年，第16页。

量不少。南宋医书《仁斋直指方论》记载，谚云，"香附、缩砂，妇人之至宝"①。其中的医药观念至今仍在沿用。香附即莎草之根茎，其"味辛、微苦、微甘，性平。归肝、脾、三焦经。具有疏肝解郁，理气宽中，调经止痛的功效。用于肝郁气滞，胸胁胀痛，疝气疼痛，乳房胀痛，脾胃气滞，脘腹痞闷，胀满疼痛，月经不调，经闭痛经……药理作用主要包括对神经系统、心血管系统的作用"②，是一味极有利于妇女健康的药材，被誉为"妇人之仙药"③。缩砂又名砂仁，其"辛，温，归脾、胃、肾经。具有化湿开胃，温脾正泻，理气安胎之功效。用于湿浊中阻，脘痞不饥，脾胃虚寒，呕吐泄泻，妊娠恶阻，胎动不安"④。除了能促进消化外，亦具有抗炎、镇痛、安胎等功效。"香附、缩砂，妇人之至宝"承载的医药观念在今天依然经得起检验。

谣谚的产生离不开医者对行医经验的总结和医者仁心。医者在治疗时除对症下药外，也会告诫人们在患病时须审慎用药，正确看待药材的有害因素。传统的医药观念认为，保持身体健康除自身调理外，也要避免盲目用药。宋时流传的"不服药，胜中医"⑤的谣谚，就是这种医药

---

① "予每度之，凡左胁痛甚者，即是肝盛木气实也，宜用龙荟丸、左金丸、辛凉之剂以治之。凡右胁痛，即是痰流注并食积，宜用盐煎散、顺气丸等药，辛温之剂以治是也。又尝论曰：左胁痛、胃脘痛，妇人多有之，以忧思忿怒之气素蓄于中，发则上冲，被湿痰、死血阻滞，其气不得条达，故治妇人诸痛诸疾，必以行气开郁为主，而破血散火兼之，庶乎得法矣。谚云：香附、缩砂，妇人之至宝。此之谓也。""苁蓉、山药，男子之佳珍，香附、缩砂，女人之至宝。"参见（宋）杨士瀛撰，（明）朱崇正附遗，盛维忠、王致谱、傅芳、王亚芬校注：《仁斋直指方论》，福建科学技术出版社1989年版，第203页；《仁斋直指方论》，福建科学技术出版社1989年版，第37—38页。

② 刘建勋主编：《中华医学百科全书·中药药理学》，中国协和医科大学出版社2020年版，第223页。

③（明）张介宾著，王大淳等点校：《景岳全书》，浙江古籍出版社2013年版，第1205页。

④ 陈长勋主编：《中药药理学》，上海科学技术出版社2015年版，第136页。

⑤（宋）叶梦得：《石林避暑录话》，上海书店出版社1990年版，第118页。

观念的真实写照。谣谚"施药不如施方"①也有相似的医药观念。这表明宋代医家对人体自我恢复功能的认识已相当深刻，在对药物副作用的认知上取得了很大的提升。当然，除了经得起时间和现代科学检验的医药谣谚外，囿于时代和认知的限制，一些谣谚在内容和观念上难免有模棱两可之嫌：

> 余友刘伯时，尝见淮西士人杨勔自言：中年得异疾，每发言应答，腹中有小声效之。数年间，其声浸大。有道士见之惊曰："此应声虫也。久不治，延及妻、子。宜读《本草》，遇虫所不应者，当取服之。"勔如言，读至"雷丸"，虫忽无声，乃顿饵数粒，遂愈。②

"应声虫"寄生在人的肚子中，每当宿主发出声音，应声虫就会小声效仿，之后声音会越来越大。对于这种寄生虫，读《本草》中的"雷丸"就可以治愈。"应声虫，久不治，延及妻子"，意为"应声"之病会对本人及家庭成员的健康产生不利影响。如果对文献中的叙述加以详证，确实存在很难解释的地方。依据浩瀚古籍中留存的只言片语，大约可知"雷丸"并非真实存在，③这种以"雷丸"治疗的医药观念内涵过于主观，无法在现实生活中找到对应的物证，更遑论经受住现代医药观

---

① （宋）张世南《游宦纪闻》（中华书局1981年版，第7页）："虞雍公自渠州守召至行在，憩北郭外接待院。因道中冒暑得疾，泻痢连日。重九日梦至一处，类神仙居，一人被服如仙官，延坐。视壁间有韵语药方，读之，其词曰：'暑毒在脾，湿气连脚。不泄则痢，不痢则疟。独炼雄黄，蒸饼和药。甘草作汤，服之安乐。别法治之，医家大错。'如方服之，遂愈……古人云：'施药不如施方'故详记之。"
② （宋）陈正敏：《遁斋闲览》，载曾慥编，赵龙整理：《〈类说〉选十八种》，《全宋笔记》第10编11，大象出版社2018年版，第277—278页。
③ "雷矢即雷丸也，又名雷实……旧云是鹳矢所化，故其为药毒烈而去腹中瘤病焉。"参见（汉）史游撰，张传官整理点校：《急就篇校理》，中华书局2017年版，第407—408页。

念的检验和证明。这说明，宋代的医药观念虽较前代有所提高，但依旧存在部分受制于时代认知的观念。传统医药观念的提升并不是整齐划一的，由于各种因素影响，呈现参差不齐的发展态势，精华与糟粕并存，但不可否认，传统中医药学在医药学实践中特殊的、基本的疗效对中华民族生存、繁衍的重要作用。[①]

谣谚体现的民间医药观念比较简单，偏重于单一药材功效的呈现，与宫廷医药观念存在差异。宋代宫廷用药十分精细严格。至道三年（997）设御药院，御药院有"勾当官四人，以入内内侍充，掌案验方书，修合药剂，以待进御及供奉禁中之用"[②]。凡宫中所用药方均需御药院配制并检验，并要查对合成的药物与处方所书分量及调剂方法是否一致，是否符合题封上标明的寒热等性质。稍有差错，医生就要处以绞刑。[③]除御药院外，宋廷亦设尚药局[④]，"掌供奉御药、和剂诊候之事"[⑤]。尚药局医师、御医等职位的医官挑选严格，不仅要经翰林院考试，还要遵从皇帝的亲笔御批。御医疗病无效，往往要给予罚俸、撤职甚至流放的处罚。尚药局派出的内宿医官不但要医术高明，而且要绝对可靠。[⑥]宫廷用药的严格与精细，与民间简单的医药观念形成鲜明对比。虽然存在宫廷因药方功效不足，医官不得不求助于民间的事例，但民间医药观念产生的实际价值基本局限在普罗大众之中，与宫廷医药观念几乎没有交集。基于民间医者医术水平和医药成本等因素制约，谣谚传播较为简单的医药观念比传播精细严格的宫廷医药观念更有可

① 裘索：《中西医药哲学思想比较及对"科学"的再认识》，《中医药学刊》2004年第10期。

② （元）脱脱等：《宋史》，中华书局1977年版，第3940页。

③ 甄志亚：《中国医学史》，人民卫生出版社1991年版，第194页。

④ 宋代尚药局制度沿袭唐代，但在具体制度上更加精细。

⑤ （清）徐松辑，刘琳、刁忠民、舒大刚等校点：《宋会要辑稿》第6册，上海古籍出版社2014年版，第3549页。

⑥ 甄志亚：《中国医学史》，人民卫生出版社1991年版，第195页。

能成为民间治疗疾病时的依据。

二　养生观念

中医的理论体系主要包括基础医学、临床医学和预防医学三部分。预防医学是在中医基础理论的指导下，运用各种预防方法，增强体质，防止疾病的发生、发展、转变的一门学科。[1]"治未病"[2]是中医预防医学的核心观念。

谣谚中的养生观念是宋代民间预防医学观念的一部分，对宋代民间养生观念的发展有积极影响。宋时，民间医疗资源匮乏，普通民众对待自身健康时抱有未雨绸缪的心态，会通过掌握一些有利于健康的饮食和行为习惯避免疾病的发生，这为传播承载养生观念的谣谚提供了条件。这类谣谚朗朗上口、颇有趣味，其中蕴含的养生观念流传至今。老人们会常常叮嘱晚辈避免频繁揉眼和掏耳以免损害健康，这在宋代谣谚中得以体现："眼不点不害，耳不斡不聋"，"请以为戒。风眼肿则软，热眼肿则硬"。[3]此谚主旨在于如何用最低的成本保护眼睛和耳朵，避免疾

---

① 赵伟：《广义科学哲学视野中医本性分析》，博士学位论文，华中科技大学，2011年，第35页。

② "善养性者，则治未病之病。"参见（宋）张君房编，李永晟点校：《云笈七签》，中华书局2003年版，第781页。

③ "凡翳起于肺家受热，轻则朦胧，重则生翳。真珠翳，状如碎米者易散；梅花翳，状如梅花叶者难消。虽翳自热生，然治法先退翳而后退热者，谓热极生翳。若先去赤热，则血为之水，而翳不能去。其有赤眼，与之凉药过多，又且涤之以水，不反掌而冰凝，眼特一团水耳！水性清澄，尤不可规规于点洗。喜怒失节，嗜欲无度，穷役眼力，泣涕过伤，凌寒冲风，当暑冒日，不避烟火，饮啖热多，此皆患生于腑脏者也，专事点洗可乎哉？有能静坐澄神，爱护目力，放怀息虑，心逸日休，调和饮食以养之，斟酌药饵以平之，明察秋毫，断可必矣！谚曰：'眼不点不害，耳不斡不聋。'请以为戒。（风眼肿则软，热眼肿则硬。）"参见（宋）杨士瀛撰，（明）朱崇正附遗，盛维忠、王致谱、傅芳、王亚芬校注：《仁斋直指方论》，福建科学技术出版社1989年版，第495—496页。

病发生，其中蕴含"强身防病，防微杜渐治未病"①的养生的基本理念。正确的养生观念可以以最小的成本保持身体健康。这类谣谚是有效传播养生观念的载体。

出于对疾病的恐惧，人们通常对自身健康有很高的关注度。当时的医学观念认为，高质量的睡眠对健康有很大好处。宋代典籍中有不少与睡眠有关的养生谣谚。吴开《优古堂诗话》中的"服药百裹，不如独卧"②和"服药千朝，不如独寝一宵"③，强调睡眠对健康的重要性。"先睡心，后睡眼"④既体现了睡眠治未病的功效，也强调保持健康需要依靠自身调理的观念，这与"不服药，胜中医"⑤的观念十分契合，主张保持健康以自身调理为主，有病不要乱投医，如此可达到中等水平医生治疗的效果。⑥

由于不同年龄、不同健康程度的人的观念可能存在差异，有些药物因疗效较好而易被滥用，或药物自身毒性不显便忽视了潜在、连带的危害。这种情况在宋时就已被发现，当时有谣谚加以规劝。

> 《本草》云："去家千里，勿食萝摩、枸杞"，此言二物补益精气，强盛阴道也。以杞为粮，以菊为糇，春食苗，夏食叶，秋食花食，冬食根陆。

① 谢惠波、杨艳等：《中国养生文化中的预防医学思想研究》，《现代预防医学》2014年第22期。

② （宋）吴开：《优古堂诗话·服药不如独卧》，载丁福保辑：《历代诗话续编》上册，中华书局1983年版，第271页。

③ （宋）吴开：《优古堂诗话·服药不如独卧》，载丁福保辑：《历代诗话续编》上册，中华书局1983年版，第271页。

④ （宋）周密撰，张茂鹏点校：《齐东野语》，中华书局1983年版，第303页。

⑤ （宋）叶梦得：《石林避暑录话》，上海书店出版社1990年版，第118页。

⑥ 黄竞成主编：《中国传统医学比较研究》，上海科学技术出版社2019年版，第72页。

龟蒙、张南轩、苏东坡皆有赋，又青城山老人村溪曲多枸杞，人饮其水，故寿。①

此谣较委婉地表达了离家远行的人（尤其是年轻人）不要因萝藦、枸杞能够滋阴补肾就随意滥用的观念。这种提倡节制的养生观念在当时较为流行。时人认为，不能仅局限于欲望节制，在饮食上也应该节制。《藏一话腴》收录"枇杷黄，医者忙；橘子黄，医者藏"②一谚。表面意指枇杷皮色变黄时瓜果桃李齐上市，疾病增多，医生会变得忙碌。橘子皮色发黄时，天气转寒，市面上没了瓜果，疾病减少，医生开始闲下来。实际意在告诫人们在夏季不要因市面上瓜果供应充足就无节制地食用，这种提倡节制饮食的观念表明在时人已深刻认识控制食欲对健康大有裨益。

在日常生活中，人们会不自觉地将需要预防疾病的群体固化为老年人，这存在很大局限性，其实青年男女和儿童亦需要适当养生。在现存的谣谚中，不仅有"去家千里，勿食萝藦、枸杞"这样告诫年轻人节制欲望、重视养生的谣谚，亦有少量阐释如何保护儿童健康的谣谚。

《小儿卫生总微论方》记载："戒养小儿，慎护风池。"③意指揉搓

---

① （宋）陆佃撰，（明）牛衷增辑：《增修埤雅广要》，载《续修四库全书》编委会编：《续修四库全书》第1271册，上海古籍出版社2002年版，第497页下。

② "李守大异伯珍回医生之书云：'遣白金三十两，奉纳，以备橘黄之需。'始不晓所谓，及观《世说》，有'枇杷黄，医者忙；橘子黄，医者藏'，乃知世使然耳。胜谈丛录，不可不知。"参见（宋）陈郁撰，赵维国整理：《藏一话腴》甲编卷上，《全宋笔记》第7编5，大象出版社2016年版，第14页。

③ "凡儿于冬月须着帽项之衣，夏月须着背褡。及于当脊，更衬缀一重，以防风寒所干。谓诸藏之俞，皆在于背故也。又常令乳母，每日三时摸儿项后筋两辕之间，名曰风池，若热，即须熨之，令微汗则愈。谚云：戒养小儿，慎护风池者是也。"参见（宋）不著撰者，吴康健点校：《小儿卫生总微论方》卷2《慎护论》，人民卫生出版社1990年版，第42页。

风池穴可以帮助小儿抵御风寒，这是当时儿童护理的通用观念。《小儿卫生总微论方》大多采选南渡以前的医学典籍，如《小儿要症直诀》《千金方》《圣济总录》等并由作者加以完善。这些医典的作者，如孙思邈、钱乙等人，虽曾供职于朝廷，但大多有民间行医经历，在其著作收录了不少民间药方和养生方法。这些民间经验的儿童养生方法随医学经典进入宫廷，朝廷医官亦可依照这些方法维护幼年皇室成员的健康。南宋陈文中曾任太医局御医，其《陈氏小儿病源方论》也记载了不少源自民间的儿童养生谣谚。

> 俗曰：肚无热肚。肚者，是胃也，为水谷之海。若冷则物不腐化，肠鸣、腹痛、呕哕、泄泻等疾生焉。经云：胃热能消谷，必能饮食。故肚宜暖。
>
> 三要足暖。
>
> 经云：足是阳明胃经之所主也。俗曰寒从下起。此之谓也。
>
> 四要头凉。
>
> 经云：头者，六阳之会，诸阳所凑也。头脑为髓之海，若热，则髓溢汗泄，或囟颅肿起，或头缝开解，或头疮目疾。俗曰：头无凉头。故头宜凉。①

"肚无热肚""寒从下起""头无凉头"皆源自民间小儿养生常识。

"养生"是中国历史文化的独特现象与方法。② 承载养生观念谣谚的产生和传播大多经过海量经验的试炼。在诸多医典中，强调"节制"这

---

① （宋）陈文中著，林慧光校注：《小儿病源方论》，中国中医药出版社2015年版，第4—5页。

② 谢惠波、杨艳等：《中国养生文化中的预防医学思想研究》，《现代预防医学》2014年第22期。

一养生观念的谣谚出现频率很高。

> 《苕溪渔隐》曰："世间俚语，往往极有理者……又'少吃不济事，多吃济甚事，有事坏了事，无事生出事。'若能守此戒，岂复为酒困乎？"①

此谚倡导饮酒应有所节制。胡仔认为，这种养生观念"极有理"，应该提倡。

养生观念能否对健康产生影响，主要取决于个人的主观态度，这一点与能够产生客观效用的医药观念不同。养生观念与医药观念能够互相补充，承载这两种观念的谣谚在宋时广泛传播，为时人身体康健保驾护航。

三　尚医观念

马端临《文献通考》医、卜、技、艺四家附于九流之末，②这是基于书籍分类进行的排序。实际上，医家社会地位低下的观念在宋代已发生改变。宋太宗为《太平圣惠方》作序，赞扬医学"广兹仁义，博爱源深"③。据韩毅统计，宋代颁布的医事诏令有2813条，数量远超其他朝

---

① （宋）胡仔纂集，廖德明校点：《苕溪渔隐丛话》前集卷54《宋朝杂记上》，人民文学出版社1962年版，第369页。又见（清）阮葵生撰，李保民校点：《茶余客话》卷20《饮酒须有节制》（上海古籍出版社2012年版，第478页）："偶见宋人小说中酒戒云：'少吃不济事，多吃济甚事。有事坏了事，无事生出事'，旨哉斯言！语浅而意深。"

② 此观点记载于《文献通考》"至于医、卜、技、艺，亦先王之所不废，故附于九流之末"。参见（元）马端临：《文献通考》，中华书局1986年版，第1810页。

③ （宋）赵炅：《太平圣惠方序》，载曾枣庄、刘琳主编：《全宋文》卷78，上海辞书出版社、安徽教育出版社2006年版，第406页。

代，涉及医学机构、医学教育、医书刊刻、医药等内容，[①]足见宋代官方对医学的重视程度。

许叔微，出身医学世家，入仕前潜心医学，常为民众看病施药。建炎元年（1127），其家乡真州（今扬州仪征市真州镇）瘟疫肆虐，他尽心诊治，存活者甚多。之后参加科考，于绍兴二年（1132）金榜题名。据传，他在考前遇奇事。

> 绍兴间，临安府教授许叔微，字知可，真州人。家世通医，常以药施人。知可既获纳荐，将试之夕。梦人遗诗云："药饵阴功，陈楼间处。殿上呼卢，喝六作五。"莫晓所谓。已而预礼部奏名，廷试中第六名，陈祖言下名楼材。俄以文理优长，升作第五，果符所梦。唱名日殿上传呼谓之胪，故云呼卢，借为胪也。[②]

许叔微参加科考后，先梦到诗谶，后又梦到一人送其"王陈间隔，呼六为五"[③]一语，预示科考位次原本在陈祖言之后，因其有功德，受恩赐晋升一位，最终位次会超越陈祖言，晋为第五名。唱名之日，许氏果然名列第五，被视作"呼六作五"之谶应验。许叔微的梦谶是否真实显然无法考证，但"药饵阴功，陈楼间处。殿上呼卢，喝六作五"的流传，则表达了时人对许叔微治病救人之举的肯定和赞

---

① 韩毅：《政府治理与医学发展：宋代医事诏令研究》，中国科学技术出版社2014年版，第22页。

② （宋）马纯撰，程郁整理：《陶朱新录》，《全宋笔记》第5编10，大象出版社2012年版，第149页。

③ "一夕，复梦其人，唱四句云：'呼卢殿上，请何是主？王陈间隔，呼六为五。'"参见（宋）施德操撰，虞云国、孙旭整理：《北窗炙輠录》卷下，《全宋笔记》第3编8，大象出版社2008年版，第207页。

颂。许叔微以医为本、不分贫贱，诠释了"能行救人利物之心者，莫如良医"①的尚医观念。承载尚医观念的谣谚隐含了民众对治病救人者的美好祝福。

"达则愿为宰相，穷则愿为良医"②的观念在宋代受到推崇。医者形象多了一份洒脱与旷达。实际上，尚医观念的雏形在唐末就已产生。据传，"三教布衣"③陈陶屡试不第，遂隐居山林。之后，曾有人看到他与夫人卖药于市，用所得钱财买酒对饮，并唱道"蓝采禾，尘世纷纷事更多。争如卖药沽酒饮，归去深崖拍手歌"④。这首歌谣反映了陈陶的逍遥生活和其对卖药行医之举的自我肯定，体现了"穷则愿为良医"的观念，这与宋人"医者为切身一大事，且有及物之功"⑤的观念相洽。若从民众角度来看，医者的形象变得潇洒睿智，富有人情味。从医家自身角度看，这不仅能让他们对治病救人的身份产生认同感，更重要的是，能够使医者在重视科举的时代，拥有选择另一种谋生之路的自得。

---

① （宋）吴曾撰，刘宇整理：《能改斋漫录（下）》，《全宋笔记》第5编4，大象出版社2012年版，第106页。

② "达则愿为宰相，穷则愿为良医，以济人利物之功一也。"参见（宋）俞文豹撰，许沛藻、刘宇整理：《吹剑四录》，《全宋笔记》第7编5，大象出版社2016年版，第182页。

③ "唐陈陶以诗名，兼释老学，自号'三教布衣'。"参见（宋）叶廷珪撰，李之亮点校：《海录碎事》卷9下《时号数称门》，中华书局2002年版，第470页。

④ （宋）龙衮撰，张剑光校点：《江南野史》卷8《陈陶》，载傅璇琮等主编：《五代史书汇编》第9册，杭州出版社2004年版，第5213页。又见（宋）马令撰，李建国校点：《南唐书》卷15《陈陶传》（傅璇琮等主编：《五代史书汇编》第9册，杭州出版社2004年版，第5361—5362页）："开宝中，常见一叟角发被褐，与老媪货药于市，获钱则市鲜对饮，旁若无人。既醉，行舞而歌曰：'蓝采禾，蓝采禾，尘世纷纷事更多。争如卖药沽酒饮，归去深崖拍手歌。'或疑为（陈）陶之夫妇云。"

⑤ （宋）宇文虚中：《重修政和本草书后》，载曾枣庄、刘琳主编：《全宋文》卷3353，上海辞书出版社、安徽教育出版社2006年版，第131页。

上述观念的产生，与"儒医"①群体的兴起密不可分。儒医融合了儒学和医学双重特性，反映了"医儒同道"的文化色彩。②在儒医群体的加持下，医生群体的地位获得提升。大儒范仲淹曾表达"不为良相，当为良医"③的人生追求。在重文社会环境的熏陶下，宋人的尚医观念得到了加强。

苏轼《墨宝堂记》记录了一则兴味盎然的蜀谚："学书者纸费，学医者人费。"④是说无论学习怎样的知识和技艺都需要有相应的付出。"学医者人费"是指医生医术未精时容易对病人造成伤害。此谚对尚需精进医术的学医者抱有一定的同理心，对其可能存在的失误表示理解，这与"老医少卜"⑤的观念有相似之处。不过，由于对疾病的恐惧和认知的不足，人们对医生群体的包容亦有限度，在用谣谚赞颂良医的同时，也常常借谣谚对庸医加以批判，如"俗无良医，枉死

① 据现存史料考证，"儒医"之名最早见于洪迈所著《夷坚志》甲志卷2《谢与权医》："有蕲人谢与权，世为儒医"。参见（宋）洪迈撰，何卓点校：《夷坚志》，中华书局2006年版，第16页。

② 林殷、陈可冀：《儒家文化与中医学》，中国中医药出版社2017年版，第184页。

③ "先文正公有言：不为良相，当为良医。"参见（明）张介宾著，王大淳等点校：《景岳全书·序跋（范序）》，浙江古籍出版社2013年版，第4页。

④ "毗陵人张君希元，家世好书，所蓄古今人遗迹至多，尽刻诸石，筑室而藏之，属余为记。余蜀人也。蜀之谚曰：'学书者纸费，学医者人费。'此言虽小，可以喻大。世有好功名者，以其未试之学，而骤出之于政，其费人岂特医者之比乎？今张君以兼人之能，而位不称其才，优游终岁，无所役其心智，则以书自娱。然以余观之，君岂久闲者，蓄极而通，必将大发之于政。君知政之费人也甚于医，则愿以余之所言者为鉴。"参见（宋）苏轼著，孔凡礼点校：《苏轼文集》卷11，中华书局1986年版，第358页。

⑤ "老医少卜。老取其阅，少取其决。"参见（宋）王得臣撰，黄纯艳整理：《麈史》卷下《杂志》，《全宋笔记》第1编10，大象出版社2003年版，第83页。

者半。拙医疗病，不如不疗"①"既服黄龙丹，便乘白虎车"②等，皆有
讽刺意味。当然，患者能否被治愈，医术水平只是影响因素之一。

宋代有"信巫不信医"③的习俗，从而会衍生相应的观念④。教育、
经济相对发达的两浙地区，"人有疾病，巫史入门，屏医却药，断除酒
肉，一听于神"⑤，"吴、楚之俗，大抵信机祥而重淫祀……民病且忧，
不先医而先巫"⑥。尚医观念只是宋代民间整体传统医养观念的组成部
分，并不普遍。

总体而言，宋人对医生群体的崇尚和理解较前代有较大提高。自
朝廷到民间，医生群体的作用与地位得到一定程度的认可。正如黄震
所言："天下之伎术皆为民生蠹，惟医为有益，故世或以儒医并称，尊
之也。"⑦宋人的尚医观念，促使医学和医家地位提升，也在客观上促
进了宋代医养观念的发展。谣谚中的尚医观念是医生地位获得提升的
映现，符合宋代民众对医学和医生地位的认知。由于朝廷对医学的重

---

① （宋）罗愿撰，石云孙校点：《尔雅翼》，黄山书社2013年版，第68页。

② （清）厉鹗辑撰：《宋诗纪事》，上海古籍出版社1983年版，第2358页。又见
（宋）江休复撰，褚玲玲整理：《江邻几杂志》，《全宋笔记》第1编5（大象出版社2003
年版，第144页）："长安张诗以能医称，孙之翰重之。予至关中，屡见人说医杀者甚众。
尤好用转药，关中谚云：'既服黄龙丹，便乘白虎车。'"

③ （清）陆心源撰，吴伯雄点校：《宋史翼》卷22《循吏五·黄犖》，浙江古籍出版
社2016年版，第490页。"女巫游仙夫人者，诳惑寓公，达于官府……信巫不信医，此
愚俗之病，衣冠右族，岂宜沦胥？"

④ 高瑞泉教授曾就习俗与观念之间的联系给出精准的概括。他通过对怀特海的相
关观点进行归纳与精炼，得出"观念始于习俗"的结论。"观念始于对习俗进行解释，
而终于建立起新方法新制度。"参见高瑞泉：《"风气"：观念史的视角》，《华东师范大学
学报》（哲学社会科学版）2021年第5期。

⑤ （宋）孙觌：《宋故刘府君墓表》，载曾枣庄、刘琳主编：《全宋文》，上海辞书出
版社、安徽教育出版社2006年版，第145页。

⑥ （宋）苏颂著，王同策、管成学、颜中其等点校：《苏魏公文集》卷64，中华书
局1988年版，第980页。

⑦ （宋）黄震：《赠台州薛大丞序》，载曾枣庄、刘琳主编：《全宋文》卷8046，上
海辞书出版社、安徽教育出版社2006年版，第180页。

视和社会在观念层面对医生的理解和推崇，谣谚或隐或显地承载了部分尚医观念。

结　语

唐宋两代均有承载相近医养观念的谣谚，宋代谣谚承载的医养观念是唐代谣谚基础上的继承与发展。以医药观念为例，唐人认为某些常见食材有益身体。唐代医书《本草拾遗辑释》记录"韭叶是草钟乳"①，意指韭菜特性温补，有益健康，这与"甘瓜蒂苦"的医药观念相近。以养生观念为例，唐人认为，只要保持日常饮食，就能保证人正常的生老病死。唐代有谚"鸡猪鱼蒜，逢着则吃。生老病死，时至则行"②，描述裴度自然的日常饮食，这样的饮食观与宋谚"少吃不济事，多吃济甚事，有事坏了事，无事生出事"③异曲同工。唐代长安城流传"人有义声，卖药宋清"④，民谣夸赞有情有义的卖药郎宋清，而宋人有歌谣"药饵阴功，陈楼间处。殿上呼卢，喝六作五"⑤，表达对治病救人者的祝福。宋代继承唐代的医养观念并不断丰富。宋人的医药观、养生观及尚医观中

①（唐）陈藏器撰，尚志均辑释：《本草拾遗辑释》卷10，安徽科学技术出版社2002年版，第450页："韭，温中下气，补虚，调和脏腑，令人能食，益阳，止泄白脓腹冷痛，并煮食之。叶及根生捣绞汁服，解药毒，疗狂狗咬人欲发者，亦杀诸蛇虺蝎恶虫毒。取根捣和酱汁灌马鼻虫颡。又捣根汁多服，主胸痹骨痛不可触者。俗云韭叶是草钟乳。言其宜人，信然也。"又见陈尚君辑校：《全唐诗补编·全唐诗续拾》卷58《陈藏器引俗语》（中华书局1992年版，第1703页）云："韭是草钟乳，芡是水硫磺。"意指韭菜特性温补、生长能力强。芡实，别名水硫磺，甘滑可食。

②（宋）孔平仲撰，李辉校注：《续世说》卷3，山东人民出版社2018年版，第69页。

③（宋）胡仔纂集，廖德明校点：《苕溪渔隐丛话》前集卷54，人民文学出版社1962年版，第369页。

④（唐）李肇：《唐国史补》卷中，上海古籍出版社1979年版，第46页。

⑤（宋）马纯撰，程郁整理：《陶朱新录》，《全宋笔记》第5编10，大象出版社2012年版，第149页。

均有新的时代内容。民间社会对医学和医生群体的推崇在谣谚中得以体现，少数民间医药观、养生观通过医生和医书等媒介可以传入宫廷，医养谣谚的传播推动了医养观念的传承与更新。当然，观念的转变具有滞后性，宋时亦存在医为"九流之末"的认识。

总体而言，宋人对医术与医生群体渐趋推崇，类似唐代孙思邈"朝野士庶，咸耻医术之名……医治之术，阙而弗论"[①]的担忧在宋时已少见。宋代医养谣谚的产生与传播，可以反映民间医养观念的变化，亦反映了宋代医学的发展。部分宋代谣谚整合前代医养谣谚并加入新的时代内容，展现了中国古代医养谣谚的传承与流变。

---

① （唐）孙思邈：《千金要方序》，载（清）董诰等编：《全唐文》卷158，中华书局1983年版，第1617页。

《金瓶梅》壬子日考论

羊 红

摘要： 古代的中医医理认为，壬子日有助于妇女怀孕生男孩，《金瓶梅》由此将壬子日作为一个特殊时间反复表现。壬子日对《金瓶梅》的小说布局、叙事、写人都具有重要意义。通过分析壬子日，可以推测出《金瓶梅》成书时间上限为嘉靖十九年（1540）、下限是隆庆元年（1567），还可以推测《金瓶梅》词话本的底本是缺失第五十三、五十四回的原抄本，绣像本的底本虽然是抄本全本，但相比原抄本少了被后世文人修订者认为冗余的部分。

关键词：《金瓶梅》；壬子日；中医；《本草纲目》；成书时间；版本

壬子日是《金瓶梅》里一个十分特殊的时间，不仅在于它在小说中出现的次数远比其他任何时间都多，还在于它是作者有意浓墨重彩刻意打造的节日。表现在小说中，如王姑子、薛姑子、吴月娘、潘金莲都对壬子日高度重视，作者为了写吴月娘、潘金莲壬子日服药，甚至专门写了官哥剃头、吴月娘反复问壬子日、西门庆先后被吴月娘和潘金莲赶出去等事件予以烘托。事实上，壬子日的意义远不止于此，它还事关《金瓶梅》的成书时间以及词话本、绣像本的版本问题。

作者简介： 羊红，福建师范大学文学院博士后，研究方向：明清小说、医疗文学。

一　壬子日的中医学内涵与文学性表达

在《金瓶梅》中，壬子日主要见于第四十回、第五十回、第五十三回、第五十九回和第七十五回。壬子日的来源有两种，一是基于中医医理，二是基于阴阳堪舆风水学。

基于中医医理者，如第五十二回"应伯爵山洞戏春娇潘金莲花园调爱婿"：

> 两个姑子，每人又是五钱银子，两个小姑子，与了他两疋小布儿，管待出门。薛姑子又嘱咐月娘："到了壬子日把那药吃了，管情就有喜事。"①
>
> 吴月娘因教金莲："你看看历头，几时是壬子日？"金莲看了，说道："二十三日是壬子日，交芒种五月节。"②

吴月娘原本怀孕六七个月，却因在乔大户房子上楼梯不慎跌滑而流产，王姑子和薛姑子见此情况，便建议她壬子日吃符药，以便怀上男胎，因此吴月娘对壬子日很是重视。潘金莲从玉箫那里得知吴月娘成功怀孕，便也叫薛姑子给自己配怀男胎药以便壬子日服用。小说将壬子日与妇女怀男胎联系起来是有中医医理依据的。

据唐代孙思邈《千金方》记载，"交会者当避丙丁日及弦望、晦朔、大风、大雨、大雾、大寒、大暑、雷电霹雳、天地晦冥、日月薄蚀、虹

---

① （明）兰陵笑笑生：《新刻绣像批评金瓶梅》第18册，北京大学出版社1988年版，第3B、4A页。

② （明）兰陵笑笑生：《新刻绣像批评金瓶梅》第18册，北京大学出版社1988年版，第9A、9B页。

霓、地动，若御女者，则损人神，不吉。损男百倍，令女得病，有子必癫痫顽愚、喑哑聋聩、挛跛盲眇、多病短寿、不孝不仁"，"若合，春甲寅乙卯、夏丙午丁巳、秋庚申辛酉、冬壬子癸亥，与此上件月宿日合者尤益"。① 宋代陈自明《妇人大全良方》记载，"凡男女受胎，皆以妇人经绝一日、三日、五日为男，仍遇月宿在贵宿日。又以夜半后生气时泄精者，有子皆男，必寿而贤明高爵也。若以经绝后二日、四日、六日泻精者皆女。过六日皆不成子，又遇旺相日尤吉"，"若春合甲寅乙卯；夏合丙午丁巳；秋合庚申辛酉；冬合壬子癸亥。与上月宿日合者佳。论曰：夫人求子者，服药需知次第，不可不知"。② 也就是说，在古代中医医者看来，妇女能否怀孕以及生男还是生女，跟交合时间很有关系，而壬子日正是上佳之日。

基于阴阳堪舆风水学者，如第五十九回"西门庆露阳惊爱月李瓶儿睹物哭官哥"：

> 徐先生将阴阳秘书瞧了一回，说道："哥儿生于政和丙申六月廿三日申时，卒于政和丁酉八月廿三日申时。月令丁酉，日干壬子，犯天地重丧。本家要忌：忌哭声。亲人不忌。入殓之时，蛇、龙、鼠、兔四生人，避之则吉。又黑书上云：'壬子日死者，上应宝瓶宫，下临齐地'。他前生曾在兖州蔡家作男子，曾倚力夺人财物，吃酒落魄，不敬天地六亲，横事牵连，遭气寒之疾，久卧床席，秽污而亡。今生为小儿，亦患风痫之疾。十日前被六畜惊去魂魄，又犯土司太岁，先亡摄去魂，死托生往郑州王家为男子，后作千户，寿六十八岁而终。"须臾，徐先生看了黑书，请问老爹，明

---

① （唐）孙思邈著，魏启亮、郭瑞华点校：《备急千金要方》，中医古籍出版社1999年版，第854、855页。

② （宋）陈自明：《妇人大全良方》，人民卫生出版社1992年版，第291、293页。

日出去或埋或化，西门庆道："明日如何出得！搁三日，念了经，到五日出去，坟上埋了罢。"①

官哥被潘金莲养的白狮子猫吓死之日为二十三日，日柱正是壬子。阴阳徐先生据此批断命主的前生后世、家属宜忌、落葬入殓等事项。这种因阴阳堪舆使用壬子日的情况仅见于该回。壬子日的具体含义由作者借徐先生之口交代：官哥前世作男子因行为不检死于气寒之疾，今生作小儿亦因风痫惊悸而死，黑书上说"壬子日死者，上应宝瓶宫，下临齐地"，所以官哥来世在"郑州王家为男子，后作千户，寿六十八岁而终"。从小说叙事来说，作者有意安排吴月娘在壬子日怀孕，让孝哥到来，让李瓶儿的官哥在壬子日被白狮子猫惊吓而亡，让孝哥和官哥在壬子日形成一来一去的叙事闭环。中医学的壬子日是堪舆风水的壬子日的基础。《金瓶梅》中反复出现的壬子日是中医医理认为有助于妇女怀孕的日子，并不是作者凭空杜撰的。虽然作者基于医理设定了壬子日，但本意不在于阐释医理，而在于服务小说。壬子日关乎小说布局、叙事和人物，有重要意义。

其一，以西门庆子嗣主题为脉络，利用壬子日设计全书布局。《金瓶梅》有很多叙事主题，如酒、色、财、气，除此之外还有西门庆子嗣主题。该主题的铺垫最早见于第二十回。该回写到，潘金莲、李瓶儿、庞春梅三个小说主要女性齐聚西门庆府，西门庆对女婿陈敬济感叹，"常言道：有儿靠儿，无儿靠婿。我若久后没出，这分儿家当，都是你两口儿的"②，流露出欲求子嗣继承家业之意。第二十一回，吴月娘雪夜祈求

---

① （明）兰陵笑笑生：《新刻绣像批评金瓶梅》第21册，北京大学出版社1988年版，第17A、17B页。

② （明）兰陵笑笑生：《新刻绣像批评金瓶梅》第7册，北京大学出版社1988年版，14B页。

妻妾可以生子，将西门庆子嗣主题正式摆上台面。第二十二回到八十五回是子嗣主题的进一步延伸，写了三个女人的子嗣及其相关事件：第一个是孝哥，相关事件如吴月娘流产、壬子日吃药怀孕，西门庆死亡之时出生；第二个是官哥，相关事件如在吴月娘二度怀孕之前诞生，于壬子日被白狮子猫吓死；第三个是私生子，相关事件如潘金莲效仿吴月娘壬子日吃药却错过壬子日，西门庆死后与陈敬济私通却怀孕，不得不趁吴月娘外出打胎。这些与子嗣主题相关的事件从第二十一回一直延续到第八十五回，壬子日起到了连缀的作用，使这些事件产生逻辑上的关系。

由此，《金瓶梅》全局可分为三大段落。一到二十回可以看作潘金莲和李瓶儿的个人传记，以二人嫁入西门府、庞春梅当潘金莲的丫鬟做结。金、瓶、梅三个主要女性聚集西门府，是全书的第一个段落。第二个段落是第二十一到第八十五回，主要讲述发生在西门庆府的事件和西门庆游走在外发生的事件。第三个段落是第八十六到第一百回，随着潘金莲打胎事件败露，潘金莲、庞春梅等人先后被赶出西门府，小说的主要叙事中心也转移至西门府外。壬子日出现在第二大段落，不仅将西门庆子嗣主题的相关事件连缀起来，还上承第一段落第二十回西门庆欲求子嗣继承家业这一铺垫，第三段落的小说叙事也由此开启。也就是说，壬子日通过连缀西门庆子嗣相关事件，将全书布局分为前、中、后三个段落。

其二，左右小说叙事。在小说中，西门庆子嗣这一主题与很多事件相关，如薛姑子给吴月娘推荐怀男胎药、潘金莲为错过壬子日大吵大闹等。为了避免平铺直叙，作者力图通过壬子日将事件写出层次感，将主旨相似的事件写出新鲜感。

壬子日使小说叙事富有层次感，主要体现在前期或暗或明的铺垫上。暗的铺垫是指虽然前期所叙事件没有出现"壬子日"字样，却是后文所叙壬子日事件逻辑上的成因。明的铺垫是指作者通过具有明确"壬子日"字样的内容，逐步引导出后文壬子日相关事件。第五十三回所叙吴月娘壬子日拜求子息一事，就由暗、明双线铺垫逐渐推导而出。暗的铺垫可以追溯到第二十回西门庆祈盼子嗣继承家业一事，此外还有吴月娘雪夜祈祷妻妾怀孕和流产等事件，这些前期铺垫虽然没提到壬子日，却是后文第五十三回吴月娘壬子日拜求子息一事的前因。明的铺垫有很多，如再三叮嘱壬子日服药、庚戌日给官哥剃头、询问潘金莲何时是壬子日、让西门庆壬子日的时候再同房等。这些铺垫分散在多回之中，彼此呼应，把握着小说的叙事节奏，将吴月娘壬子日拜求子息这一叙事波澜缓慢地推导出来，使小说叙事富有层次感。

作者借助壬子日也可为小说叙事营造新鲜感。从主旨来说，西门庆子嗣主题中的很多事件都有相似性。吴月娘和潘金莲求子是性质相同的事件。吴月娘壬子日服药虽又是念经又是祈祷，但全程仅贴身丫鬟小玉在场，是在相对私密的环境下进行的。潘金莲壬子日服药，则是往日积累矛盾的爆发：西门庆和潘金莲约好壬子日去她房里，吴月娘那天却故意拖延时间，还让西门庆去了孟玉楼房里，错过壬子日的潘金莲为此和吴月娘大吵大闹。壬子日是王、薛二姑子再三叮嘱吴月娘的特殊时间，有助于怀孕生子，对于潘金莲来说，正是壬子日使得她的计划破产，所以壬子日正是吴月娘和潘金莲的焦灼点。吴月娘求子和潘金莲求子，两个事件在性质上十分相似，却因为作者对壬子日叙事的利用在内容上呈现出差别，从而给人以耳目一新之感。

其三，塑造小说人物形象，凸显个性特征。壬子日和一系列人物的如寻药、按期服药、情绪波动等反应描写相关，也涉及人物形象及个性特征塑造等问题。作者并不生搬硬套壬子日的内在医理，而是以灵活变通的方式塑造吴月娘、潘金莲等小说人物形象，凸显个性特征。具体来说，是通过如下两步来实现的：

第一步，委婉地反向运用中医医理，证实壬子日服药不可靠。小说中的怀男胎药是王姑子给吴月娘推荐，再由薛姑子一手操办的。小说对薛姑子的底细是这样交代的："原来这薛姑子不是从幼出家的，少年间曾嫁丈夫，在广成寺前卖蒸饼儿生理"，"与寺里的和尚、行童调嘴弄舌，眉来眼去，刮上了四五六个"，丈夫死后做了姑子，"专一在士夫人家往来，包揽经忏。又有那些不长进、要偷汉子的妇人，叫他牵引。闻得西门庆家里豪富，侍妾多人，思想拐些用度，因此频频往来"。[①]王姑子则是因为西门庆家的印经业务被薛姑子独揽，彻底露出了伪善的真面目。作者试图通过交代二姑子的底细向读者传达这样一个信息：王姑子和薛姑子本身就是品性不端的人物，来到西门庆家也只是为了诈骗钱财，壬子日吃怀男胎药便能怀孕实际上也只是二人坑蒙拐骗的手段。

小说进一步写吴月娘壬子日吃了怀男胎药之后成功怀上了孝哥，那也是"该有喜事，恰遇月经转，两下似水如鱼，便得了子了"；潘金莲吃了怀男胎药没怀孕，西门庆死后与陈敬济私通反倒怀孕。作者通过这两方面的描写证明：吴月娘和潘金莲的怀孕与是否按照规定时间服药没有必然关系。因此，尽管从中医医理上讲，壬子日合着酒服用怀男胎药是科学的，但作者为了塑造人物起见，反向运用中医医理，力图证明那是一件不可靠的事。

第二步，描写吴月娘和潘金莲的表现，塑造其形象并凸显个性特征。壬子日服用怀男胎药被作者证实为不可靠之事，吴月娘和潘金莲却深信不疑。西门庆很反感姑子，吴月娘却瞒着西门庆让姑子给自己配药。第六十八回潘金莲从玉箫那里得知吴月娘怀孕的秘密之后，"见西门庆把奶子要了，恐怕一时奶子养出孩子来，搀夺了他宠爱，于是把薛姑子让到前边他房里，悄悄央薛姑子，与他一两银子，替他配坐胎气符

---

① （明）兰陵笑笑生：《新刻绣像批评金瓶梅》第20册，北京大学出版社1988年版，第10A、B页。

药"①。小说对二人表现的描写，刻画了吴月娘好佛的人物形象及迷信愚昧的人格特征，使潘金莲善妒的人物形象跃然纸上，恃宠而骄的性格特征也得以凸显。

可见，小说中的壬子日虽然是作者根据中医医理设定的，却与小说本身密不可分，其存在的目的是服务小说，满足小说全书布局、小说叙事、人物塑造等方面的需要。为此，作者灵活地运用中医学医理，甚至于反向运用中医学医理。

二 壬子日药物与《金瓶梅》成书时间

《金瓶梅》的成书时间一直是个谜，目前主要有两种看法。一种是"嘉靖说"，认为《金瓶梅》成书于嘉靖年间者，明清两代如沈德符、屠本畯、谢肇淛、阮葵生等，近现代如蒋瑞藻、徐朔方、周钧韬、卜键等。另一种是"万历说"，主张《金瓶梅》成书于万历年间者，如郑振铎、吴晗、黄霖、梅节、刘辉等。这两种看法将《金瓶梅》的成书时间大致定在嘉靖到万历年间。中医本草巨著《本草纲目》撰写于嘉靖三十一年（1553），完成于万历六年（1578），初刊于万历二十一年（1594），成书时间和《金瓶梅》大致相当。被怀疑为《金瓶梅》作者的王世贞曾在万历十八年（1590）为《本草纲目》作序，而《金瓶梅》摹写世态人情又融入了大量中医学知识，所以《本草纲目》就成为推测《金瓶梅》成书年代的一个参考物。从中医学上说，中国古代的医学是经验医学，对药物的发现与使用主要建立在实践经验基础上：某些动植物、矿物或某种组方被发现具有某方面的疗效，在长期实践的过程中如

---

① （明）兰陵笑笑生：《新刻绣像批评金瓶梅》第24册，北京大学出版社1988年版，第2A页。

果被确认疗效真实且稳定，就会被医者作为新药或新药方列入医书，进而被更多人使用甚至列入更多的医书。这种新药或新药方具有不见于前人著述而见于当前及此后著述的时间性。因此，《本草纲目》新增的新药和新药方便成为学界推测《金瓶梅》成书时间的重要线索。

学界找到的线索是三七。《金瓶梅》第六十二回写到，李瓶儿患崩漏之疾，花子由向西门庆推荐药物，"俺过世老公公在广南镇守，带的那三七药，曾吃了不曾？不拘妇女甚崩漏之疾，用酒调五分末儿，吃下去即止。大姐他手里曾收下此药，何不服之？"[1]李时珍之子李建元在《进〈本草纲目〉疏》中提到，"臣不揣猥愚，僭肆删述，重复者芟之，遗缺者补之"，"三七、地罗、九仙子、蜘蛛香、猪腰子、勾金皮之类，皆方物土苴，而稗官不载。今增新药，凡三百七十四种；类析旧本，分为一十六部"。[2]三七原本流传于民间，《本草纲目》因其在止血方面独具疗效，便将其作为新药收入其中。黄霖在《李时珍与〈金瓶梅〉》一文中认为，"虽然早于《本草纲目》近一个半世纪前，云南名医兰茂的《滇南本草》就载有'土三七'，但它流传的广度还是有限"，《本草纲目》刊行流传开后，三七被改编加工进其他医书中，《金瓶梅》作者从这些医书中抄写，所以"万历二十年前后，正是我早年断定《金瓶梅词话》成书的时间"。[3]

据考证，最早真正记载三七的是"明异远真人著《跌损妙方》（公元368—1644年，约1523年）"，"其中含有三七的方就有40条"，《本草纲目》则"详细记载了现今药用植物三七的性味、归经、功效等，十分准确地表述了现今五加科三七的气味特征"。[4]就中医药性而言，成书于

---

① （明）兰陵笑笑生：《新刻绣像批评金瓶梅》第22册，北京大学出版社1988年版，第7A页。

② （明）李时珍：《本草纲目》，人民卫生出版社1975年版，第24页。

③ 黄霖：《李时珍与金瓶梅》，《文史知识》2008年第6期。

④ 孙千惠等：《三七本草考证》，《中医药信息》2017年第5期。

正统元年的《滇南本草》所记载的"土三七"并非真正的三七，而是菊科植物菊叶三七，大约成书于嘉靖二年（1523）的《跌损妙方》所记载的三七才是真正的三七，即五加科人参属多年生草本植物三七。从《滇南本草》到《本草纲目》对三七的记载可知，三七在中国古代有漫长的药用历史，医者对其药性药理的认知也在多年实践经验的基础上不断加深，《本草纲目》正是总结前人实践经验的集大成者。三七虽然是《本草纲目》增补的新药，对民间来说却不算新药。《金瓶梅》以三七入小说，不一定是参考了《本草纲目》，也可能参考了民间治疗经验或《跌损妙方》等前人医书，所以从三七入手推测《金瓶梅》成书年代不一定可靠，但从新药入手推测《金瓶梅》的成书年代也是一种新思路。

其实，小说中吴、薛二姑子让吴月娘和潘金莲在壬子日服用的药，正是《本草纲目》记载的新药方，可以据此推测《金瓶梅》大致的成书时间。第五十回"琴童潜听燕莺欢玳安嬉游蝴蝶巷"写道：

> 王姑子把整治的头男衣胞并薛姑子的药，悄悄递与月娘。薛姑子叫月娘："拣个壬子日，用酒吃下，晚夕与官人同床一次，就是胎气。不可交一人知道。"月娘连忙将药收了，拜谢了两个姑子。又向王姑子道："我正月里好不等着，你就不来了。"王姑子道："你老人家倒说的好，这件物儿好不难寻！亏了薛师父——也是个人家媳妇儿养头次娃儿，可可薛爷在那里，悄悄与了个熟老娘三钱银子，才得了。替你老人家熬矾水打磨干净，两盒鸳鸯新瓦，泡炼如法，用重罗筛过，搅在符药一处才拿来了。"①

---

① （明）兰陵笑笑生：《新刻绣像批评金瓶梅》第17册，北京大学出版社1988年版，第12A页。

王姑子给吴月娘送来的头男衣胞，又叫胞衣，是一味名叫"河车"的中药。《本草纲目》"人胞"条记载："人胞，包人如衣，故曰胞衣。方家讳之，别立诸名焉。《丹书》云：天地之先，阴阳之祖，乾坤之橐籥，铅汞之匡廓，胚胎将兆，九九数足，我则乘而载之，故谓之河车。其色有红、有绿、有紫，以紫者为良。"①小说中，头胎男胞衣的作用是让妇女生男孩，处理方式也通过王姑子之口予以交代：首先把衣胞洗干净，再放在瓦片上烘干制成粉末，最后和符药合在一块。《本草纲目》"人胞"一条下收录的"大造丸"一方有这样的记载："吴球云：紫河车即胞衣也"，"愚每用此得效，用之女人尤妙。盖本其所自出，各从其类也。若无子及多生女，月水不调，小产难产人服之，必主有子"，"用紫河车一具（男用女胎，女用男胎，初生者，米泔洗净，新瓦焙干研末，或以淡酒蒸熟，捣晒研末，气力尤全，且无火毒），败龟板（年久者，童便浸三日，酥炙黄）二两（或以童便浸过，石上磨净，蒸熟晒研，尤妙），黄柏（去皮，盐酒浸，炒）一两半，杜仲（去皮，酥炙）一两半"，"各不犯铁器，为末，同地黄膏入酒，米糊丸如小豆大"，"女人去龟板，加当归二两，以乳煮糊为丸"。②《本草纲目》收录的"大造丸"一方，疗效就是使不孕妇女怀孕生男孩，制药方式是把主要成分胞衣洗净烘干成粉末，再和当归、杜仲等辅助药物制成粉末，再将二者合在一起，用乳煮糊为药丸。因此，王姑子递给吴月娘的"头男衣胞并薛姑子的药"实际上就是大造丸。结合大造丸的组方和小说的描述，不难看出王姑子和薛姑子的分工：王姑子负责配置辅助成分"符药"，薛姑子则负责处理主要成分头男胞衣。

李时珍在《本草纲目》中指出："人胞虽载于陈氏本草，昔人用者

① （明）李时珍：《本草纲目》，人民卫生出版社1975年版，第2963、2964页。

② （明）李时珍：《本草纲目》，人民卫生出版社1975年版，第2965页。

犹少。近因丹溪朱氏言其功，遂为时用。而括苍吴球始创大造丸一方，尤为世行。"①陈氏本草即唐代医学家陈藏器所著《本草拾遗》，此时胞衣已作为一味中药收入医书。丹溪朱氏即元代医学家朱震亨，他认为胞衣具有补益之功效，"紫河车治虚劳，当以骨蒸药佐之。气虚加补气药，血虚加补血药。以侧柏叶、乌药叶俱酒洒，九蒸九曝，同之为丸，大能补益，名补肾丸"②。明代括苍人吴球认识到胞衣具有助妇女怀孕生男孩的功效，为此配制出大造丸一方，并风行于世。也就是说，尽管胞衣作为一味中药有很长的历史，但具有胞衣成分的大造丸药方实属明人新创。

《本草纲目》在引述吴球所创大造丸一方的说明、配伍、制法、用法用量以及疗效后，注明出处为《诸证辨疑》。经查证，《诸证辨疑》虽然是吴球所著，却未记载大造丸药方，记载大造丸药方的是吴球的《活人心统》。《本草纲目》对《活人心统》所载大造丸药方基本全盘吸收，最大的差别仅是文字顺序略有不同。《活人心统》有二则小序：

其一，《刻活人心统叙》：

> 大宪使慎斋山阳胡公，岁戊戌，以浙东兵宪统菰温、处诸州军……医球自以蒙公遇，罄晚年所集方，缮写成编，计四帙，曰《活人心统》，以献公薄。命属吏郑尹临，载阅而刻之……医球氏虽不通于政之纪，而乃有得乎医之指。其为心固可嘉也已。爰书为《活人心统》叙。嘉靖十八年十二月朔日知丽水县事龙溪郑临拜手书。③

---

① （明）李时珍：《本草纲目》，人民卫生出版社1975年版，第2964页。
② （明）李时珍：《本草纲目》，人民卫生出版社1975年版，第2964页。
③ 《刻活人心统叙》，载郑金生编：《海外回归中医善本古籍丛书》第5册，人民卫生出版社2003年版。

其二,《荻山吴翁小像序》:

> 上括苍巷山吴翁小像。翁博学慕古,轻财重义,少尝游心经术,医业独得其精,乃修《方脉主意》《活人心统》《食疗便民》《诸症辨疑》等书一十六卷。感钜卿慎斋朝公发明,云东龙公、岱野张公、邑侯亦山郑公校证绣梓,得成全集,真医学之指南也……呜呼! 人皆有方,秘藏私室。惟翁有方,公于天下后世……嘉靖己亥吉旦姻婿府学库生陈莘顿首百拜谨识。①

序一说明,《活人心统》乃吴球晚年之作,收录其平生所集药方,于嘉靖十八年(1539)十二月由丽水县郑临负责刊刻成书。序二乃吴球女婿陈莘所作,印证了郑临的说法,确认了《活人心统》的刊刻时间。《活人心统》问世后,所创大造丸药方即纳入吴正伦《脉症治方》、俞桥《广嗣要语》以及后来的《本草纲目》等医书中。吴正伦大约生活于嘉靖八年(1529)到隆庆二年(1568),俞桥在嘉靖年间以名医被征,官至太医院院判,李时珍生于正德十三年(1518),于嘉靖三十一年(1552)到万历六年(1578)间撰写《本草纲目》,由此可见大造丸药方在当时流传甚广。《金瓶梅》与《本草纲目》成书时间相近,小说作者即使不参考《本草纲目》,也可以从其他医书中获得大造丸药方的相关知识,但此时间不能超过吴球《活人心统》一书的问世时间。考虑到《活人心统》初刊于嘉靖十八年十二月,书籍流通尚需一段时间,作者阅读到该书最快也要等到次年,因此《金瓶梅》的成书时间上限是嘉靖十九年(1540)。至于《金瓶梅》成书时间的下限,还应当辩证

---

① 《荻山吴翁小像序》,载郑金生编:《海外回归中医善本古籍丛书》第5册,人民卫生出版社2003年版。

地推测：

一是《金瓶梅》和《本草纲目》虽然在成书时间上大致相当，实际上却并无直接关联。据笔者查证，《本草纲目》中虽然有壬子日，但都是针对日期而言的，并无壬子日服药的说法。《金瓶梅》写吴月娘、潘金莲壬子日服含有大造丸成分的药物，为小说确定壬子日的框架，所以可参考嘉靖十九年以前的医书记载，如唐代孙思邈《千金要方》、宋代陈自明《妇人大全良方》。因此，《金瓶梅》在嘉靖十九年后已具备成书条件。二是持"万历说"的学者曾提出许多支持《金瓶梅》成书于万历年间的证据，如引用富春堂《韩湘子升仙记》、太仆寺马价银、皇庄、皇木、屠隆《别头巾文》、抄引《水浒传》的版本、南曲流行时间、南河南徙、计亩征银、尊佛抑道、"残红水上漂"等，但都被周钧韬、卜键等持"嘉靖说"的学者驳正。三是明人认为《金瓶梅》系嘉靖朝人所作。廿公《金瓶梅词话跋》称："《金瓶梅传》，为世庙时一巨公寓言。"[1]谢肇淛认为："相传永陵中有金吾戚里，凭怙奢汰，淫纵无度，而其门客病之，采摭日逐行事，汇以成编，而托之西门庆也。"[2]沈德符在《万历野获编》中称："闻此为嘉靖间大名士手笔。"[3]屠本畯在《山林经籍》中称："相传嘉靖时，有人为陆都督炳诬奏，朝廷籍其家。其人沉冤，托之《金瓶梅》。王大司寇凤洲先生家藏全书，今已失散。"[4]四人接触《金瓶梅》抄本的时间不同，却一致声称其出自嘉靖年间，而不是在时间上距离自己更近的隆庆年间或自己更熟悉的万历年间。在明朝人的理解中，《金瓶梅》在嘉靖年间已然成书。

由此，可推测《金瓶梅》的成书时间。由吴月娘和潘金莲在壬子日

---

① 黄霖编：《金瓶梅资料汇编》，中华书局1987年版，第3页。
② 黄霖编：《金瓶梅资料汇编》，中华书局1987年版，第3页。
③ 黄霖编：《金瓶梅资料汇编》，中华书局1987年版，第230页。
④ 黄霖编：《金瓶梅资料汇编》，中华书局1987年版，第230、231页。

服用的药物本源可追溯至吴球初刊于嘉靖十八年（1539）十二月的《活人心统》，可推测成书时间上限为嘉靖十九年。结合《金瓶梅》在嘉靖十九年后的成书条件、现代学者的研究成果以及明人的记载，可推测成书时间下限为隆庆元年（1567）以前。

三 壬子日与词话本、绣像本《金瓶梅》

《金瓶梅》有两大版本系统，一是万历年间的词话本，二是崇祯年间的绣像本。词话本和绣像本的差异在于，绣像本较词话本少了很多穿插其中的诗词曲赋等韵文和被修订者视为冗余的字词句段，在回目上也存在一定出入，但主体内容基本相同，行文风格也基本保持一致。两个版本最大的差别在第五十三回和五十四回，不仅回目不同、内容不同，行文风格也有很大出入。这就引出一个问题：词话本和绣像本，是同一抄本的不同出版形态，还是出自两个不同的抄本？

解决这个问题的关键点在于小说第五十三回。壬子日在《金瓶梅》的两个版本系统中出现的回目是基本一致的，第五十三回不仅涉及壬子日，而且还是沈德符认为的由陋儒补入的回目，从回目到内容再到行文风格都有显著差异。第五十三回所写的吴月娘壬子日服药，集中展现了作者对小说前后文的理解、中医知识的驾驭及其文学素养。所以，从中医学的角度出发，从词话本与绣像本第五十三回对吴月娘壬子日服药的书写，可一探《金瓶梅》的抄本情况。

词话本《金瓶梅》第五十三回"吴月娘承欢求子息李瓶儿酬愿保儿童"写吴月娘壬子日服药：

（月娘）走到后房，文柜梳匣内取出王姑子整治的头胎衣胞来，又取出薛姑子送的药，看小小封筒上面刻着"种子灵丹"四字……

那日壬子日，又是个紧要的日子，所以清早闭了房门烧香点烛，先诵过了（白衣观音经）就到后房开取药来，叫小玉烫起酒来，也不用粥，先吃了些干糕饼食之类，就双手捧药，对天祷告。先把薛姑子一丸药用酒化开，异香触鼻，做三两口服完了。后见王姑子制就头胎衣胞，虽则是做成末子，然终觉有些注疑，有些焦刺刺的气子，难吃下口。月娘自忖道："不吃他，不得见效。待吃他，又只管生疑。也罢，事到其间，做不得主了，只得勉强吃下去罢。"先将符药一把罨在口内，急把酒来大呷半碗，几乎呕将出来，眼都忍红了，又连忙把酒过下去，喉舌间只觉有些腻格格的，又吃了几口酒，就讨温茶来漱净，睡向床上去了……（西门庆）把胡僧的膏子药来用些，胀得阳物来铁杵一般。月娘见了，道："那胡僧这样没槽道的，唬人的弄出这样把戏来。"心中暗忖道："他有胡僧的法术，我有姑子的仙丹，想必有些好消息也。"遂都上床去，畅美的睡了一夜。[①]

首先，词话本作者没有领会到吴月娘壬子日所服药物的本意。小说在第四十回写到吴月娘壬子日服用之药是"用着头生孩子的衣胞，拿酒洗了，烧成灰儿，拣着符药，拣壬子日，人不知，鬼不觉，空心用黄酒吃了"[②]，第五十回借王姑子之口明确交代了做法：将胞衣"熬矾水打磨干净，两盒鸳鸯新瓦，泡炼如法，用重罗筛过，搅在符药一处，才拿过来了"[③]，第五十二回写"薛姑子又嘱付月娘：'到壬子日把那药吃了，管情就有喜事。'"[④]这三回对壬子日所服之药的描述，总体意思是说王、薛二姑子的胞衣和符药实际上是混在一处给吴月娘的，但词话本的

①（明）兰陵笑笑生：《金瓶梅词话》第3卷，株式会社大安1963年版，第341、349、355页。

②（明）兰陵笑笑生：《金瓶梅词话》第2卷，株式会社大安1963年版，第519页。

③（明）兰陵笑笑生：《金瓶梅词话》第3卷，株式会社大安1963年版，第254页。

④（明）兰陵笑笑生：《金瓶梅词话》第3卷，株式会社大安1963年版，第304页。

作者很明显没有领会到这层意思，让吴月娘先吃符药，再吃头胎胞衣。

其次，词话本作者不清楚吴月娘壬子日服用药物的气味。词话本作者说的"种子丹"在古代中医医书上确实有。如明代嘉靖年间俞桥编著的《广嗣要语》中记载的"壬子丸"，配方为"吴茱萸一两白及一两白敛一两白茯苓一两牛膝五钱细辛五钱菖蒲白附子当归各少许厚朴桂心人参各四两乳香三两没药四两"，"温脐种子法"的配方为"五灵脂、香白芷青盐各二钱麝香一分各等分，研为末，以荞麦面汤和，搓成条，圈于脐上"。①庄履严《妇科百辨》记载的"种子丹"，配方为"吴萸白芍各一两细辛五钱菖蒲白附子桂心厚朴各四钱乳香茯苓没药牛膝当归各三钱同乌骨白鸡炙末，煎炼蜜丸"②。上述治疗妇女不孕不育药方里所含的乳香、没药、麝香，都是制作香水、薰香的重要香料，所以从理论上讲可能会达到词话本中描述的异香扑鼻的效果，但大造丸以胞衣为主要成分，当归、杜仲等药物为辅助成分，并不会出现词话本作者描述的"异香扑鼻"的效果。作者之所以选择"壬子丸"替代前文的大造丸写入小说，是因为这些药也有用酒配合服用的，"壬子丸"的服用说明即"依方修合此药服之，不过半月、一月有孕。试之屡见效"，"炼蜜丸，用壬子日修合，如红子大，每服十丸有效。若男子服，补益；若孕妇服之，即生双始。空心好酒送下"。③

从中医学角度看，词话本第五十三回的作者并不了解壬子日的真实意指，而是直接带入了当时流行的"壬子丸""种子方"等治疗不孕不育的药物。从文学角度看，词话本作者对以吴月娘为代表的小说人物

---

① （明）俞桥撰，肖林榕校注：《广嗣要语》，中国中医药出版社2015年版，第32、34页。

② （明）庄履严著，章勤校注：《妇科百辨》，中国中医药出版社2015年版，第46页。

③ （明）俞桥撰，肖林榕校注：《广嗣要语》，中国中医药出版社2015年版，第32页。

的理解是断层的，书写风格前后不统一。沈德符曾在《万历野获编》中写道，《金瓶梅》在"吴中悬之国门"，"然原本实少五十三回至五十七回，遍觅不得，有陋儒补以入刻，无论肤浅鄙俚，时作吴语，即前后血脉，亦绝不贯串，一见知其赝作矣"。[①]词话本写的吴月娘壬子日服药也在一定程度上验证了沈德符的说法。不过，对比来看，出现沈德符所言情况的是第五十三和五十四回，而第五十五、五十六、五十七这三回则保持了前后一贯的风格。出现这种情况的原因可能是词话本所据原抄本确实如沈德符所言缺了第五十三到五十七回，书商经过努力最终找到后三回，由陋儒补写了无法找到的第五十三和五十四回。因此，词话本实际上是掺入了陋儒补写的第五十三、五十四回的原抄本。

绣像本《金瓶梅》第五十三回"潘金莲惊散幽欢吴月娘拜求子息"这样写吴月娘壬子日服药：

> 且表吴月娘次日起身，正是二十三壬子日，梳洗毕，就教小玉摆着香桌，上边放着宝炉，烧起名香，又放上《白衣观音经》一卷。月娘向西皈依礼拜，拈香毕，将经展开，念一遍，拜一拜，念了二十四遍，拜了二十四拜，圆满。然后箱内取出丸药放在桌上，又拜了四拜，祷告道："我吴氏上靠皇天，下赖薛师父、王师父这药，仰祈保佑，早生子嗣。"告毕，小玉烫的热酒，倾在盏内。月娘接过酒盏，一手取药调匀，西向跪倒，先将丸药咽下，又取末药[②]也服了，喉咙内微觉有些腥气。月娘逇着气一口呷下，又拜了四拜。当日不出房，只在房里坐的……西门庆来家，吴月娘打点床帐，等候进房。西门庆进了房，月娘就教小玉整设肴馔，烫酒上

---

① 黄霖编：《金瓶梅资料汇编》，中华书局1987年版，第230页。
② 末药，系橄榄科植物地丁树或哈地丁树的干燥树脂，是一味中药材，具有活血化瘀、消肿止痛等功效，亦称"没（mò）药"。本文称呼此种中药材均遵照原文。

来，两人促膝而坐……小玉熏的被窝香喷喷的，两个洗澡已毕，脱衣上床。枕上绸缪，被中缱绻，言不可尽。这也是吴月娘该有喜事，恰遇月经转，两下似水如鱼，便得了子了。[①]

上述描写显示了绣像本作者对前后文照应的追求。一方面，是以第五十三回照应第二十一回。第五十三回吴月娘壬子日服用大造丸，放香桌，上香炉，摆佛经，焚香祈祷，先念二十四遍经，拜二十四拜，这才合着酒服药，服完药后还要拜四次，完毕后再和西门庆同房；在第二十一回雪夜求妻妾生孩子继承家业，也是摆香桌焚香祈祷，完毕后和西门庆同房。第五十三回和二十一回都是吴月娘祈祷求子，过程也相似，很显然是相互照应。另一方面，是对前文药物细节的照应。小说在第四十回、五十回、五十二回都表达了同一个意思，王、薛二姑子把胞衣和符药混在一块儿才给吴月娘送过来。小说在第五十三回写吴月娘壬子日服药，先是从"箱内取出丸药放在桌上"，向苍天祷告"下赖薛师父、王师父这药"，再把丸药用酒调匀化开，"将丸药服下"，一再照应前文对壬子日所服之药的预设。

小说特地交代吴月娘把大造丸用酒化开服下后还服用了末药，这也显示了作者深厚的中医学知识积淀。元代朱震亨《丹溪心法》"附方"条下载，"四物汤治冲任虚损，月水不调，脐腹疞痛"，"经行微少，或胀或疼，四肢疼痛，加延胡、没药、白芷与本方等，淡醋汤调下末子"[②]，"交加地黄丸治经水不调，血块气瘕，肚腹疼痛。生卝一斤老生姜一斤玄胡索当归川芎白芍二两没药木香各一两桃仁去皮尖人参各一

---

① （明）兰陵笑笑生：《新刻绣像批评金瓶梅》第19册，北京大学出版社1988年版，第4B、6A页。

② （元）朱丹溪撰，田思胜校注：《丹溪心法》，中国中医药出版社2008年版，第246页。

两半香附子半斤"①。小说第六十一回写赵捣鬼给李瓶儿治病，自报家门称："每日攻习王叔和、东垣勿听子《药性赋》《黄帝素问》《难经》《活人书》《丹溪纂要》《丹溪心法》《洁古老脉诀》《加减十三方》《千金奇效良方》《寿域神方》《海上方》，无书不读。"②这显示了作者对朱震亨《丹溪心法》是有一定了解的，对书中记载的末药具有治疗妇女月经疾病的作用也是有一定了解的，在小说中写吴月娘壬子日除了服用大造丸还服用末药也是基于医理而为之。

绣像本和词话本最大的差别是第五十三、五十四回。从上述中医学的分析可知，绣像本第五十三回在细节上是前后贯穿的，中医学知识的运用水平基本保持前后一致。也就是说，绣像本第五十三、五十四回实际上都是原抄本的一部分。屠本畯《山林经籍》写道："王大司寇凤洲先生家藏全书，今已失散。往年予过金坛，王太史宇泰出此，云以重赀购抄本二帙。予读之，语句宛似罗贯中笔。复从王征君百谷家，又见抄本二帙，恨不得睹其全。如石公而存是书，不为托之空言也，否则石公未免保面瓮肠。"③从中可知，虽然王世贞所藏全本失散，但后来又找到四个全本。绣像本依托的底本实际上就是完整的抄本，只是跟原抄本相比，回目被后来的文人修订者加工润色，内容也删去了被认为冗余的韵文、情节，但主体和原抄本保持一致。

综上所论，《金瓶梅》的壬子日与妇女怀孕生子密切相关，不仅是中医学的，也是文学的，服务于小说的布局、叙事、写人。通过分析壬子日，还可以解决《金瓶梅》的成书时间问题以及词话本、绣像本的版本问题。

---

① （元）朱丹溪撰，田思胜校注：《丹溪心法》，中国中医药出版社2008年版，第246、247页。

② （明）兰陵笑笑生：《新刻绣像批评金瓶梅》第21册，北京大学出版社1988年版，第21B页。

③ 黄霖编：《金瓶梅资料汇编》，中华书局1987年版，第231页。

丽娘之死：明清文学与医学中的所欲不得和医疗

刘　鹏

摘要：在中国传统文化语境中，男女性爱非但不是禁忌，而且经常与天地阴阳交感化生孕育万物相比拟，几近于天地之道。男女两性爱欲的欲而不得，成为中国古代文学与医学典籍中经常描绘的生命失序，并被赋予了诸多远超性爱本身的文学和医学附加意义。文章以《牡丹亭》杜丽娘之死为例，结合历代中医古籍文献，对男女性爱所欲不得及所患病症的医疗进行论述。可以看到，明清文学关于"所欲不得"所致病症的描绘和治疗不乏文学的渲染，但结合中医古籍文本的相关表述进行比较和诠释，则会有新的发现和不同的理解。

关键词：《牡丹亭》；杜丽娘；伤寒论；阴阳易；性爱；医疗社会文化史

《牡丹亭》中的杜丽娘，是明朝剧作家汤显祖塑造的经典文学人物。她因梦生情，所欲不得，香消玉殒，而终又回生的故事，我们并不陌生。情欲原是人的本能，所欲不得、终至死亡的描写不仅是明清文学常见的书写模式，在中医古籍中也不乏类似的疾病描绘。笔者曾以《红楼

　　作者简介：刘鹏，广州中医药大学基础医学院研究员，博士生导师，研究方向：中医药学术史、中医药文化。

梦》中的贾瑞为例，分析过明清社会的医疗社会文化。①明清文学中关于所欲不得所致病症的描写结合中医古籍文本加以比较和诠释，常会有更深刻的理解或新的发现。基于此，本文将以《牡丹亭》杜丽娘之死为例，结合中医古籍文献，简要分析明清文学与医学中的"所欲不得"及其医疗。

一　所欲不得

所欲而不得，是明清文学常见的叙事主题，《牡丹亭》中有大量生动的描写。以才子佳人的主题表达对情欲禁忌的突破在《红楼梦》中也有所展现。《红楼梦》第十一回宁国府贾敬寿辰家宴，王熙凤点了《还魂》，第十八回元妃省亲点过《离魂》《游园》《惊梦》，这些都是《牡丹亭》中的戏。第二十三回贾宝玉撒谎"不过是《中庸》《大学》"，被林黛玉戳穿后，一起偷看的是《会真记》（又名《莺莺传》）。林黛玉听到的十二个女孩子在演习的戏文皆来自《牡丹亭》。

《牡丹亭》"惊梦"中，杜丽娘的一段唱词详细描绘了她情欲积攒后做的一场与男子相会、发生性爱的春梦。

> 偶到后花园中，百花开遍，睹景伤情。没兴而回，昼眠香阁。忽见一生，年可弱冠，丰姿俊妍。于园中折得柳丝一枝，笑对奴家说："姐姐既淹通书史，何不将枝题赏一篇？"那时待要应他一声，心中自忖，素昧平生，不知名姓，何得轻与交言？正如此想间，只见那生向前说了几句伤心话儿，将奴搂抱去牡丹亭畔，芍药阑边，

---

① 参见刘鹏《惧虚与滥补：从贾瑞与林黛玉之死说起》，《中医药文化》2019年第1期；刘鹏：《〈红楼梦〉贾瑞之死与明清医学社会文化》，上海科学技术文献出版社2022年版。

共成云雨之欢。两情和合，真个是千般爱惜，万种温存。欢毕之时，又送我睡眠，几声"将息"。正待自送那生出门，忽值母亲来到，唤醒将来。我一身冷汗，乃是南柯一梦。[①]

云雨之欢，两情和合，杜丽娘自此性梦之后，欲而不得，怅然所失，便患了病。第十八出"诊祟"，陈最良诊病，春香开玩笑道出了病因："只因你讲《毛诗》，这病便是'君子好求'上来的。"[②]第十六出"诘病"，杜丽娘父母的对话对病因有更为详尽的描述，杜丽娘父亲说：

> 则是些日炙风吹，伤寒流转。便要禳解，不用师巫，则叫紫阳宫石道婆诵些经卷可矣。古语云："信巫不信医，一不治也。"我已请过陈斋长看他脉息去了。

《史记·扁鹊仓公列传》中提及病有"六不治"[③]。有谓此为扁鹊之言，也有认为是司马迁概括总结的。信巫不信医，便是六不治之一。杜丽娘母亲则道："看甚脉息。若早有了人家，敢没这病。"父亲："古者男子三十而娶，女子二十而嫁。女儿点点年纪，知道个什么呢？忒恁憨生，一个哇儿甚七情？则不过往来潮热，大小伤寒，急慢风惊。"[④]杜丽娘父母之间的认知矛盾，一方面展示了父权社会儒家正统的礼教观，另一方面显示了女性对女性情欲的理解，代表了对待正常性欲常见的两种对立态度。

因欲生情，所欲不得而亡，为了更好地理解杜丽娘的疾病和死亡，

---

① （明）汤显祖著，黄仕忠点校：《牡丹亭》，岳麓书社2002年版，第34页。
② （明）汤显祖著，黄仕忠点校：《牡丹亭》，岳麓书社2002年版，第60页。
③ （汉）司马迁：《史记》第9册，中华书局1959年版，第2794页。
④ （明）汤显祖著，黄仕忠点校：《牡丹亭》，岳麓书社2002年版，第52—53页。

有必要对中国传统文化语境中的性爱作一大致的说明。鲁迅《中国小说史略》曾言：

> 瞬息显荣，世俗所企羡，侥幸者多竭智力以求奇方，世间乃渐不以纵谈闺帏方药之事为耻。风气既变，并及文林，故自方士进用以来，方药盛，妖心兴，而小说亦多神魔之谈，且每叙床第之事也。①

床第之事，尤其是性爱的两个极端——纵欲和压抑，是明清小说重要的叙事主题。借性爱表达社会伦理、个人性情与人生际遇之间的复杂纠葛，也是常用的文学手法。②实际上，不仅小说如此，除却这两个极端以及性爱的文学隐喻，性还是中国传统文化中诸多核心观念常用的表达与诠释符号，是一种重要的身体叙事。用自己的身体感知和体验复杂的外在宇宙之理，在古人看来二者并不存在绝对的异质和隔阂。钱穆认为，"天人合一"论是中国文化对人类最大的贡献。③从天人合一的视角看，性爱在传统文化中被赋予了多种意义，几近于天地之道，代表了和合、和谐。正因如此，中国古代房中文献对男女性爱的过程描述毫不隐

---

① 鲁迅：《中国小说史略》，广西人民出版社2017年版，第201页。

② 参见张国星编：《中国古代小说中的性描写》，百花文艺出版社1993年版；刘书成：《文化视角下的中国古代小说》，甘肃文化出版社2005年版；李明军：《明清时期通俗小说的情感叙事研究》，九州出版社2017年版；谭楚子：《荒诞世界凡俗生灵汲汲神往之喜剧盛筵——〈金瓶梅〉性爱文本生命超越存在主义美学建构》，《河南理工大学学报》（社会科学版）2018年第4期；肖丽君：《性爱的文化观照——〈查特莱夫人的情人〉与〈金瓶梅〉对比研究》，《贵州社会科学》2005年第6期；周江洪：《〈肉蒲团〉性描写的文化学批判》，《学习与实践》2006年第3期；蔡翔：《情与欲的对立——当代小说中的精神文化现象》，《文学评论》1988年第4期；吴存存：《晚明色情小说中说教内容之嬗变及其特征》，《明清小说研究》1998年第4期。

③ 钱穆：《中国文化对人类未来可有的贡献》，载《中国文化》编辑部编：《中国文化》1991年春季号，生活·读书·新知三联书店1992年版，第93—96页。

讳，反复论述正常性爱的合理性与必要性，以及性爱与天地之道的关联性与相似性。例如，《素女妙论》载：

> 帝问曰：太极剖判，阴阳肇分，轻清为天，混浊为地，乾道成男，坤道成女，惟人处乎其中，万物生焉，何者而无阴阳矣哉！天无阴阳，则日月不明；地无阴阳，则万物不生；人无阴阳，则伦道绝矣。阴阳交感，不可一日而无焉也。卿之斯言，朕有未悟，男女交合之要，疾病治疗之方，幸望备道其详，以济人寿。
>
> 素女答曰：甚哉甚哉！凡男女交合，乃一阴一阳之道也。是以阴中有阳，阳中有阴，阴阳男女，天地之道也。然失其要，则疾病起矣。[1]

高罗佩认为："中国人认为性行为是自然秩序的一部分……显然没有像其他许多伟大的古老文化那样有着许多病理和心理的变态。"[2]性爱是人类最基本的生理需要之一，所以古人不避讳房中术。房中文献对其合理性有大量论述，以《医心方》卷二十八房中卷中所引录的古代房中文献为例，便可一目了然。

> 《素女经》：黄帝问素女曰：今欲长不交接，为之奈何？素女曰：不可。天地有开阖，阴阳有施化，人法阴阳随四时。今欲不交接，神气不宣布，阴阳闭隔。[3]
>
> 《彭祖经》：男女相成，犹天地相生也。天地得交会之道，故无

---

① 李零：《中国方术正考》附录三《素女妙论》，中华书局2007年版，第418页。

② ［荷兰］高罗佩：《中国古代房内考——中国古代的性与社会》，李零等译，商务印书馆2007年版，第57页。

③ ［日］丹波康赖撰，王大鹏等校注：《医心方》，上海科学技术出版社1998年版，第1138页。

终竟之限；人失交接之道，故有夭折之渐。能避渐伤之事，而得阴阳之术，则不死之道也。①

在古人的认识中，男女阴阳有别，恰如天地之阴阳，天地阴阳相辅相成，交感以化育万物，男女性爱正如对天地阴阳之道的模拟，其存在自然获得了最大程度的支持。我们可以不理解杜丽娘的欲念，但她的死并不是因为她对性爱的渴求，而是因为有求而不得。

二　丽娘的药、阴阳易

杜丽娘病死之后起死回生，是因为服用了烧裆散，这看起来似乎是有些搞笑的非常理安排。关于烧裆散，第三十出"诇药"中石道姑和陈最良有一段性挑逗意味很浓的戏谑对话：

陈最良：老姑姑到来。

石道姑：好铺面！这"儒医"二字杜太爷赠的。好"道地药材"！这两块土中甚用？

陈最良：是寡妇床头土。男子汉有鬼怪之疾，清水调服良。

石道姑：这布片儿何用？

陈最良：是壮男子的裤裆。妇人有鬼怪之病，烧灰吃了效。

石道姑：这等，俺贫道床头三尺土，敢换先生五寸裆？

陈最良：怕你不十分寡。

石道姑：啐，你敢也不十分壮。

---

① ［日］丹波康赖撰，王大鹏等校注：《医心方》，上海科学技术出版社1998年版，第1137页。

　　然后二人谈到杜丽娘的死，以及救治之法：

　　　　陈最良：是活的，死的？

　　　　石道姑：死几日了。

　　　　陈最良：死人有口吃药？也罢，便是这烧裆散，用热酒调服
　　　　下。海上有仙方，这伟男儿深裤裆。

　　　　石道姑：则这种药，俺那里自有。

　　　　陈最良：则怕姑姑记不起谁阳壮。剪裁寸方，烧灰酒娘，敲开
　　　　齿缝把些儿放。不寻常，安魂定魄，赛过反精香。

　　　　石道姑：谢了。①

　　"酒娘"即酒酿，带糟的甜米酒，亦作"酒娘子"。第三十五出"回
生"，柳梦梅便用此法："且在这牡丹亭内进还魂丹，秀才剪裆"，"快
快热酒来"。②将壮男子裤裆烧灰，给女性服用，本身就有阴阳和合的意
味，正应对杜丽娘所欲不得的病症。在一般人看来，男子裤裆烧灰完全
是文人杜撰，其实并不尽然。汉代医家张仲景《伤寒杂病论》便将其入
药，名之"烧裈散"，不过不是什么起死回生的药，而是用于治疗"阴
阳易"的药，当然这也不是什么"海上仙方"，称其为"海上仙方"无
非是为了增加神秘色彩，渲染其功效的神奇。《伤寒论》中云：

　　　　伤寒阴阳易之为病，其人身体重，少气，少腹里急，或引阴
　　　　中拘挛，热上冲胸，头重不欲举，眼中生花，膝胫拘急者，烧裈
　　　　散主之。③

① （明）汤显祖著，黄仕忠点校：《牡丹亭》，岳麓书社2002年版，第131—132页。

② （明）汤显祖著，黄仕忠点校：《牡丹亭》，岳麓书社2002年版，第134页。

③ 刘渡舟主编：《伤寒论校注》，人民卫生出版社1991年版，第214—215页。

金代医家成无己《注解伤寒论》对"阴阳易"的病因、病机阐释如下：

> 大病新差，血气未复，余热未尽，强合阴阳，得病者，名曰易。男子病新差，未平复，而妇人与之交，得病，名曰阳易；妇人病新差，未平复，男子与之交，得病，名曰阴易。[①]

对于为何选用裤裆这样的"秽浊"之物入药治疗阴阳易，后世医家也有阐发。例如，明清之际医家喻昌解释：

> 取此物者，亦以病因于阴阳感召而得，故亦以阴阳之理治之。又且五味入口，咸入肾，腐入肾，秽入肾，乃浊阴归地之意也。裈裆味咸而腐，故能入少阴；烧之则温，故足以化气；化之则浊，故足以入膀胱。[②]

清代王子接《绛雪园古方选注》中云：

> 阴阳易本无客邪，惟病人愈后，蕴蓄之热，乘虚袭人，涸逆三焦，仍取秽浊之物，导归阴窍，亦求之于其所属也。烧以洁其污，灰取其色黑下行。[③]

取男女内裤近处烧灰作药，既体现了巫术思维，又体现了汉代阴

---

① （金）成无己：《注解伤寒论》，人民卫生出版社1956年版，第96页。
② （清）喻昌：《尚论后》，载万友生等校注：《喻嘉言医学三书》，江西人民出版社1984年版，第313页。
③ （清）王子接注，李飞点校：《绛雪园古方选注》，上海科学技术出版社1982年版，第17页。

阳五行学说指导下的用药理念。将内裤而且是近裆部屎溺之处入药，今天看来的确有些匪夷所思，所以今天的《伤寒论》读本常将该方药删去，高等中医院校在讲授《伤寒论》专业课程时也多避而不谈。《庄子》曰"道在屎溺"，烧裈散和古人常将粪便入药一样，反映了古人的认知维度和用药思维。王家葵曾分析中医用粪便入药的原因：其一，根据巫术之厌胜原理或医术之"以毒攻毒"理论；其二，医者可能更愿意病人因厌恶这些恶劣之品而拒绝服药，这使医者较容易摆脱治疗失败的尴尬；其三，患者亲属也可因"已采取极端治疗方案依然无效"而获得心理安慰。[①]宋元之后，张仲景的医圣地位和《伤寒杂病论》的经典化愈发突出，更何况文人知医亦是常态，从这个角度看，汤显祖将烧裈散作为《牡丹亭》中杜丽娘的阴阳和合回生之药，或许正是受到张仲景的启发，只不过进行了文学化裁和加工而已。

关于阴阳易及其后世治疗方法再略作补充说明。隋代巢元方《诸病源候论》在张仲景伤寒阴阳易的基础上，又增加时气病后阴阳易和温病阴阳易，这无非是想说明并非只有伤寒才会发生阴阳易。与之相类，唐代王焘《外台秘要》卷三亦列天行阴阳易，不过没有选择烧裈散，而引述了《深师方》（南北朝宋齐之间释僧深撰，今已亡佚）之灸法以及服豚卵（猪睾丸）："疗丈夫得妇人阴易之病，若因房室及诸虚劳，少腹坚，绞痛，阴缩，困笃欲死方。灸阴头一百壮便差，可至三百壮皆愈，良无比"，"又疗阴阳易病方，取豚卵二枚，温令热酒吞之，则差"。[②]这大致是温补的路数。清代程国彭《医学心悟》与之类似，也是采用温补散寒之法进行治疗："又阴阳易病，身重，少气，少腹里急，气上冲胸，眼中生花，宜用附子理中汤主之，此里虚且寒也。"[③]不过《外台秘要》也有用清热之法治疗阴阳

---

① 王家葵：《本草博物志》，北京大学出版社2020年版，第333页。
② （唐）王焘：《外台秘要》，人民卫生出版社1955年版，第124页。
③ （清）程国彭：《医学心悟》，人民卫生出版社1963年版，第84—85页。

易的记载。卷二"阴阳易方八首"载："疗阴阳易栝楼汤方，栝楼根二两。"[①]一温补，一清热养阴，说明阴阳易也有寒热的区分。

不止如此，后世医家治疗阴阳易的药物也大大突破了烧裈散。宋代朱肱《类证活人书》中罗列了烧裈散、豭鼠粪汤、竹皮汤、干姜汤、青竹茹汤、当归白术汤。[②]宋代郭雍《伤寒补亡论》载："男子房劳成复者，宜鼠屎薤根汤，兼治阴阳易，神验。"[③]宋代许叔微《伤寒九十论》记载的阴阳易的病案有更为生动的描述：

> 己巳，邻人王友生以贩京为业，蓄一婢，患伤寒，热八九日。予为治之，得汗而愈。未数日，生自病身热，头重不欲举，目中生花，召予视之。予曰：是必伤寒初愈，妇人交接得之，即令阴头上必肿，小腹绞痛，然是阴阳易也。生曰：前患者婢子，意谓已安，遂与之交。翌日得此疾，良苦。予曰：失所治，必吐舌数寸而死。予作豭鼠粪、烧裈散等，以利其毒气，旬日安。[④]

此案属于前述成无己所言的"阴易"。患者的表现除了有《伤寒论》中对阴阳易的症状外，还多了一条让人恐怖的症状，即如果治疗不及时，会吐舌数寸而死。其中恐怕有渲染的成分。治疗除了用烧裈散，还提到豭鼠粪，即鼠科动物雄性褐家鼠（Rattus norvegicus Berkenhout）等的干燥粪便，又名鼠矢、两头尖、雄鼠粪、牡鼠粪。宋代陈言《三因极一病证方论》中有豭鼠粪汤用药及服用方法的记载，明代李中梓《医宗必读》对其亦有引用。

---

① （唐）王焘：《外台秘要》，人民卫生出版社1955年版，第98页。
② （宋）朱肱著，唐迎雪等点校：《类证活人书》，天津科学技术出版社2003年版。
③ （宋）郭雍：《仲景伤寒补亡论》，上海科学技术出版社1959年版，第128页。
④ （宋）许叔微：《伤寒九十论》，载刘景超等主编：《许叔微医学全书》，中国中医药出版社2006年版，第70—71页。

治丈夫伤寒病后，女人与之交接，名曰阳易。韭根去青，一握，约半寸，猳鼠粪十四粒，两头尖者是，上二味，水一盏，煎至半盏，去滓，温温顿服。粘汗出为效，未知再服。①

韭，本草记载首见于陶弘景《名医别录》②，但未见用韭根来治阴阳易。清代医家王子接认为阴阳易是厥阴之病，韭根、鼠粪"皆厥阴药也"，"以韭根为君，滑利通阳，疾于下行，再以鼠粪之阴霾引入至阴之处，通阴舒阳"。③但观《三因极一病证方论》所言，服用该方后"粘汗出为效"，这显而易见是以汗法治疗阴阳易，"温温顿服"也无非是便于取汗而已，由此，该方取效的关键也许是利用了韭根的辛温解表之性。王子接的解读不乏医理层面的拔高与疏通。

对于为何用鼠粪，医家所论大旨亦是从厥阴入手，如清代张璐《本经逢原》解释曰："牡鼠粪，俗名两头尖，验其直者，方是牡鼠之屎，入足厥阴、少阴，故煮服治伤寒劳复、阴阳易腹痛。研末服，治乳痈。烧灰存性，敷折伤疔肿，所主皆厥阴血分之病。"④

对于阴阳易为何要用烧裈散，诚然有上述喻昌、王子接等后世医家纯医理层面的解读，但张仲景的用药有明显的巫术思维。可以看到，从汉代张仲景一直到清代医家，一直有基于巫术思维的用药，除了烧裈散，月经衣、手指甲、阴毛等皆可使用。宋代唐慎微《证类本草》："扁

---

① （宋）陈无择著，侯如艳校注：《三因极一病证方论》，中国医药科技出版社2011年版，第67页。

② （梁）陶弘景集，尚志钧辑校：《名医别录》，人民卫生出版社1986年版，第201页。

③ （清）王子接注，李飞点校：《绛雪园古方选注》，上海科学技术出版社1982年版，第96页。

④ （清）张璐撰，刘从明校注：《本经逢原》，中医古籍出版社2017年版，第274页。

鹊云：治阴阳易伤寒。烧妇人月经衣，熟水服方寸匕。"①明代李时珍《本草纲目》："用手足爪甲二十片，中衣裆一片，烧灰。分三服，温酒下。男用女，女用男。"②"病后交接，卵肿或缩入腹，绞痛欲死。取妇人阴毛烧灰饮服，仍以洗阴水饮之。"③

在今天看来，引发阴阳易的病因，似乎促成不了如此严重的疾病表现。明代李中梓《诊家正眼》则将阴阳易表述得更为恐怖："阴阳易，病者脉常七八至，号为离经，是已登鬼录者也。"④正常人的脉象是一息（一呼一吸）四至五至，七八至表明脉搏跳动加快，许多病症都可以见到这种数脉，但称其"已登鬼录"，恐怕与古人对性爱的认知有关，房劳、性爱诱发也的确是古人谈论疾病时经常提到的病因。由此看来，阴阳易无非就是疾病尤其是外感伤寒因房事而复发，大多情况远没有医书渲染得那般恐怖，治疗也无须用诸多巫术思维明显的具有性别意味的药物，可能仅用一般补益之法即可。清代黄云鹄《粥谱》云："黍米粥，宜肺，治阴阳易。"⑤喝粥即可了事，这恐怕让谈性色变、畏性如虎的人觉得不够重视了。

三　师尼寡妇异治

《牡丹亭》中石道姑和陈最良谈论药物的对白，充满性爱挑逗，加之道姑与儒医外在身份标签的反差，便更显讽刺。道教尤其是天师道⑥

---

① （宋）唐慎微撰，尚志钧等校点：《重修政和经史证类备用本草》，华夏出版社1993年版，第434页。

② （明）李时珍：《本草纲目》，人民卫生出版社1975年版，第2936页。

③ （明）李时珍：《本草纲目》，人民卫生出版社1975年版，第2960页。

④ （明）李中梓：《诊家正眼》，中国书店1987年版，第143页。

⑤ （清）黄云鹄：《粥谱》，清光绪刻本，第9A页。

⑥ 参见李零：《东汉魏晋南北朝房中经典流派考》，载中国文化杂志社编：《中国文化》1997年第15、16合刊号，中国文化杂志社1997年版。

与房中有密切关联。虽然道教有对房中的批判，但谈论房中不仅不是绝对的宗教禁忌，还曾经是重要的宗教仪式。[①]从这个角度看，石道姑露骨的性玩笑在讽讥之余，或许也说明了时人对道教与房中隐秘关联的认知。明清艳情小说中常见类似桥段，如清代《杏花天》第九回写王世充服用封悦生给的春药与缪十娘性爱后，十娘连口称妙。[②]

除了道士，僧尼也是明清艳情小说常被丑化的对象，正常的性欲得不到释放，外表清净洒脱，内心强行压制，背地里望性若渴，通俗意义上的僧尼的六根清净与现实中的七情六欲产生了强烈对比。[③]许多艳情小说则直接以僧尼为名。《风流和尚》第七回有诗描绘："每日贪杯又化娟，风流和尚岂寻常。袈裟常被胭脂染，直裰时闻花粉香。"[④]清代《姑妄言》第一卷首评曰："此一回淫妇人则小姑子与昌氏母子。淫男子有名者，则到听、于敷、道士三人而已。其余虽多，而和尚则不可胜数。岂独写和尚之恶，实此辈较诸人尤淫毒也。"[⑤]淫僧不可胜数且尤为淫毒，已经是非常猛烈的批判了。

对因性欲得不到满足导致的疾病，早在《史记·扁鹊仓公列传》中便有记载。汉文帝问仓公淳于意："方伎所长，及所能治病者，有其书无有？皆安受学？受学几何岁？尝有所验，何县里人也？何病？医药已其病之状皆何如？"[⑥]淳于意讲述了二十五则病案。后人据汉文帝所言"今臣意所诊者，皆有诊籍"[⑦]，将这些病案整理为《诊籍》，这是我国现存最

---

① 参见葛兆光《屈服史及其他——六朝隋唐道教的思想史研究》，生活·读书·新知三联书店2003年版，第57—75页。

② （清）天放道人：《杏花天》卷三，东洋文化研究所藏民国石印本，第4B页。

③ 参见刘书成：《文化视角下的中国古代小说》，甘肃文化出版社2005年版，第218页。

④ （清）无名氏撰，张兰校点：《风流和尚》，太白文艺出版社1998年版，第19页。

⑤ （清）曹去晶著，许辛点校：《姑妄言》，中国文联出版公司1999年版，第2页。

⑥ （汉）司马迁：《史记》第9册，中华书局1959年版，第2796页。

⑦ （汉）司马迁：《史记》第9册，中华书局1959年版，第2813页。

早的医案集。其中一则病案：

> 济北王侍者韩女病腰背痛，寒热，众医皆以为寒热也。臣意诊脉，曰：内寒，月事不下也。即窜以药，旋下，病已。病得之欲男子而不可得也。①

此女子的病因便是"欲男子而不可得"，阴阳不能正常和合而致病，主要表现为月经不来，淳于意通过脉诊认为主要是肝肾功能失常。宋代医家许叔微曾对此医案进行解读："肝摄血者也，今肝脉弦长上寸口及鱼际，则血盛欲男子之候也。然则治师尼寡妇，尤不可与寻常妇人一概论也。"②

欲求男性而不得，师尼寡妇是比较有代表性的，中医学对此女性群体的关注较多，最为著名的当属南齐医家褚澄，他认为师尼寡妇所患疾病是比较特殊的，应当采用不同的治疗方法。褚氏的这个观点常为后世医家引述和称道，如明代李中梓《删补颐生微论》称其"师尼寡妇，疗各不同，颇著卓识"③。清代王宏翰的《古今医史》云："今有《褚氏遗书》，其论师尼寡妇之疾，疗各不同……发前人之未言。"④褚澄的观点，历代多有引述，如《济生方》《医说》《卫生宝鉴》《外科理例》等诸多医籍都列有诸如"师尼寡妇寒热异治"的专篇予以讨论。师尼寡妇为何需要异治，宋代许叔微《伤寒九十论》中阐释曰：

> 昔褚澄云治师尼寡妇，别制方，盖有为也。师尼寡妇，独居怨

---

① （汉）司马迁：《史记》第9册，中华书局1959年版，第2808—2809页。
② （宋）许叔微：《伤寒九十论》，载刘景超等主编：《许叔微医学全书》，中国中医药出版社2006年版，第76页。
③ （明）李中梓：《删补颐生微论》，载包来发主编：《李中梓医学全书》，中国中医药出版社1999年版，第657页。
④ （清）王宏翰：《古今医史》卷3，清抄本，第5A页。

旷，独阴而无阳，欲心屡萌而不适其欲，是以阴阳交争，乍寒乍热，虚汗倦怠，全类温疟，久久成痨瘵矣。①

师尼寡妇所欲不得，气血失调而致内伤发热，有乍寒乍热的表现，于医理而言并不难分析。但至于是否会导致"痨瘵"，则不宜做出肯定性的判断，因为痨瘵在中国古代的医学社会文化氛围中常被赋予虚弱、道德、地域等多个层面的隐喻与歧视。苏珊·桑塔格（Susan Sontag）《疾病的隐喻》"作为隐喻的疾病"篇②中曾以结核病和癌症为例，对此有深刻的省思，可资参阅。如其所言，任何一种令人恐怖的疾病，即使事实上不具有传染性，也会被认为有传染的可能。对结核病的歧视和污名，直至近代中国依然存在，如1899年章太炎《菌说》一文，虽已受西医影响认识到"凡人有疾，其甚者由微生物撼之"，但依然认为"肺痨则往往始于耽色极欲"，"其递相传染者，虽与乐无涉，而其端则必自乐始"。③

对师尼寡妇寒热明代薛已《女科撮要》主张以张仲景的小柴胡汤加生地为主方进行治疗，同时根据病症的不同表现灵活辅以四物汤、加味逍遥散、八珍汤、补中益气汤、归脾汤等进行治疗。④

为何要用张仲景小柴胡汤作为主方，明代医家武之望认为："师尼寡妇之痨，专主肝经，以相火寄于肝也，男女之欲，皆从此出。观天地之气始于春，则知欲火之动亦由于肝也。鸟兽孳尾亦然。故治此者，当

---

① （宋）许叔微：《伤寒九十论》，载刘景超等主编：《许叔微医学全书》，中国中医药出版社2006年版，第76页。

② ［美］苏珊·桑塔格：《疾病的隐喻》，程巍译，上海译文出版社2003年版，第3—80页。

③ 章太炎：《菌说》，载章太炎著作编注组：《章太炎诗文选注》，上海人民出版社1976年版，第88页。

④ （明）薛已撰，吴小明等校注：《女科撮要》，中国中医药出版社2015年版，第20—21页。

以柴胡汤为法。"①小柴胡汤原本是张仲景治外感伤寒少阳病的代表方，将其作为疏泄肝经郁滞的主方，显现了宋元以来中医儒学化和《伤寒论》正典化进程。②张仲景经方③由原本治疗外感病症向内伤杂病，乃至一切病症拓展。④其他几首方剂或疏肝理脾或补益气血，源自《太平惠民和剂局方》《脾胃论》等医籍，皆为中医经典名方，它们与经方的杂用，显示了明清时期经方与时方⑤并行的医疗文化。⑥

但单纯由上述方剂尚不足以看出师尼寡妇与一般女性相比呈现的异质性和用药的特殊性。之所以如此，是与中医学"观其脉证，知犯何逆，随证治之"⑦的随证处方用药思路模式有关，还是薛氏的焦点在于表明当出现寒热等最常见症状的就医女性为师尼寡妇时，需要从所欲不得、气血失调的角度考虑病机变化，而不能想当然地作为一般的外感寒热治疗？虽未明言，但后者的可能性较大。简言之，因所欲不得导致气血失调，应为"师尼寡妇"群体就诊时医生首先应该考虑的。

---

① （清）沈金鳌撰，余涛等校注：《妇科玉尺》，中国中医药出版社2015年版，第24页。

② 参见祝平一：《宋明之际的医史与"儒医"》，《"中央研究院"历史语言研究所集刊》2006年第77本第3分；冯玉荣：《医学的正典化与大众化：明清之际的儒医与"医宗"》，《学术月刊》2015年第4期。

③ "经方"之名，《汉书·艺文志》"方技略"记载："经方者，本草石之寒温，量疾病之浅深，假药味之滋，因气感之宜，辨五苦六辛，致水火之齐，以通闭结，反之于平。"但后世多专指张仲景《伤寒杂病论》所载之方即经典之方，与《汉书·艺文志》之义不同。

④ 参见余新忠：《医圣的层累造成（1065—1949年）》，《历史教学》2014年第14期。

⑤ 与仲景经方相对，时方乃后世医家之方，明清温病学说兴起之后也多用指温病之方。

⑥ 关于经方与时方的争论、融合，参见赵恩俭：《谈谈经方与时方》，载《诊余集——赵恩俭医学论文》第2辑，天津市中西医结合急腹症研究所1979年版，第165—171页；秦玉龙主编：《中医各家学说》，中国中医药出版社2009年版，第66—68页；王士相：《论经方与时方》，载王崇仁、李宝珍编著：《医事困学录》，中国中医药出版社2012年版，第27—35页。

⑦ 刘渡舟主编：《伤寒论校注》，人民卫生出版社1991年版，第54页。

无论是哪种原因，单纯依靠上述方剂治疗师尼寡妇失合之证，效果应该不会太好，因为此病是因男女失于交合、七情气血内伤而得，治病当求于本，不能仅从药物入手。明代医家李中梓实际早已看透，其《删补颐生微论》"妇科论第二十"中云：

> 至于师尼寡妇，及违时未笄之女，郁情尤甚，奏效尤难，褚澄所以有疗各不同之说。然不达其情，而专责诸草木，是以江河填漏卮，虽多亦以奚为也。[①]

要从情入手，而不能专责草木之药，的确是高见。

除了师尼寡妇寒热，女性所欲不得还会有其他诸多病症表现。例如，清代沈金鳌《妇科玉尺》："寡妇、师尼、室女，郁火盛炽，阴户或痒或痛，而成赤淋，乃血热也，宜泻膀胱之火。"[②]薛己《女科撮要》附载的关于师尼寡妇的医案数则，也被明代极为有名的江瓘的医案著作《名医类案》收载，如"师尼寡妇寒热"中记载：

> 一放出宫女，年逾三十，两胯作痛，肉色不变，大小便中作痛如淋，登厕尤痛，此瘀血渍入隧道为患，乃男女失合之症也，难治。后溃不敛，又患瘰疬而殁。此妇为人妾，夫常在外，可见此妇在内，久怀忧郁，及出外又不如愿，是以致生此疾。

此病案耐人寻味，并非一般意义上的应用某方治疗成功的"验案"

---

① （明）李中梓：《删补颐生微论》，载包来发主编：《李中梓医学全书》，中国中医药出版社1999年版，第700页。

② （清）沈金鳌撰，余涛等校注：《妇科玉尺》，中国中医药出版社2015年版，第133页。

叙述体例。很显然，作者记载这则医案是为了说明男女失于两性交合会导致痈疡肿痛、瘰疬等外科病症，此类病症的根源在于女性欲男而不得，七情气血内伤，不可等同于一般的外科病症，而盲目使用清热解毒、活血化瘀等攻伐之药，实属难治且预后较差。清代医家张璐《张氏医通》中也表明此类病症难治："嫠妇师尼，所欲未遂，阴阳离绝，郁火亢极，不得发泄而成失合证者，较之房劳更甚。"①性爱的两个极端——所欲不得和纵欲房劳，固然都不好，但两者相比，所欲不得更甚。

江瓘之子江应宿对此案的点评也有所发挥，他将女性的所欲不得扩大到男女两性："男女精血盛则思欲，室女孀妇有所思不得，则气结而留瘀血，男思女不得则留精，其理一也。"②欲望，是男女身体发育、精血充盛的正常表达。室女孀妇思男而不得会七情内伤而气滞血瘀。同样的道理，男性思女而不得，精液不能正常施泄于外，就会败滞于内而发病。

不知是因为师尼寡妇因所欲不得象征阴阳不合还是另有其因，古代的种子方在修合药物时，常提到对师尼寡妇的忌讳。以有名的五子衍宗丸为例，今天中医临床依然将其作为治疗男性不育症的重要方剂。清代松柏老人《广嗣要方》称该方为"古今第一种子方，有人世世服此药，子孙蕃衍遂成村落之说。嘉靖丁亥于广信郑中丞宅得之张神仙，四世子孙及数人用之殊验"，制作方药时需要"忌师尼鳏寡之人及鸡犬六畜见之"。③

---

① （清）张璐著，李玉清等校注：《张氏医通》，中国医药科技出版社2011年版，第46页。
② （明）江瓘编：《名医类案》，人民卫生出版社1957年版，第344页。
③ （清）松柏老人：《广嗣要方》卷下，清刻本，第27A—27B页。

文化比较视域下的心理失能研究

——以冯梦龙《古今笑》中的强迫症叙事为例

毛 旭

摘要： 目前的失能研究在文化比较和心理失能研究方面尚存有空白，从失能研究的视角重新阅读冯梦龙的《古今笑》可以同时弥补两个方面的欠缺。文章对书中以洁癖为代表的强迫症叙事进行分析，揭示其中蕴含的伦理问题：以幽默的名义强迫症被琐屑化甚至污名化，强迫症患者被他者化。这无益于促进社会对强迫症的理解，也不利于读者共情能力的提升。

关键词： 失能研究；琐屑化；冯梦龙；《古今笑》；强迫症叙事

失能研究（disability studies）或译为"残疾研究""残障研究"，融合了自然科学、人文科学多个学科，是一种交叉学科的前沿性研究。失能研究本质上是一种阅读方法和阐释视角，敦促人们审视"失能"这一概念如何被创造出来、有什么消极作用，以及如何在社会活动和学术研究中被制度化。失能研究致力于将疾病（disease）和残损（impairment）从污名化（stigmatization）的陷阱中解放出来，通过揭露"失能"如何

作者简介： 毛旭，北京大学医学人文学院博士后、讲师，研究方向：传记文学、比较文学与世界文学、医学人文等。

被定义为"非正常",以使失能人士重归正常。杨国静认为:"它在文学批评领域的运用不仅有助于发掘文学史中那些被遗忘、被忽略的残障作家、作品,实现对部分文学作品的价值重估,而且有助于加强文学和医学、工程技术乃至人工智能等领域的对话,进一步丰富文学研究的内容,拓展文学研究的边界。"①本文从失能研究视角对冯梦龙的《古今笑》进行价值重估。

总体而言,中国的失能研究起步较晚。陈彦旭认为:"自发轫于美国20世纪70年代的残疾人权利运动兴起以来,关注弱势群体的残疾文学得到了国外学术界越来越多的关注,已经成为新世纪外国文学理论研究的热点。然而,国内学者对这一领域涉足较少,对其研究背景、研究对象、研究方法都缺乏深入的了解。"②曾繁裕认为:"西方学界自20世纪70年代起构建残疾理论,并逐渐应用到文艺研究领域。相较之下,中国残疾理论发展较为滞后,只有少数学者关注残疾文学研究。"③游长冬、黄鸣奋认为:"与西方残障研究相比,国内残障研究起步晚,并未产生足够引起社会重视的影响力。"④近几年,失能研究的文章逐渐增多,除以上文献外,还有许骞文《永恒的扁平人物:文学作品中残疾人形象分析——以福楼拜〈包法利夫人〉为例》(2020),《被驱逐、被喻化、被书写的群体:失能者的"他者"形象建构》(2021),潘敏芳《"常态的霸权":〈灶神之妻〉的失能叙事研究》(2021),王娟、邢锋萍《英美科幻小说中的残障研究》(2022)等。尽管世界卫生组织在

---

① 杨国静:《西方文论关键词:残障研究》,《外国文学》2021年第2期。
② 陈彦旭:《美国文学中残疾人形象之流变研究》,《东北师大学报》(哲学社会科学版)2015年第1期。
③ 曾繁裕:《西方残疾理论与中国残疾文学研究——后结构分析的限制与启示》,《厦门大学学报》(哲学社会科学版)2018年第4期。
④ 游长冬、黄鸣奋:《残障研究与电影:一个跨学科理论综述》,《当代电影》2022年第6期。

1983年就已将"心理失能"纳入失能的范围，但关于失能的研究都更加关注生理失能，对心理失能研究极少，所见研究几乎局限于福柯对疯癫的论述。卡罗尔·托马斯（Carol Thomas）的《失能与疾病的社会学》（*Sociologies of Disability and Illness*）认为，失能研究者过度关注身体失能，将认知失能、心理失能排除在讨论之外。[①]属于心理疾病和精神疾病的强迫症也未得到充分关注，"不管在旧有的医学社会学还是在新兴的失能研究领域，强迫症都是最少被人提及的疾病之一"[②]。但是强迫症失能研究却有其紧迫性。一是因为强迫症具有大流行特征：强迫障碍（OCD）在全球的患病率为1.1%到1.8%，[③]强迫人格障碍（OCPD）则是"人群中最流行的人格障碍之一，患病率约为2.1%到7.9%"[④]；二是因为强迫症目前遭遇了琐屑化（trivialization）甚至污名化，即遭受忽视和歧视。

强迫症的医学研究文献非常丰富，但社会学、文学、历史学等的研究却极少。关于强迫症的社会学研究集中于强迫症的琐屑化，如《这也太强迫症了：疾病琐屑化通过社交媒体对用户感知和印象形成的影响》（*That's so OCD: The Effects of Disease Trivialization via Social Media on User Perceptions and Impression Formation*）（2015）、《推特与琐屑化：强迫症琐屑化如何通过社交媒体影响用户的感知、情绪和行为》（*Tweeting and Trivializing: How the Trivialization of Obsessive–Compulsive Disorder via Social Media Impacts User Perceptions, Emotions, and*

① Carol Thomas, *Sociologies of Disability and Illness: Contested Ideas in Disability Studies and Medical Sociology*, New York:Palgrave Macmillan, 2007, p.131.

② Patricia Friedrich, *TheLiterary and Linguistic Construction of Obsessive-Compulsive Disorder*, NewYork:Palgrave Macmillan, 2015, p.22.

③ American Psychiatric Association, *Diagnostic and Statistical Manual of MentalDisorders*, Washington, D.C.:American Psychiatric Publishing, 2013, p.239.

④ American Psychiatric Association, *Diagnostic and Statistical Manual of Mental Disorders*, Washington, D.C.:American Psychiatric Publishing, 2013, p.681.

Behaviors）（2016）、《"谁还没点强迫症？"：错误去疾病化的认知危害》（*"Isn't Everyone a Little OCD?"The Epistemic Harms of Wrongful Depathologization*）（2021）等期刊文章论述了强迫症认知的困境：琐屑化造成了对该病的轻视。

关于强迫症的文学、历史研究，莱纳德·戴维斯（Lennard J.Davis）的《强迫症历史》（*Obsession: A History*）（2008）和帕特里夏·弗里德里奇（Patricia Friedrich）的《强迫症的文学与语言学构成》（*The Literary and Linguistic Construction of Obsessive-Compulsive Disorder*）（2015）是两本影响较大的著作。《强迫症历史》将强迫症视为文化构建的产物，尤其体现在快节奏工业社会中的行为和思维模式中。戴维斯认为："在某种意义上，强迫症是种大流行病，是现代人的特征。"[①]弗里德里奇与戴维斯的研究思路一致，即"将所有的医学现象，尤其是强迫症，视为社会学和人文学科研究的完美对象"[②]。与戴维斯不同的是，弗里德里奇的《强迫症的文学与语言学构成》更关注文学，对影视作品和回忆录进行专门性考察，为强迫症正名做出了贡献。但国内尚未有类似研究。

失能研究的一个关键方面就是跨文化性："要研究不同民族、不同国家的视角、政策、文学、文化和历史，将流行的失能观尽可能还原到其原始的大语境中去，这是因为不同历史时期、不同地域对失能的态度不同，我们可以从其他时空的经验中学到很多。"[③]所以，弗里德里奇呼吁：接下来的任务，是要研究一下（欧美以外）其他文化如何在文学表

---

① Lennard J. Davis, *Obsession:A History*, Chicago: University of Chicago Press, 2008, p.19.

② Patricia Friedrich, *The Literary and Linguistic Construction of Obsessive-Compulsive Disorder*, New York: Palgrave Macmillan, 2015, p.16.

③ Society for Disability Studies, "What Is Disability Studies?" https://www.disstudies.org/about/what_is_ds.

达中构建自己的强迫意念和强迫行为，他们在多大程度上在叙事中融合了医学模型……（尽管这项任务可能很"麻烦"）但这是一项值得努力完成的任务：因为如果我们只有（欧美）单一叙事，可能会将我们对强迫症的理解和叙述强加给世界其他地方，并消灭它们的故事……强迫症的故事应该以多元化、创意性和开放性的方式来欣赏和体验，化约式的单一叙述是不可取的。①

本文对弗里德里奇的呼吁做出回应，以冯梦龙的《古今笑》为例，对其中的强迫症叙事进行回溯诊断（retrospective diagnosis）和失能研究分析。

一 《古今笑》与强迫症的回溯诊断

这里要讨论的强迫症既包括强迫障碍，也包括强迫人格障碍。根据第五版《精神障碍诊断与统计手册》（*Diagnostic and Statistical Manual of Mental Disorders*）的定义："强迫障碍由强迫意念和/或强迫行为构成。强迫意念指被动侵入大脑中的频发、持续的想法、冲动、意象，强迫行为指为了应对强迫意念或某些规则而做出的重复性行为或思想活动。"②强迫意念可能有一定的现实依据，如认为和别人握手就会被污染，也可能是完全的迷信，如认为某些数字是吉利的。强迫行为往往与强迫意念对应，如反复洗手或反复开灯一定的次数。

强迫人格障碍指"长期执迷于整洁、完美、掌控思想和人际关

---

① Patricia Friedrich, *The Literary and Linguistic Construction of Obsessive-Compulsive Disorder*, NewYork: Palgrave Macmillan, 2015, p.168.

② American Psychiatric Association, *Diagnostic and Statistical Manual of Mental Disorders*, Washington, D.C.: American Psychiatric Publishing, 2013, p.235.

系，以致死板、封闭、效率低下"①。它有8种主要表现形式：纠结于细节、规则、计划以至于忽略整体的结果；完美主义，导致工作无法完成；工作狂，不顾休闲和人际关系（无关经济原因）；在伦理道德方面过于谨小慎微和刻板（非文化或宗教原因）；无法丢弃（无感情寄托的）旧东西或无用之物；不愿与人合作，除非他们完全听从使唤；对自己和他人吝啬，认为钱是用来存的，而非用来花的；极端刻板和顽固。②历时地看，人类对强迫症的认识始终是不断发展变化的，其中既有科学进步的成分，也有无关科学、只与社会历史背景相关的成分。西方对强迫症的认知有一个更清晰的脉络：古希腊的泰奥弗拉斯托斯（Theophrastus，约公元前371年—公元前287年）和普鲁塔克（Plutarch，约50—120年）将其称为"迷信"（deisidaimonia），中世纪基督教文化将强迫症称作"良心不安症"（scrupulosity），18世纪称之为"疑病症"（hypochondria），19世纪出现了"固执型疯癫"（monomania）的说法，20世纪初皮埃尔·热奈特（Pierre Janet）首提"强迫症"（obsession）的说法，弗洛伊德则称之为"强迫神经症"（Zwangsneurose），但由于弗洛伊德作品中的Zwang一词在英国和美国分别译作obsession和compulsion，后来的研究者采取折中的方式，发明了obsessive-compulsive的说法，并以之分别强调强迫意念和强迫行为。

这里面对的一个问题是：如何确定历史人物所患的是现代意义的强迫症？对于强迫症回溯诊断的合理性可以从两个方面辩护。首先，强迫症的区分度和辨识度相对较高，某些强迫症的极端症状具有经典性，可以古今中外通用，比如洁癖。洁癖也是本文重点分析对象。其次，强

① American Psychiatric Association, *Diagnostic and Statistical Manual of Mental Disorders*, Washington, D. C.:American Psychiatric Publishing, 2013, p.678.

② American Psychiatric Association, *Diagnostic and Statistical Manual of Mental Disorders*, Washington, D.C.: American Psychiatric Publishing, 2013, pp.67-679.

迫症的高区分度和高辨识度不只来自于重复的或仪式性的动作，也来自于患者完整的认知功能，也就是说，患者非常清楚强迫行为的荒谬与无益，但为了平复焦虑，达到内心平静，不得不向强迫意念妥协。这种双重意识使强迫症充满悖论，如《纠结的局外人》（*The Obsessive Outsider*）的作者凯丽·奥斯伯恩（Kerry Osborn）总是出现拼写错误或语法错误，其实她知道单词如何拼写，但她对某些字母怀有偏见，没法使用它们。强迫症患者可以被称作"失去控制的控制狂"或"理智的疯子"。在《古今笑》中，我们可以看到一些历史人物不仅没有认知上的失调，反而是思想力很强的人，却表现出一些极为奇怪的生活习惯，这在人物塑造或情节发展上就可以产生一种突降的效果。

《古今笑》成书于1620年，是由冯梦龙编辑的一本笑话集，还有《古今谈概》《古笑史》《古今笑史》等题名。与《笑得好》《笑林广记》等虚构笑话集不同，《古今笑》可被视为传记作品，其材料来源为历代正史、野史、笔记，绝大多数是历史上"畸人"的奇行怪谈。冯梦龙所做的并不仅仅是编纂工作，他将原始资料进行修改，将这些历史人物事迹攒聚在一起，进行了再创作，使其成为一个对内可以比较、对外可以形成艺术冲击的整体，以"古今笑"冠名也可看出其对原始材料文体上的改变。原始材料在史传中是性格描写，在这里却变成了可笑之事，就连"越情"（如《不畏势》《不佞神佛》《不畏雷》《不畏鬼怪》）这种洒脱、正向的性格特征，以及"鸷忍"（如《以人命戏》《水狱》《剖视肠腹》）这种阴森、恐怖的性格特征也成了笑话的素材。

我们无法确认《古今笑》中的某些人物一定有强迫症，只能说他们的极端表现符合强迫症的某些诊断标准。这些表现多种多样，正如艾米·维伦斯基（Amy Wilensky）所说："强迫症比云母石还变化多端。"①

---

① Amy Wilensky, *Passing for Normal*, New York: Broadway Books, 1999, p.85.

每个患者都可能有一套独特的强迫观念（如不同的患者执迷于不同的数字），这些观念又可能外化为不同的强迫行为（如按照这个数字确定洗手、开关门、走路的次数）。所以，强迫症远不是大众话语简化的对清洁和对称的执迷。《古今笑》中可能是强迫症症状的有：迷信、洁癖、脏癖、偷窃癖、吝啬、刻板。

迷信：忏悔文化使西方早期文学作品获得了一定的心理深度，中国古典文学中的心理描写相对较少，"迷信"成为一窥人物心理情结和焦虑情绪的通道。《古今笑》中以"迷信"为题的篇目有《反支日、忌日》《忌讳》《龙骧多讳》《讳父名》《讳己名》《百忌历》《仇、管省过》《吴征士学问》《张幼于赎罪》《不知忌日》《迁仙别记》等。其中不仅有强迫障碍还有强迫人格障碍的症状。《忌讳》既体现了强迫意念——迷信，也体现了强迫行为——应对"不祥"的仪式性动作：

> 其郡守某忌讳特甚。初下车，丁长孺来谒贺，怒其姓，拒之再三。涓人解其意，改丁为千，乃欣然出见。一日御史台有大狱当谳，牍中有病故字，吏以指掩之，守见文义不续，以笔击去吏指。忽睹此字，勃然色变，急取文书于案桌足下旋转数次，口诵"乾元亨利贞"。合堂匿笑。[①]

《反支日、忌日》中的两个故事生动地体现了强迫人格障碍患者纠结于细节、规则、计划以至于忽略整体的结果："王莽败，张竦客池阳。知有贼，当去，会反支日，不去，因为贼所杀。"[②]而反忌日的泾州书记薛昌绪，在敌军入境、主帅多次催促他逃命时，却因为是忌日而拒绝离

---

① （明）冯梦龙：《古今笑》，河北人民出版社1985年版，第13页。
② （明）冯梦龙：《古今笑》，河北人民出版社1985年版，第8页。

开；主帅怒火之中让人将他拎到马上，薛昌续仍旧蒙着脸，说"忌日礼不见客"①。有些迷信忌讳虽与传统文化和宗教有关，但很明显已经到了出格的程度。《讳父名》中的人物做得实在过度："刘温叟父名岳，终身不听乐，不游嵩、华。徐积父名石，平生不用石器，不践石。遇石桥，使人负之而趋。"②《讳己名》则表现的是官员因迷信而扰民："田登作郡，怒人触其名，犯者必笞，举州皆谓灯为'火'。值上元放灯，吏揭榜于市曰：'本州依例，放火三日。'俗语云：'只许州官放火，不许百姓点灯。'本此。"③《吴征士学问》则与道教有关，但仪式应该是自创的："吴康斋召至京师，常以两手大指食指作圈，曰：'令太极常在眼前。'长安浮薄少年竟以芦菔投其中，戏侮之，公亦不顾。"④《龙骧多讳》中转引了道家文献对猫头鹰叫声的应对仪式："《厌胜章》言：'枭乃天毒所产鬼，闻者必罹殃祸。急向枭连吐十三口，然后静坐，存北斗一时许，可禳焉。'"⑤这从侧面印证了弗洛伊德所说的"宗教是人类的集体强迫症"⑥，反过来说，强迫症也是个人的宗教。

洁癖与脏癖：《古今笑》中与洁癖有关的篇目包括《洁疾》《倪云林事》《米颠事》《浴》，与脏癖有关的篇目包括《洁疾》《不洗脚》《简文帝》。《简文帝》中的主人公只有在肮脏中才能获得安全感，仿佛肮脏预示着战争胜利："简文为抚军时，床上尘不听拂，见鼠行迹，视以为佳。"⑦《浴》则讲述了何修之和蒲传正对清洁的执迷：

① （明）冯梦龙：《古今笑》，河北人民出版社1985年版，第8页。
② （明）冯梦龙：《古今笑》，河北人民出版社1985年版，第14页。
③ （明）冯梦龙：《古今笑》，河北人民出版社1985年版，第14页。
④ （明）冯梦龙：《古今笑》，河北人民出版社1985年版，第22页。
⑤ （明）冯梦龙：《古今笑》，河北人民出版社1985年版，第13页。
⑥ （明）冯梦龙：《古今笑》，河北人民出版社1985年版，第43页。
⑦ （明）冯梦龙：《古今笑》，河北人民出版社1985年版，第169页。

何修之一日洗浴十数过，犹恨不足。时人谓之"水淫"。宋资政蒲传正，有大洗面、小洗面、大濯足、小濯足、大澡浴、小澡浴。小洗面，一易汤，用二人颊面而已。大洗面，三易汤，用五人，肩颈及焉。小濯足，一易汤，用二人，踵踝而已。大濯足，三易汤，膝股及焉。小澡浴，汤用三斛，人用五、六。大澡浴，汤用五斛，人用八、九。每日两洗面，两濯足，间一小浴，又间日一大浴。[①]

偷窃癖：偷窃癖属于强迫症的谱系症状（spectrum disorder），可以理解为"非典型强迫症"或比较特殊的强迫症。《古今笑》中有很多篇目是关于偷窃的，如《偷鞋刺史》《银佛》，但多为一次性行为，《匿金叵罗》中的祖珽是屡教不改的惯犯，用冯梦龙的话说是"窃疾"[②]，在聚餐时总要偷点东西。

吝啬：吝啬是强迫症人格障碍的特征之一。《古今笑》中与之有关的有《王戎》《沈峻》《裴璆》《醋》《盐》《脔肉》《羊脾》《故席》《孙景卿、邓差》。《王戎》中的王戎小气到了不可思议的程度："王戎从子婚，与一单衣，后更责之。家有好李，卖之，恐人得种，恒钻其核。"[③]他的这种"印第安式赠与"（Indian giving）跟有贮藏习惯（hoarding disorder）的强迫症患者相似：无法扔掉任何东西，哪怕东西价值很低。

刻板：刻板是强迫症人格障碍的特征之一，在《古今笑》中，刻板的表现主要集中在"迂腐部"条目下，包括《束带应兄语》《王、刘庄卧》《读父书》《妻犯斋禁》《问安、求嗣》《宋人、郑人等》等篇。《束带应兄语》记录："刘祭酒弟琰，方轨正直。祭酒尝夜呼琰，欲与共

①（明）冯梦龙：《古今笑》，河北人民出版社1985年版，第154页。
②（明）冯梦龙：《古今笑》，河北人民出版社1985年版，第226页。
③（明）冯梦龙：《古今笑》，河北人民出版社1985年版，第207页。

语。琳不时答，下床著衣立，然后应。祭酒怪其久。琳曰：'向束带未竟。'"① 再如《读父书》记录："顾恺读父书，每句应诺。"②《王、刘庄卧》的特殊价值在于，它与《洁疾》遥相呼应，补充了王安石在不同方面的强迫症特征：《洁疾》中记录"荆公终日不梳洗，虮虱满衣"③，而《王、刘庄卧》则记录"王文公凝靖修重，德冠当世。每就寝息，必叉手而卧，以梦寐中恐见先灵也"④。看似矛盾的两种表现——生活邋遢和严格要求自己，就这样集合在王安石身上。这在强迫症患者中并不罕见，普鲁塔克早已观察到了这一点："任何疾病都不像迷信（强迫症的旧称）这样如此变化多端，如此令人焦虑，如此充满了完全相反、彼此矛盾的信条。"⑤

二 《古今笑》中的洁癖

洁癖在《古今笑》的强迫症叙事中占据主体地位。清洁并不仅仅是卫生概念或行为，也具有强烈的文化内涵。在《圣经》中，彼拉多（Pontius Pilate）用洗手来洗脱自己的罪责；在基督教传统中，"洗礼"是入教的必备仪式。类似的，《高士传·巢父》中巢父"乃过清泠之水，洗其耳，拭其目"，《高士传·许由》中"尧又召为九州长，由不欲闻之，洗耳于颖水滨"，⑥ 中国传统语境中还有"金盆洗手"的说法。清洁在中国的强迫症叙事中一枝独秀，被频繁记录，这或许与中国的隐士传统和

---

① （明）冯梦龙：《古今笑》，河北人民出版社1985年版，第15页。
② （明）冯梦龙：《古今笑》，河北人民出版社1985年版，第16页。
③ （明）冯梦龙：《古今笑》，河北人民出版社1985年版，第32页。
④ （明）冯梦龙：《古今笑》，河北人民出版社1985年版，第16页。
⑤ Plutarch, *Selected Lives and Essays*, Trans.Louise Ropes Loomis, Roslyn, NY: Walter J. Black, 1951, p. 379.
⑥ （晋）皇甫谧：《高士传》，上海古籍出版社2014年版，第40、43页。

读书人对高洁的追求有关。

在《古今笑》中，并非所有有洁癖的人都能被视为"高洁"。王安石夫人的洁癖更像是一种霸道和任性的表现：

> 荆公夫人吴，性好洁，与公不合。公自江宁乞归私第，有一官藤床，吴假用未还。官吏来索，左右莫敢言。公直跣而登床，偃仰良久。吴望见，即命送还。又尝为长女制衣赠甥，裂绮将成，忽有猫卧其旁，夫人将衣置浴室下，任其腐败，终不与人。①

王安石有脏癖，冯梦龙在评点时调侃道："当是月老错配。"②其实未必如此，洁癖与脏癖的外在表现不同，但发生机制是相同的，只不过患者拥有的是不同的强迫症"信念"。王安石与夫人都属于强迫症易感体质，或许也算"不是一家人，不进一家门"。

与王安石夫人不同，米芾的洁癖被冯梦龙冠以"痴"的名义，认为是真性情的表现，与"今人"的奸诈不同："唯不自谓痴，乃真痴。今则痴人比比是矣。饰痴态以售其奸，借痴名以宽其谤，此又古人中所未有也。"③"好洁"④是米芾之痴的主要表现：

> 米元章有洁疾，盥手以银为斗，置长柄，俾奴仆执以泻水于手，呼为"水斗"。已而两手相拍至干，都不用巾拭。有客造元章者，去必濯其坐榻。巾帽亦时时洗涤。又朝靴偶为他人所持，必甚恶之，因屡洗，遂损不可穿。⑤

---

① （明）冯梦龙：《古今笑》，河北人民出版社1985年版，第31—32页。
② （明）冯梦龙：《古今笑》，河北人民出版社1985年版，第32页。
③ （明）冯梦龙：《古今笑》，河北人民出版社1985年版，第40页。
④ （明）冯梦龙：《古今笑》，河北人民出版社1985年版，第32页。
⑤ （明）冯梦龙：《古今笑》，河北人民出版社1985年版，第32页。

庄绰曾在《鸡肋编》中对米芾的洁癖提出质疑：

> 有好洁之癖，任太常博士，奉祠太庙，乃洗去祭服藻火，而坐是被黜，然亦半出不情。其知涟水军日，先公为漕使，每传观公牍，未尝涤手。余昆弟访之，方授刺则已须盥矣，以是知其为伪也。宗室华源郡王仲御家多声妓，尝欲验之。大会宾客，独设一榻待之，使数卒鲜衣袒臂，奉其酒馔，姬侍环于他客，杯盘狼藉。久之，亦自迁坐于众宾之间。乃知洁疾非天性也。[①]

对米芾的矛盾表现可以有两种解释。首先，"洁癖"相对"强迫症"而言，是一种并不准确的描述，它强调爱洁，但忽略了清洁行为背后强迫意念的多样性，比如有的强迫症患者不断洗手是怕脏，有的是因为对某些数字有执念，一定要洗到一定的次数。后者可能在大多数情况下极为讲究，却在一些方面表现邋遢。《古今笑》中有一例子即如此，畅纯父在一般情况下都表现为洁癖、讲究、细致："畅纯父有洁疾。与人饮，必欲至尽，以巾拭爵，干而后授之，则喜；自饮亦然。食物多自手制；水唯饮前桶；薪必以尺；葱必以寸。"[②]但他却用洗脚水洗桃子："一日，刘时中与文子方同过，值其濯足。畅闻二人至，辍洗而迎，曰：'适有佳味，可供佳客。'遂于卧内取四大桃置案上，以二桃洗于濯足水中，持啖二人。"[③]所以，"洁癖"一词并不具备统摄性。其次，强迫症被称作"隐秘的流行病"[④]。强迫症患者因为害怕尴尬，常常想方设法掩盖自己的症状，病况不严重的话，就不会总在大庭广众之下表现出来。

---

① 转引自魏平柱编著：《米襄阳年谱》，湖北人民出版社2013年版，第239页。

② （明）冯梦龙：《古今笑》，河北人民出版社1985年版，第31页。

③ （明）冯梦龙：《古今笑》，河北人民出版社1985年版，第31页。

④ Ian Osborn, *Tormenting Thoughts and Secret Rituals: The Hidden Epidemic of Obsessive-compulsive Disorder*, New York: Pantheon Books, 1998, p.6.

倪瓒的病况非常严重。陈继儒曾写道："呜呼，米颠。旷代一人而已。求诸古今……倪元镇得其洁。"①倪瓒有洁癖，他的洁癖被视作真性情的表现，与他为人高洁、刚正不阿联系在一起："倪瓒不能为王门画师！"②以倪瓒的种种表现看，他可以被确诊为患有强迫症，其社会功能已严重受损，无法正常生活。故事充分证明了心理失能和生理失能一样可令患者生活停摆。比如患者生活在"残障时间"（criptime）中，将大量时间花在应对失能上："庭前有梧桐树，旦夕汲水揩洗，竟至槁死。"③比如需要他人的照顾和配合："文房拾物，两僮轮转拂尘，须臾弗停……尝留友人宿斋中，虑有汗损，夜三四起，潜听焉。微闻嗽声，大恶之，凌晨令童索唾痕，不得，童惧笞，拾败叶上有积垢似唾痕以塞责。倪掩鼻闭目，令持弃三里外。"④"元镇因香被执，囚于有司，每传食，命狱卒举案齐眉。卒问其故，不答。旁曰：'恐汝唾沫及饭耳！'卒怒，锁之溺器侧。众虽为祈免，愤哽竟成脾泄。"⑤比如生活受限："倪元镇于女色少所当意。一日眷金陵赵歌姬，留宿别业，心疑不洁，俾之浴。既登榻，以手自顶至踵，且扪且嗅。扪至阴，复俾浴。凡再四，东方既白，不复作巫山之梦。"⑥顾元庆《云林遗事》中还记载了倪瓒需要特殊的残障设施："其溷厕以高楼为之，下设木格，中实鹅毛。凡便下则鹅毛起覆之，一童子俟其旁，辄易去，不闻有秽气也。"⑦倪瓒无疑是一位失能人士、残障人士。

这里有一个伦理问题，冯梦龙认为强迫症症状为可笑之事，这是否说明冯梦龙是一个残障歧视者（ableist）？我们知道，嘲笑身体有残疾

---

① 转引自魏平柱编著：《米襄阳年谱》，湖北人民出版社2013年版，第249页。

② （明）冯梦龙：《古今笑》，河北人民出版社1985年版，第33页。

③ （明）冯梦龙：《古今笑》，河北人民出版社1985年版，第32页。

④ （明）冯梦龙：《古今笑》，河北人民出版社1985年版，第32页。

⑤ （明）冯梦龙：《古今笑》，河北人民出版社1985年版，第33页。

⑥ （明）冯梦龙：《古今笑》，河北人民出版社1985年版，第33页。

⑦ （明）顾元庆：《云林遗事》，载杨学可编：《明氏实录（及其他四种）》，中华书局1991年版，第3—4页。

的人是残忍和不道德的，但对《古今笑》中的强迫症笑话却喜闻乐见。那么应该如何以一种伦理正确的方式阅读《古今笑》呢？

三 《古今笑》的失能研究批评

强迫症和抑郁症一样被琐屑化，进入日常语言中，成为人人都可"占有"（appropriation）的心理疾病，正如《"谁还没点强迫症？"：错误去疾病化的认知危害》所指出的。但与抑郁症不同的是，强迫症被误解得更深，因为它被频繁用于"搞笑"，尤其在流行文化中，如网络上的"逼死强迫症的方法""强迫症大挑战""好玩的强迫症症状"等标题。一些影视剧也用幽默的方式呈现强迫症患者的生活，如《尽善尽美》（*As Good As It Gets*）、《老友记》（*Friends*）、《神探阿蒙》（*Monk*）、《生活大爆炸》（*Big Bang Theory*）等。幽默不应该成为理解和呈现强迫症的主要途径，但不幸的是，在大众话语中用戏谑的方式讨论强迫症已成常态。这导致的结果是：

> 如果一位强迫症患者看到电影中的强迫症以一种幽默和轻松的方式被呈现出来，并且这种呈现方式随后在社会面上得到认可，被认为是合理且准确的，那么他就会对分享自己的叙事心存疑虑，最终觉得他的故事是不受欢迎的、甚至没有任何价值。正因为我们听不到这些人的反叙事（counter-narrative），我们也就乐得去默认戏谑强迫症是理所当然的。最终，我们不再去质疑这种幽默式呈现的合理性和真实性，把它当成了"事实"。其后果影响深远，而且会形成恶性循环。[1]

---

[1] Patricia Friedrich, *The Literary and Linguistic Construction of Obsessive-Compulsive Disorder*, New York: Palgrave Macmillan, 2015, p.185.

我们无法禁止作者和读者从幽默的角度呈现和理解强迫症，其实也没有必要这样做，因为这可以为沉重的疾病叙事提供"喜剧调剂"（comicrelief），但在《古今笑》中，"喜剧调剂"变成了"喜剧主食"，使读者下意识地用幽默的方式理解强迫症，这强化了强迫症的琐屑化和强迫症患者的他者化，也无益于读者共情能力的提升。

以冯梦龙对强迫症的理解和欧洲在"前心理学时代"对强迫症的认知做对比，会发现有两点不同。首先，在前心理学时代，欧洲对强迫症的命名都是内向的，侧重于强迫意念，比如"迷信""良心不安症""疑病症""固执型疯癫"；中国对强迫症的描述是外向的，侧重"忌讳""洁疾""贫俭"，缺乏心理描写，强迫症患者内心的纠结与痛苦被隐去，只剩下滑稽的动作。其次，欧洲倾向于将强迫症视为异于患者的存在，而中国倾向于将强迫症视为人格的有机组成部分。欧洲中世纪是强迫症爆发的时期，这可能与宗教恐惧或教会掌握话语权有关。大量信徒向神父忏悔自己脑中突现的渎神想法，有的僧侣则在自传或自传材料中记录下自己的强迫意念，如耶稣会的创始人依纳爵·罗耀拉（Saint Ignatius Loyola）和宗教改革家马丁·路德（Martin Luther）。为了理解这种现象，产生了"附身"的假设，即强迫症患者被魔鬼附身。"从世俗和教堂记录来看，很明显的是，伤害和渎神类之类的强迫意念被经常当做魔鬼附身的迹象，有的强迫症患者被以巫术的名义带上审判台。"[1]"附身"想象当然是荒谬的，但它与现代医学对强迫症的理解有契合之处，即将强迫症理解为外在于自我的东西。在强迫症的现代回忆录中，"附身"的变体也非常常见，如莉莉·贝利（Lily Bailey）在《因为我们很坏：强迫症与迷失于想法中的女孩》（*Because We Are B*

---

① Ian Osborn, *Tormenting Thoughts and Secret Rituals: The Hidden Epidemic of Obsessive-compulsive Disorder*, New York: Pantheon Books, 1998, p.213.

ad:OCD and a Girl Lostin Thought）中将强迫症拟人化为独立的生命体。

古代中国对强迫症尤其是洁癖的理解大不相同。任何强迫症状，都会被理解为人格或习惯的组成部分。"洁疾"和"洁癖"对疾病的指涉只是一种表达式，并非真的被当作疾病，至少不是具有生理基础的疾病。《辞源》对"癖"的定义是"成为习惯的嗜好"，"洁癖"的定义是"爱洁而成癖性"。[①]"嗜好"一词点出了自由意志的作用，仿佛患者拥有自主性，可控制症状发生，实际上强迫症状是由恐惧和焦虑引发的，倪瓒的故事便证明了这一点。这可能是历史上最早的行为疗法（behavioral therapy）——将患者暴露在焦虑中练习克服强迫症的案例：

> 又倪有清秘阁，人所罕到；有白马，极护惜。会母病，请葛仙翁诊视。时天雨，葛要以白马相迎。既乘马，乱行泥淖中，人马俱污。及门，先求登清秘阁。倪不敢拒。葛蹑屐而上。咳唾狼藉，古玩书籍翻覆殆遍。倪自是遂废此阁，终身不登。或云倪有仙骨，葛以此破其迂僻，冀得度世，惜乎其不悟也。[②]

行为疗法的关键在于患者自愿且治疗循序渐进。冯梦龙和这位所谓的"仙翁"是按照"嗜好""好洁成癖"的思路来理解强迫症，以为它可以招之即来、挥之即去，结果造成了敏化（sensitization）的后果，即因暴露时机不佳造成强迫症加剧。

《古今笑》中的《不洗脚》也是一则敏化的例子："阴子春身服垢污，脚常数年不洗，云：'洗辄失财败事。'妇甚恶之，曾劝令一洗。不久，值梁州之败，谓洗脚所致，大恨妇，遂终身不洗。"[③]《孙景卿、邓差》

---

① 商务印书馆编辑部编：《辞源》第3册，商务印书馆2018年版，第2844、2491页。
② （明）冯梦龙：《古今笑》，河北人民出版社1985年版，第33页。
③ （明）冯梦龙：《古今笑》，河北人民出版社1985年版，第122页。

本质上也是一则敏化叙事，主人公想改掉吝啬的习惯，结果却把命搭上了：富豪邓差是个守财奴，在被人传授了及时享乐的观念之后，便决定改常，"归至家，宰鹅自食，动筋咬骨，鲠其喉而死"[①]。如果他能活下来，很可能会变成更加顽固的守财奴。

在《古今笑》中，强迫症患者在多大程度上能为自己的行为负责，这一伦理难题在偷窃癖即"窃疾"[②]中尤为凸显。《匿金叵罗》中记录："魏神武帝宴僚属，于坐失金叵罗。窦太后令饮者皆脱帽，果在祖孝徵髻中。见者以为深耻，孝徵怡然自若。又孝徵饮司马世云家，藏铜叠三面，为厨人搜出。"[③]我们把这一轶事还原至《北齐书·祖珽传》中，作者李百药对祖珽做出了严厉的道德评价："珽性疏率，不能廉慎守道……性不羁放纵。"[④]而且还借传记中其他人物之口批评了他："文宣每见之，常呼为贼。"[⑤]很明显，李百药认为祖珽能够为自己的行为负全责。这在法理上是没问题的，即便在现代偷窃癖也不是为犯罪行为开脱的理由。但这并不意味着患者不应该得到理解与同情。强迫症谱系中的偷窃癖和其他强迫行为一样，患者并不会从中得到自由行事的快感，而是被"强迫"着去做这些事以缓解内心的焦虑和恐惧。奥斯伯恩（Ian Osborn）在其专著中记录了一位刚刑满释放的盗窃犯对医生的自陈："'这病没法控制'，他补充说，'偷窃已经成了一种生活方式。我已经尽力去克服，但无济于事。我已经成瘾了'。"[⑥]鄙视和谴责偷窃癖可能是读者的自然反应，但问题在于，鄙视和谴责不仅不能根除偷窃的发生，也无助于理

---

① （明）冯梦龙：《古今笑》，河北人民出版社1985年版，第212页。
② （明）冯梦龙：《古今笑》，河北人民出版社1985年版，第226页。
③ （明）冯梦龙：《古今笑》，河北人民出版社1985年版，第226页。
④ （明）冯梦龙：《古今笑》，河北人民出版社1985年版，第355页。
⑤ （明）冯梦龙：《古今笑》，河北人民出版社1985年版，第356页。
⑥ Ian Osborn, *Tormenting Thoughts and Secret Rituals: The Hidden Epidemic of Obsessive-compulsiveDisorder*, New York: Pantheon Books, 1998, p.206.

解偷窃癖背后的动因。

关于祖珽的故事，另外值得注意的是，在李百药对两次偷窃事件的记录中完全没有提到冯梦龙所说的"孝徵怡然自若"[1]，这极有可能是后者的虚构和夸张。这种夸张在强迫症叙事中并不罕见，如弗里德里奇指出的："人物塑造不只要有可信的强迫症状，还得加上足够的夸张，以免观众产生认同感。强迫症患者必须永远是他者，其缺点要足够大，能让我们摇着脑袋表示反对和不可思议，而不是在主人公身上看到面临相似挑战的我们。"[2]冯梦龙笔下祖珽的"怡然自若"，已然近乎非人的表现，说明他不仅有盗窃癖，而且还缺乏良心、自尊心和羞耻心。这表征着比强迫症琐屑化更大的问题：强迫症的污名化，即强迫症患者不只是可笑的人，他们还是"污点人"和"邪恶的人"[3]。

结　语

强迫症在不同历史时期和不同文化背景中有着不同的理解和呈现方式，但其稳定、明显的症状表现使回溯诊断成为可能。以《古今笑》为例进行分析，可以看到，相对欧洲对强迫症的内向描写，古代中国对强迫症的理解更外向。从幽默的角度理解和呈现强迫症不只是现代现象，中国古代也存在。幽默路径是以强迫症患者的痛苦为代价并将其他者化，这存在一定的伦理问题，需要用失能研究的批评方法予以揭示和纠正。

---

① （明）冯梦龙：《古今笑》，河北人民出版社1985年版，第226页。

② Patricia Friedrich, The Literary and Linguistic Construction of Obsessive-Compulsive Disorder, New York: Palgrave Macmillan, 2015, p.69.

③ Patricia Friedrich, The Literary and Linguistic Construction of Obsessive-Compulsive Disorder, New York: Palgrave Macmillan, 2015, p.71.

明清小说痘疹知识的民间认知模式
与通俗叙事路径

李远达

摘要： 明清小说痘疹叙事不仅对痘疹疫病的源起、症状与疗愈过程进行了细致描摹与艺术化呈现，而且其中包孕着丰富的民间痘疹知识、治痘经验与禳灾信仰。同时，小说中折射出传统社会大众面对痘疹疫病时的无助、挣扎与抗争。明清小说家以民间医学知识为蓝本对零散的痘疹文化记忆加以重构，以通俗小说特有的方式勾勒出有别于有着医书痘疹知识体系的传统社会关于痘疹疫病的民间认知模式。这种内生于明清小说文本的痘疹叙事为读者带来有别于审美愉悦的智识快感，是古人了解、接受防疫祛痘知识的一条通俗路径，也为理解古代医学与文学文本、叙事、信仰的共生互动关系提供了生动范例。

关键词： 明清小说；疫病书写；痘疹知识；民间医学

古典医学话语中的痘疹，广义上是指天花与麻疹等传染病，狭义上则专指天花。①明清小说中有大量痘疹疫病叙事，包含痘疹诊疗的相关

作者简介： 李远达，北京大学医学人文学院讲师，博士，研究方向：古代小说、叙事医学。

基金项目： 国家社会科学基金重点项目（22AZD077）。

① 张曼诚：《关于巧姐的病》，《红楼梦学刊》1985年第2期。

知识和明清社会关于痘疹的民间信仰。从文学叙事角度看，明清小说痘疹叙事是构成小说情节结构、塑造人物形象不可或缺的知识要素，具有持久的艺术魅力；从医学传播角度看，揭示了痘疹知识在民间叙述而非医学书写体系内传承所必然发生的通俗化演变。明清小说痘疹叙事是观察小说医学知识层累与医学传播通俗路径的精彩个案。

关于小说医学知识层累问题，刘勇强提出，"知识是人类认识自然和社会的成果，不仅包括庞大的知识体系，也包括悠久的知识传统，它通过各种方式记录与传播……由于中国古代小说的传统、类型及作者的知识修养与艺术追求等原因，知识更被有意识地利用，成为小说艺术世界的构成要素"[①]。医学知识在通俗小说中不可避免要经历艺术化重构，在小说文体规约、叙事传统和小说家匠心独运之下，生成了有别于真实医学知识的"伪知识"，即一种服务于小说文本的知识设定。[②]以此为视角，切入小说痘疹叙事话题，可以清晰梳理出一个从痘源信仰、痘症描摹到疗痘之术的痘症疫病民间知识系统，独立于古典医书记载之外，但有着不亚于传统医书的传播力。其经由明清小说文本的刊刻、传播，逐步进入、影响、驯服乃至颠覆传统社会对痘疹疫病的群体记忆，营造了独特的民间痘疹记忆与文化空间。更重要的是，小说作者、阅读者、传播者、接受者在参差交错、复杂多变的社会合力的作用下将民间痘疹知识体系转化为痘疹疫病的民间认知模式，事实上是创造了一条医学知识传播的通俗路径。

前人相关研究主要集中在痘疹疫情的起因、防治、政治作用及对传统社会日常生活影响等方面，尤其是对种痘技术的源流考辨较为突

---

① 刘勇强：《小说知识学：古代小说研究的一个维度》，《文艺研究》2018年第6期。

② 李萌昀：《知识如何构拟：论中国古代小说中的"伪知识"》，《文艺研究》2022年第9期。

出。①可以发现，研究具有以下特点：在研究方法上，重视史料考证，较少关注知识传播；在研究文献上，重视宫廷档案史料，较少涉及文学作品；②在研究取径上，通常将痘疹疫病作为社会政治军事的影响因素，较少关注作为生命体验的艺术呈现。基于此，本文将从文学叙事与医学传播角度聚焦痘疫，探究明清小说叙述场域中痘疹的心灵史与文化记忆价值。

一 痘源信仰：各方"痘神"与胎内"热毒"

肆虐的痘疹到底源自何方？这在明清时期是一个殊难回答却又引人遐想的话题。痘疹的源头是一个现代医学都较难回答的复杂问题，加之政治、军事、文化、民族等因素掺杂其中，痘源问题就显得更加扑朔迷离。这其中也有文学叙事的参与和擅场。

古代医学典籍中早已有"疫疠"说和"胎毒"说等对痘源的不同认识。前者认为痘疹源于外因，后者则认为发自胎毒。从宋元到明清时代，"胎毒"说都占据主导地位。晚明清初医家王肯堂、张景岳、张璐

---

① 现有研究中，讨论痘疹与政治的代表性文献有谢景芳《天花与清初史事评议》（《民族研究》1994年第6期）、杜家骥《清初天花对行政的影响及清王朝的相应措施》（《求是学刊》2004年第6期）和柳森《六世班禅与天花关系考略》（《西藏研究》2012年第6期）；痘疹病因探源方面的代表作为曹丽娟《胎毒与中医天花病因》（《医学与哲学》1995年第7期）、杨小明《"胎毒外感说"与中国古代防治天花的成就》（《中华医史杂志》1997年第4期）；人痘法与种痘事业方面，代表性研究有许鲲《清初皇室与痘疹防治》（《故宫博物院院刊》1994年第3期）、张嘉凤《清康熙皇帝采用人痘法的时间与原因试探》（《中华医史杂志》1996年第1期）、余新忠《清代江南种痘事业探论》（《清史研究》2003年第2期），以及高勇和乌云毕力格《清代天花的预防治疗及其社会影响》〔《内蒙古大学学报》（人文社会科学版）2003年第4期〕等。

② 张田生采用新史学的视角审视作为清人日常生活的天花痘疹诊治中呈现的医患权力关系，使用了不少清人文集资料。参见张田生：《天花与清人日常生活：以医家形象为视角》，《紫禁城》2013年第7期。

等人试图调和二说。张璐"痘本胎毒，根于先天，发则由于时气"的看法代表了清初医家的基本看法。①另外，清初满洲贵族在入关初期曾将痘疹之源归因于汉人。史学家谈迁笔下的满洲贵族为了"驱疹"制造的民族隔离，给北京地区的汉族人带来了血泪和苦难。②类似的还有俞正燮《癸巳类稿》中记载的"查痘章京"③，这奇怪的官职也出现在清初。

除了医学解释与政治话语之外，痘源问题还有一个不可忽视的讨论场，那便是民间观念与认知脉络中的痘疹来源。从晚明到清中叶，一系列文学作品中对痘源的描摹一定程度上代表了社会大众的看法，总的来说可分为两类：种类繁多的"痘神"和胎内的"热毒"。先来看作为痘源的各方"痘神"。

晚明小说《封神演义》中提到武王伐纣兵阻潼关，守将余化龙之子余德用五斗痘毒使西岐几十万人马感染痘疹，只有哪吒和杨戬幸免，后被伏羲氏传授仙丹治好。伏羲氏提醒杨戬："此疾名为痘疹，乃是传染之病。若少救迟，俱是死症。"④余氏父子死后被封为痘神，"掌人间之时症，主生死之修短，秉阴阳之顺逆，立造化之元神，为主痘碧霞元君之神；率领五方痘神，任尔施行"⑤。掌管痘疹的是"痘神"或"五瘟神"。与《封神演义》所述不同，《三教源流搜神大全》所载"五瘟使者"是现世于隋开皇年间的张元伯等五位瘟神，⑥而《铸鼎余闻》则认为掌管

① 邓铁涛主编：《中国防疫史》，广西科学技术出版社2006年版，第194—195页。
② （清）谈迁著，汪北平校点：《北游录·纪闻下》，中华书局1960年版，第355页。
③ （清）俞正燮撰，于石等校点：《俞正燮全集》第2册，黄山书社2005年版，第340页。
④ （明）许仲琳编：《封神演义》，人民文学出版社1973年版，第634页。
⑤ （明）许仲琳编：《封神演义》，人民文学出版社1973年版，第790页。
⑥ （明）佚名编撰，王儒童点校：《三教源流搜神大全》，中华书局2019年版，第136页。

痘病的是明代湖北黄冈的柳夫人。①清中叶袁枚的笔记小说《续子不语》卷七中讲述了明末尚书钱春幼时患痘的离奇故事，其中提到"忽闻空中大声叱曰：'谁错行钱尚书痘者？可罚二十，速另降好痘！'"②认为小儿患痘，皆是冥冥中有人下痘，而治疗的方法竟然是司命"另降好痘"。

部分小说作品和上述痘源描写有较大差异，将痘源归因于胎毒，即父母交合之时服用助性之药，小儿出生后胎带热毒，易患痘疹，这更接近于古典医学的叙述。明末伏雌教主的《醋葫芦》在讲述种子宜忌之时就曾提及"倘其交媾之时，遇着天清月朗，时日吉利，父母精血和平，水火相济，那十月满足之后，生下男女，自然目秀眉清，聪明标致，痘毒不侵，诸病不染"③。反之，则会有缺陷，易染痘毒。清代纪昀《阅微草堂笔记》也曾记载其父纪容舒借乩仙之口道出所谓的"种子方"，特意强调胎毒本源自"精血化生，中含欲火"，加上人为的助兴之药，"其蕴毒必加数倍"。因此，他认为生痘"百不一全"惨状的根源在于"不知未生之日，已伏必死之机"。④纪昀学识渊博，曾充《四库全书》总纂官，在乾嘉时期是著名的文坛领袖，他转述父亲的看法在一定程度上代表了时人对胎毒导致痘疹的认知。

以《阅微草堂笔记》这段话为参照来理解《红楼梦》中的胎毒描写，会发现其耐人寻味之处。第七回周瑞家的与宝钗交谈，宝钗透露幼年时癞头和尚曾说她"这是从胎里带来的一股热毒，幸而先天壮，还不相干；若吃寻常药，是不中用的"⑤。要想治好此症，必须吃和尚的"海

① （清）姚福均：《铸鼎余闻》，载《藏外道书》第18册，巴蜀书社1992年版，第479页。

② （清）袁枚撰，申孟、甘林校点，陆海明等译：《子不语全译》，上海古籍出版社2017年版，第1355页。

③ （明）伏雌教主：《醋葫芦》，载侯忠义主编，袁于令评改，李又文、曾良点校：《明代小说辑刊》第2辑第4册，巴蜀书社1995年版，第694页。

④ （清）纪昀：《阅微草堂笔记》，上海古籍出版社2016年版，第126页。

⑤ （清）曹雪芹著，无名氏续：《红楼梦》，人民文学出版社2008年版，第104页。

上方"。虽然小说并未言明宝钗所患何症，只说"那种病"，宝钗自述的"喘嗽"也与痘疹症状有较大差异，但作为病因的胎内热毒，却早被清代评点家关注，戚序本夹批道："'热毒'二字画出富家夫妇，图一时遗害于子女，而可不谨慎？"而甲戌本侧批则曰："凡心偶炽，是以孽火齐攻。"①

在中医学史上，对"胎毒"认识可以分为两个时期：宋金元时期，"血秽胎毒"的认识占主流；元明清时期，则以"欲火胎毒"为主。②脂砚斋的评点便将宝钗口中的"热毒"与"富家夫妇，图一时遗害于子女"，"凡心偶炽"，"孽火齐攻"等观念联系在一起。小说家如此设置，似乎为这一人物创设了"原罪"。在明清时代的普通知识中，"胎毒"是天花痘疹这类疾病的根源。我们无法证明小说此处"热毒"的笔墨与彼时横行天下的痘疹疫病的确切关系，但痘疹源于"欲火胎毒"应是明清时代较通俗的一种医学知识设定，所以才会被小说家拿来塑造人物和创设情境。

清嘉庆朝《红楼》续书《红楼复梦》同样提到了"痘神"与"痘毒"，但其写法似乎将民间的"痘神"信仰与"胎毒"的医学知识融汇于一炉。小说叙写宝玉后身梦玉投胎的金陵祝府的柏夫人病中神游地狱，遇到甄判为她讲解各司，其中有"痘神衙门"，描写得非常奇妙："大堂上坐着一位痘神，两旁站立好些鬼判。堂东一个大红桶，毫光闪闪；堂西一个大黑桶，浓烟腥秽。"痘神将红痘都赐予贫儿，而黑痘则"分与那些白胖绣衣婴儿们吃"。细味场景，在阴间人世间难以捉摸的"吉祥天花"与"败症"竟是靠痘神分派的，而且分派的原因竟然是"因财痘两神不睦，彼此相克相忌"。"越是富家，更遭痘伤者多"，这种

① （清）曹雪芹著，脂砚斋评：《红楼梦脂汇本》，岳麓书社2011年版，第84页。
② 曹丽娟：《胎毒与中医天花病因》，《医学与哲学》1995年第7期。

现象恐怕是基于幸存者偏差的一种错误观察。古人为了将观察到的现象合理化，便想象出"欲火胎毒"一类的说法，因为只有富贵之家才用得起助兴之药，进而道出冥府中痘神与财神不合，反过来照应了"有钱有势买不住子孙之命"的俗语。①明清小说关于民间痘源知识的想象如此精妙有趣，显现了医书系统中并不存在而民间可以展开羽翼驰骋翱翔的广阔想象空间。

二　痘症描摹："见喜""舌彊"与毁容

痘疹记忆在明清小说中留下了深刻的烙印，一个很重要的原因是对恐怖症状的记忆。痘疹发作的特点是起病急，进展快，症状惨烈，结局难以预料。痘症与其他瘟疫的一个重要区别是发痘如粒，民间称为"见喜"。明清小说痘症叙事篇幅较大，描写更为纡徐充盈，也更惊骇可怖。

明末《禅真后史》第六回有较为细致的痘症描摹。小说叙述瞿天民为富户商星之子诊治痘疹，痘症举凡"痘色晦滞无光，兼且鼎连脚细、血虚火盛之症"，"痘发成粒，薄有五分浆意，但是口渴发喘，啼哭不睡"。可以看到，小说没有脱出明代医家医案对痘症的描摹。小说写瞿天民因天热劝说商家将孩子移下楼来，不料孩子被狗所吓，"顷刻间痘疮倒靥，浆水干涸，痰壅发喘"②，最后死亡。清初《聊斋志异·放蝶》中太守之子被火驴惊吓，"痘儿惊陷，终夜而死"③的故事与之有相似之处，皆通过痘症表现因外部变化使病症不可救的情境。

在清中叶的小说中，《红楼梦》的痘疹描写既以医学知识为基础，

---

① （清）小和山樵著，烟照等校点：《红楼复梦》，齐鲁书社2006年版，第760—761页。

② （明）方汝浩著，欧苇点校：《禅真后史》，浙江古籍出版社1987年版，第139页。

③ （清）蒲松龄著，张友鹤辑校：《聊斋志异会校会注会评本》第3册，上海古籍出版社2011年版，第1036页。

又与小说情节紧密融合，非常具有代表性。小说第二十一回写大姐患痘，大夫诊脉说："替夫人奶奶们道喜，姐儿发热是见喜了，并非别病。"大夫强调"病虽险，却顺，倒还不妨"①。在诊疗实践中，传统医学将痘症分为顺症和逆症。医家有"顺症不药而愈，逆症服药无益"②的说法。以实例论，清中叶魏之琇在《续名医类案》卷二十七《顺症》中曾记载明代大医万密斋在治疗患痘疹青年的实践中总结了痘疹顺、逆、险的症状，提出"痘无病，不须服药"③。不经准确辩证胡乱用药，反而会使病情加重。顺、逆、险等痘疹类型的判断标准到清中叶已为较多医生所接受，这一时期，医书中也广泛使用类似的词汇描述痘疹症状。但比照医书，可以发现其矛盾之处，"顺症"是"头面不肿"，可以"不药而安"，而"险症"则是"头浮肿者"，必须用药方可痊愈，怎可虽"险"却"顺"？小说叙述中的"顺""险"代表了清中叶士人一般理解意义上的痘疹症状。在民间知识中，由于痘疹症状和后果都太过凶险，医生学会先用"顺症"安慰焦急的家属，再强调病情严重，是"险症"，要抓紧用药治疗，不要希冀"不药而安"。

清中叶《野叟曝言》的成书时间比《红楼梦》略晚。小说家夏敬渠颇通医理，他所描摹的痘症症状自然别具一番特色。在小说第十九回描摹了一场惊心动魄的"怪医方灯下撒衣惊痘出"的故事情节。小姐的痘症是"头面及上半身俱发出微微红点，因复替他解开裙裤，只见小腹腿弯臀足各处俱有点见了"④。小姐所患"闷痘"非常危急，在白又李（即主人公文素臣）的"非礼"疗法下得以发痘。这段出痘描写随着夫人烛下的视角推进，由头面及全身，是为又李洗刷冤屈、解开误解的关键描

① （清）曹雪芹撰，无名氏续：《红楼梦》，人民文学出版社2008年版，第285页。

② （清）董氏：《痘疹专门秘授》，国家图书馆藏清代刊本。

③ （清）魏之琇编，黄汉儒等点校：《续名医类案》，人民卫生出版社1997年版，第851页。

④ （清）夏敬渠撰，黄克校点：《野叟曝言》，人民文学出版社2006年版，第238页。

摹，痘出之时便是罪脱之刻。痘症描写完全服务于叙事的需要。

晚清梦花笔馆的《九尾狐》对书生郭绥之出痘描写细致，笔触依然是服务于小说情节走向，强调美少年郭绥之患天花后的丑与臭，这是此前小说所不常见的："却见皮肤之内，隐约有无数的红点，比着绿豆还大"，"绥之面上的天花尽行发出，斑斑点点，竟无一毫空缝"，"绥之三分像人，七分像鬼，非惟令人害怕，而且有一阵气味，直从帐中透出"。① 小说对痘症的叙述也紧紧围绕这一点展开。《九尾狐》中明确写到痘症患者身上的恶臭气息，《翁同龢日记》中对同治皇帝患天花的记载可参看。②

可以对读的是明清诗文中的痘疹症状。与小说描写不同，诗文中的痘症往往采用白描式手法，作家撷取患儿出痘之时的只言片语或是某个具有特定意味的行为来呈现。这种碎片化的表现手法很好地再现了抒情主体的伤痛记忆。大量叙事留白不仅不会影响读者对患痘者痛苦的感同身受，反而会将瞬间定格为永恒，更真切地突出痘症的惨烈。如乾隆二十八年（1763）癸未，京师爆发大规模痘疫。官至大学士的刘纶也因天花罹丧女之痛。他在《第六女细宝圹志》一文中描述了九岁女儿细宝从发病到离世的过程："女病初困视听，两观先离，口号召家人名殆遍，至弥留，舌彊。"③ 寥寥数语，这个可怜女孩儿的病状便被勾勒出来。罹患痘疹的小细宝，先是视觉和听觉丧失，不停号哭，直到最后舌头僵直，最终痛苦离世。刘纶用白描的手法将细宝离世的痛苦呈现出来，饱含亲情，椎心泣血。

舌头僵硬等异常情况，似乎也是痘疹患儿的常见症状。蒋士铨在

---

① （清）梦花馆主著，觉园、秦克标点：《九尾狐》，上海古籍出版社1997年版，第88页。

② 翁万戈编：《翁同龢日记》，中西书局2012年版，第1119—1123页。

③ （清）刘纶：《绳庵外集》，北京大学图书馆藏乾隆三十九年（1738）刻本。

《女孙阿宝阿鸾阿宾圹志》中也曾描述小孙女将患痘时的情景："十一月初七，宝宝身热，半夜舌出左舐不已，左目睒睒上视，随舌动。医云：'是痘将发也'。"①小儿痘疹虽类型很多，病症各异，在长期的实践中医生总结的经验逐渐成为痘疹知识。类似的症状细节，在曹锡宝、敦敏、敦诚、张宜泉等人追忆逝去亲人的诗文中也有展现。

在文学作品中，除了出痘、昏厥、舌彊等症状外，罹患痘疹还可能毁容。痘疹的幸存者或多或少会在身体尤其是面部留下痘疤，成为"麻子"。痘疤无声地揭示了患者的患病经历，给患者带来了终生的病耻感。毁容与夭折一起构成痘症后果的文学叙事图景。

痘疤毁容的描摹主要集中在清代小说中。李汝珍《镜花缘》第五十五回中若花与廉锦枫等人讨论"出痘"，廉锦枫表达了自己的忧虑："送命倒也干净。只怕出花之后，脸上留下许多花样，那才坑死人哩。"②爱美之心不止只有女性有，《九尾狐》中描写了美男郭绥之的痘疹体验不是死里逃生的欣慰，而是"懊恼欲死"的痛苦。他遭到嘲笑后对镜自视："将一个极翩翩的美少年，变成了一个奇丑的大麻子！"从美到丑，一场痘症改变了郭绥之的容貌，也改变了他的生命历程。从此，他"自惭形秽，心灰意懒"，不再去找妓女胡宝玉，而宝玉也嫌弃他丑陋，不再纠缠。③这段基于痘症变相的小说描写为郭绥之的故事画上了句号，也为主人公胡宝玉继续勾搭戏子十三旦提供了叙事动力。

相较而言，在明清诗文中，沈复的《浮生六记》是间接提到痘症变相知识的散文佳作。他描写乾隆四十五年（1780）正月，自己新婚之夜与妻子陈芸的闺房密语：夫妻合卺，"并肩夜膳"，本是温馨无比，却发

---

① （清）蒋士铨著，邵海清校，李梦生笺：《忠雅堂集校笺》第4册，上海古籍出版社1993年版，第2245页。

② （清）李汝珍：《镜花缘》，上海古籍出版社1994年版，第986页。

③ （清）梦花馆主著，觉园、秦克标点：《九尾狐》，上海古籍出版社1997年版，第90页。

现妻子不动荤腥，原来这一日是她的斋期。沈复暗中计算陈芸吃斋之日正是自己出痘之时，因而用自己脸上"光鲜无恙"为由，调侃着请陈芸开戒。[①]沈复出痘后奇迹般地没有留下明显的痘印，似乎都仰赖妻子数年如一日的善心吃斋。夫妻二人相濡以沫的深情利用反常识的痘症未变相得以委婉地展现出来。

明清小说与诗文限于文体差异，痘症的叙事重点有很大不同。小说中的痘症往往倾向于为推动情节和塑造人物服务，呈现出细腻生动的特征，叙事路径多样化，而诗文中的痘症描写则为抒情主题服务，多采用白描手法，篇幅与语言偏向简约，当然也不乏摄人心魄的力量。整体上，明清文学编织了一幅古代社会民间知识中细腻可感的痘症场景，远胜于医书医案中服务于医理叙述的片段性描述。那么，应当如何治疗痘疹呢？接下来详细分析明清小说中的疗痘药方、办法与信仰叙述。

三 疗痘之术：民间药方、惊痘方法与祈禳叙事

明清小说在表现痘疹的治疗之法上灵活多样，有的医方反过来进入社会生活，成为医书的组成部分。当然，大多数小说中的疗痘知识是混合了民间信仰的经验之谈，小说家将其写进小说，有备医疗疾之用，也是文学叙事的内在要求。

明清时期，基于痘疹频仍的社会现实，民众总结出如蒲松龄《聊斋志异·放蝶》所载的痘症不能惊吓否则就会"惊陷"[②]致人死命等民间知识。时人对痘症的宜忌有了一定的经验性认识，小说中有了一系列民间药方、惊痘方法以及祈禳叙事。这些民间痘疹知识源自医学典籍，但

---

① （清）沈复：《浮生六记》，书目文献出版社1993年版，第4页。

② （清）蒲松龄著，张友鹤辑校：《聊斋志异会校会注会评本》第3册，上海古籍出版社2011年版，第1035—1036页。

又与小说叙事紧密联系。

通俗小说《醒世姻缘传》第四十九回曾记载道士提供以小儿脐带和朱砂祛痘的药方："将娃娃断下的脐带，用新瓦两片合住，用炭火煅炼存性，减半加入上好明净朱砂，研为细末，用川芎、当归、甘草各一钱，煎为浓汁，将药末陆续调搽乳上，待小儿咽下，以尽为度。大便黄黑极臭稠屎，浑身发出红点，一生不出痘疹，即出亦至轻。"晁夫人依命照做，结果是"发了一身红点，后来小全哥生了三个痘儿"[①]。这显然是民间药方，以今天的医学知识论，缺乏合理性，却代表了明清时代较为普遍的对小儿祛痘强身的想象：脐带是胎儿与母亲的生命联系，朱砂具有"镇心安魂魄""解惊痫胎毒痘毒"之功效，[②]又是民间宗教常用的驱邪之物，因此在民间痘疹知识中二者合起来可预防痘疹。

民间痘疹知识中的常用药物还有很多，如《红楼梦》第二十一回提到的药物"桑虫猪尾"[③]。按照中医理论，桑虫有驱风之功，猪尾有除毒之效，[④]二者都是古人治疗天花痘疹的常用药物，但二者的使用必须建立在辩证施治的基础上，尤其是前者。名医张璐《本经逢原》认为："桑蠹虫……治痘疮毒盛，白陷不能起发者。用以绞汁，和白酒酿服之即起；但皮薄脚散，及泄泻畏食者服之，每致驳裂而成不救，不可不慎。"[⑤]张璐对桑蠹虫（即桑虫）的认识代表医家的看法。但即使是钟鸣鼎食的贵族之家如贾府也不可能且没必要准确区分治疗痘疹的药物，毕竟对症下药是医生的职责。前来给大姐儿看病的大夫也说只是让"预备"，真正施治还要等准确辩证之后。

① （明）西周生辑著，李国生校注：《醒世姻缘传》，中华书局2005年版，第365页。
② （清）蒋介繁：《本草择要纲目》，载《珍本医书集成》第2册，上海科学技术出版社1985年版，第101页。
③ （清）曹雪芹撰，无名氏续：《红楼梦》，人民文学出版社2008年版，第285页。
④ 张曼诚：《关于巧姐的病》，《红楼梦学刊》1985年第2期。
⑤ （清）张璐撰，刘从明校注：《本经逢原》，中医古籍出版社2017年版，第221页。

　　除此之外，明清小说中所谓的"稀痘方"也是以古典医学知识作为想象基础。《镜花缘》中提到田凤翾家藏的"稀痘奇方"："凡小儿无论男女，三岁以内，用川楝子九个；五岁以内，用十一个；十岁以内，用十五个。须择历书除日，煎汤与小儿洗浴，洗过，略以汤内湿布揩之，听其自干。每年洗十次：或于五月、六月、七月，检十个除日煎洗更好：因彼时天暖，可免受凉之患。久久洗之，永不出痘；即出痘，亦不过数粒，随出随愈。"①这位用川楝子单方治痘的"稀痘神方"不可小觑，我们可以在清代乾嘉时期名医赵学敏的《串雅》卷四②、程鹏程的《急救广生集》卷六所引《汪氏传方》③中找到类似记载。因此，它应当是小说家糅合了当时社会广泛流传的带有浓郁民间信仰色彩的稀痘偏方。小说与医典中皆提到洗浴时间需要"择历书除日"，还要选五、六、七月，足以说明这一"神方"的民间性。缺医少药的普通人能够用成本低廉的单方对抗致命的痘疹，其中也许真的存在一定比例的患儿因此减毒稀痘，在令人欣慰之时也有一丝无奈。民间的知识与智慧充实了小说叙事，小说叙事也使痘疹民间知识传播得更加广远。无怪乎清代后期出现堂而皇之将"《镜花缘》方"列入医书的例证，④这是医文互动、医文互补绝佳的注脚。

　　其他五花八门有传奇色彩的痘疹疗法也保留在明清小说中。如果说《红楼梦》中痘疹疗法是清代小说中的普遍疗法，那么夏敬渠的《野叟曝言》"怪医方灯下撒衣惊痘出"则是奇之又奇的疗法。前文简述的白

---

① （清）李汝珍：《镜花缘》，上海古籍出版社1994年版，第990页。

② （清）赵学敏著，郭华校注：《串雅内外编》，中国医药科技出版社2011年版，第70页。

③ （清）程鹏程辑，李静生等点校：《急救广生集》，中国中医药出版社2008年版，第132页。

④ （清）刘仕廉纂辑，吕凌等校注：《医学集成》，中国中医药出版社2015年版，第71页。

又李治疗任知县长女"闷痘"怪法。据考证，惊痘之法是明代名医秦昌遇、清代名医叶桂、应从周等人的故事中反复出现的叙述模式。[①]

嘉庆《松江府志》、民国《宝应县志》等方志记载了闷痘怪治之法，清代笔记小说《三异笔记》《亦复如是》等更是描写了许多细节。如署名青城子的《亦复如是》卷六"许姓子出痘"条有叶桂对派侄子强抱女子行为的解释："吾观其耳后及太阳痘纹甚现，故知将出痘。惟满面肝肾之色，其毒必深。恐出痘时毒不能达，故猝然惊之。惊则不待痘发，其毒早已起而离其原所矣。"[②]名医叶桂的这段话与《野叟曝言》中白又李的话何其相似，但白又李的说法似乎在医理的阐发上更胜一筹，他认为"急褫其衣"是因为小姐危在旦夕，用药无效，自己"扯脱"小姐"裙裤"的举动是为了使她"一身气血无不跳荡，周身毛孔无不开张"，可以解除其"迷闷之势"。[③]白又李的惊痘之法与方志、笔记小说所载源于同一种叙事模式：惊吓或激怒女性患者使其闷痘得以透发，从而救命。民间痘疹知识是惊痘叙事的根基，也是产生跌宕起伏叙事效果的核心要素。

与药方和逾越礼制的神奇疗法相比，更令人瞩目的是民间习俗。对清代民众来说，治疗痘疹的习俗远比药方更为熟悉。《红楼梦》中用四个"一面"铺叙贾府给大姐治痘疹所做的准备，[④]另外还有外面款留医生的行动。但最重要的还是凤姐与平儿都跟随王夫人"日日供奉娘娘"。大姐患痘，贾府上下"登时忙将起来"，六个步骤井井有条。蒙古王府

① 张田生：《天花与清人日常生活：以医家形象为视角》，《紫禁城》2013年第7期。
②（清）青城子：《亦复如是》，重庆出版社2000年版，第189页。
③（清）夏敬渠撰，黄克校点：《野叟曝言》，人民文学出版社2006年版，第238—239页。
④（清）曹雪芹撰，无名氏续：《红楼梦》，人民文学出版社2008年版，第285—286页。

本的侧批："写尽母氏为子之心。"① 细玩文意，小说中表达的除了王熙凤的干练与爱女情深，也展现了抵御天花的一系列祈禳风俗。

从"打扫房屋供奉痘疹娘娘"一句可以看到，清代时孩子出痘有供奉"痘疹娘娘"的习俗。《阿哥种痘档》载有乾隆二十八年（1763）春为皇十五子颙琰种痘之仪式，详细描述了"所供诸圣均与痘疹有关，即正神三尊，中为天仙娘娘，左为癍疹娘娘，右为眼光娘娘。东厢从祀者为痘儿哥哥、药王、城隍，西厢从祀者为痘儿姐姐、药圣和土地"②。阿哥种痘时，宫中供奉神灵不止"痘疹娘娘"一位，民间叫法更加五花八门。如《日下新讴》诗云："当差几痘花苗，家供娘娘十朝。鼓乐深宵送神去，揭疤贺礼馈炉烧。"其诗下注释曰："小儿出痘，名为当差，家供碧霞元君，于第十三朝四鼓时撤供，送神归庙"，"小孩的母亲则必须是'晨昏三叩首，早晚一炉香'"。③ 此处的碧霞元君，正是《封神演义》中余化龙的封号。④《红楼梦》中贾府供奉的"痘疹娘娘"应该是清代痘神的通称。

另有"传与家人忌煎炒等物"一句。据清初张宸《平圃杂记》记载，顺治皇帝患天花，曾"传谕民间：毋炒豆、毋燃灯、毋泼灰"，而民间据此"始知上疾为出痘"⑤。由此可知，在清代民间知识范畴中，"忌炒豆""燃灯"等行为就是为了避痘。关于"忌煎炒"与避痘之关系，张惠认为，"因为煎炒需豆油，而豆谐音痘，故古人忌讳，认为有豆便是不吉，故忌之"⑥。这透露出在没有特效治疗方法的清代，人们对痘疹

① （清）曹雪芹：《脂砚斋评红楼梦脂汇本》，岳麓书社2011年版，第249页。
② 王艳春：《清初皇室有关"痘疹"之礼仪风俗杂谈》，载支运亭主编：《清代皇宫礼俗》，辽宁民族出版社2003年版，第145页。
③ 常人春：《老北京的风俗》，北京燕山出版社1990年版，第249页。
④ （明）许仲琳编：《封神演义》，人民文学出版社1973年版，第790页。
⑤ （清）张宸：《平圃杂记》，载《丛书集成续编》第26册，上海书店1994年版，第447页。
⑥ 张惠：《传染病也曾威胁〈红楼梦〉中人》，《博览群书》2020年第4期。

的无能为力。

再看"打点铺盖衣服与贾琏隔房"一句。"隔房"有几分现代防控传染病隔离的意味，但主要还是因为要在大姐患痘供奉神灵期间，贾琏和王熙凤夫妻须保持距离，避免因亲热亵渎神灵。这一点弥补了现有史料的不足，是《红楼梦》为清代防疫文化记忆增补的难能可贵的一笔。

另外，还要了解"拿大红尺头与丫头亲近人等裁衣"一句。这里表现的可能是满族避痘风俗。晚清帝师翁同龢《日记》载："圣恭有天花之喜……送天喜，易花衣，以红绢悬于当胸。"①同治皇帝罹患天花后群臣换上花衣，胸挂红绢的行为显然是《红楼梦》中用大红尺头给丫鬟们裁衣的翻版，应是取红色辟邪之意。

不能忽视的还有小说中"款留医生""十二日不放家去"的举动。"十二日"的时间限定在《日下新讴》诗下注中也有提及，所谓"于第十三朝四鼓时撤供"，其实就是认为痘疹病程大约12天。关于痘疹的病程，清中叶名医徐灵胎在《医学源流论》中对"愈病有日期论"有专门的论说，他提到痘症"有一定之日期。治之而误，固有迁延生变者。若欲强之有速效，则如揠苗助长，其害有不可胜言者，乃病家医家，皆不知之"②。虽然痘症病情各异，轻重不同，不可能全部准时痊愈，但"款留医生十二日"可能已成为民间医学共识。

《红楼梦》中呈现的祛痘知识代表了清中叶普遍的痘疹治疗与祈禳认知。叙述者以这些医学知识为基础，设置了贾琏夫妇隔房这一情节，然后花开两朵，各表一枝，分别叙述王熙凤忙于为女儿祈福，而贾琏则"独寝了两夜，便十分难熬"，先是"暂将小厮们内有清俊的选来出火"，接着又与"多姑娘儿"偷腥，刻画出贾琏"只离了凤姐便要寻事"的贵

---

① 翁万戈编：《翁同龢日记》，中西书局2012年版，第1110页。

② （清）徐灵胎：《医学源流论》，载刘洋主编：《徐灵胎医学全书》，中国中医药出版社1999年版，第146页。

族公子纨绔本性。①贾琏的种种不堪放置在大姐患痘的背景下，更显得他亲情淡薄，欲心炽盛，丑态毕露。以此为对照，王熙凤的"母氏为子之心"便显得更为纯粹与可贵。小说家通过患痘场景成功塑造了痘疹疫病横行之时贾琏夫妇迥异的应变反应，进而刻画出二人不同的行事方式与性格特质。《红楼梦》堪称古代小说中难得一见的对痘疹疫情中人物行为与心态加以微观扫描的杰作，也代表了明清小说疗痘知识呈现的艺术水准与叙事路径。

综上所述，明清小说痘疹叙事囊括以下内容：一是探寻民间信仰中的痘疹原因，从通俗小说中形形色色的"痘神"到笔记小说中脱胎于医典的胎内"热毒"，既可补医学史之阙，又文学描写在痘疹知识民间传播过程中的作用给予了必要关注；二是明清小说与诗文作品谈及痘疹都难以绕过复杂多变的痘症表现。相较而言，明清诗文痘症为抒情主题服务，而小说痘症紧扣叙事走向，为情节结构与人物塑造创造了条件；三是明清小说对疗痘之术的描写十分有特色，与今天人们掌握的疫病知识不同，具有反常识的认知价值：民间药方、惊痘方法与祈禳叙事体现了民间痘疹知识通过小说文本得以传播，通过作者、阅读者、传播者、接受者生成痘疹民间认知模式，实际上开辟了明清时代传统社会痘疹疫病知识传播的通俗路径。

值得一提的是，明清小说中的痘疹记忆不是对传统社会民众染痘苦难的简单记载，而是对民间信仰与文化中的痘疹知识进行提炼、萃取、夸张与变形等艺术化呈现后的文学结晶。明清小说家，包括进行相关创作的诗文作者，虽然对疫病缺乏现代科学意义上的系统认识，与当时的医家相比，祛病知识也缺乏体系性，但他们并非被动采信民间知识与信仰资源，而是主动创设民间痘疹知识，通过叙述奇幻痘疹故事传递民间

---

① （清）曹雪芹撰，无名氏续：《红楼梦》，人民文学出版社2008年版，第286页。

痘疹经验，构建明清以来逐渐生成的痘疹疫病文化记忆闭环，为读者奉献审美愉悦的同时也带来智识快感，为中华民族共同抗疫文化心理的生成做了思想准备。

进一步说，明清小说痘疹疫病民间认知模式与通俗路径的生成个案促使我们思考：在传统社会，医学与文学在文本、叙事和信仰三个维度是否以及在何种程度上存在共生互动关系。医学与文学的关系应该是"从医学的角度来思考人文学科的问题"，"更是从人文学科的视角来考察医学现象和人体的健康状况"。[①] 从医学角度看，明清小说这类文学文本中显然较少能挖掘出对今天仍有实践价值的防疫祛病知识，即有效知识的浓度不高，然而从文学角度观察，小说叙事中对历史上发生的惨烈疫病的艺术呈现能够帮助人类总结疫病发展演进规律，使医学诊疗透出人文的光辉。郭莉萍指出："通过文学作品的研读和文学理论的学习，理解并体会生命的痛苦与快乐、人性的卑微与崇高、死亡的过程与意义。"[②] 通过明清小说痘疹叙事的个案研究可知，应当积极促进明清小说文体民间认知模式与知识传播路径的当代转化，也应该认识到明清小说乃至整个古典文学的伦理价值亟待深入挖掘。这是今日仍需探究明清小说痘症叙事的理论意义所在。

---

① 王宁：《医学人文：沟通科学与人文的桥梁》，《上海大学学报》（社会科学版）2022年第6期。

② 郭莉萍：《从"文学与医学"到"叙事医学"》，《科学文化评论》2013年第3期。

中医"情志"与林黛玉典型型塑及
当代启思

张　惠　林志秀

摘要： 林黛玉形象塑造体现了文学和医学的水乳交融，林黛玉拥有以孤傲疏离、感伤自怜为基调的人格气质，又受到境遇骤变、生活意外、人际失衡、欲求不遂等不可避免的主客观因素的影响，长期饱受劣性和异性"情志"困扰，身体疾病的发生、发展、转归也长期受控于此。"情志"不仅塑造了林黛玉忧郁、感伤的人格基调，而且也贯穿了她的整个人生，左右着她的性格和命运。明了"情志"对个体的巨大影响对当代现实生活也会有所启悟。

关键词： 情志；林黛玉；人格；疾病；《红楼梦》；以情胜情

在社会节奏加快、生存压力骤增的当今社会，因情志异常引起的情志病已成为多发病。情志病不仅可由外物对个体的影响引起或转换，也可由体内变化产生。对《红楼梦》中"体弱多病、多愁善感"的代名词——林黛玉加以探讨，不仅有助于更客观、真实地把握林黛玉言行举

作者简介： 张惠，广西大学文学院教授，博士生导师，研究方向：明清近代文学、红学、文艺学、医学人文；林志秀，香港中文大学中医学院院长，香港中文大学医学院香港中西医结合医学研究所所长，教授，研究方向：中医临床、中药药理。
基金项目： 国家社会科学基金项目（19BZW162）。

止背后的因由，亦有助于启悟现代人预防情志疾病的发生。

一　黛玉之病究由何起？

进入21世纪后，有关林黛玉形象心理学的研究可谓异彩纷呈。例如，肖君和从医学心理学的角度指出林黛玉为抑郁质气质，在此基础上又受到外界环境影响，形成了心窄—过敏—多愁善感的病态性格。消极情绪不断损害机体健康，导致黛玉夭亡。[①] 王蒙用"钟情、忌妒、多疑、纠缠、惧怕"等词来凸显林黛玉的病态。[②] 李征归纳了林黛玉"高度的情绪易感性"，从侧面佐证了从情志角度解读的意义。[③] 邱江宁从"原始焦虑"角度深入挖掘林黛玉被困扰的一系列原因，并通过她主动退缩、自我反省的消除焦虑的方式分析她的性格特质。作者注意到心理对身体健康的影响：

> 林黛玉在焦虑以及消除焦虑的过程中，她流的泪越多，她的健康和生命也就被摧残和损耗得越快。[④]

前贤的研究认识到林黛玉性格缺陷、心理病态的一面，但大多数论述往往只关注心理对身体的影响，事实上，身体的病变也会引发心理问题，身体对心理的影响不容小觑，二者常互为因果。

家喻户晓、经久不衰的《红楼梦》极具文学价值，无论在人物塑

---

① 肖君和：《试论黛玉悲剧的成因——兼论林黛玉悲剧构成的心理内涵》，《红楼梦学刊》1986年第3辑。

② 王蒙：《钗黛合一新论——兼论文学人物的评析角度》，《上海文学》1992年第2期。

③ 李征：《还泪绛珠，葬花情种——林黛玉人格浅析》，《神州文学》2011年第14期。

④ 邱江宁：《从焦虑角度比较分析潘金莲与林黛玉两个艺术形象》，《红楼梦学刊》2005年第5辑。

造还是情节设计方面都巧妙融入相当丰富堪称专业的医学内容，故问世200余年来，医学范围内的尤其西医角度的探讨不乏其人。然而，《红楼梦》最早的抄本出现在清乾隆甲戌年（1754），其时，西医尚未大规模涌入，中医在中国人的日常医疗中不可或缺。一如解读必须尽量以成书时代的礼仪规范、价值取向、人物阶级身份为考量基础，面对与当代医疗环境明显有别的文本事实，借助中医理论知识分析阐述可以更加贴合小说背景及人物特点。

段振离的《医说红楼》从中医临床角度论及林黛玉的主要疾病及用药情况，对相关疾病和药物给予了较为详细的解释。[①] 胡献国等人的《看红楼说中医》谈到黛玉多忧多思是思虑过度的表现。[②] 宋淇、陈存仁的《红楼梦人物医事考》认为黛玉没有"把许多坏的心理因素抛弃一空"，所以"身弱病多"。[③] 但总体来看，对情志的讨论基本局限于郁证一病。李姝淳直接解读了《红楼梦》人物的情志病，[④] 但将中医情志理论局限在七情五志范围内，这等于将问题简单化了。

中医理论根植于中国传统文化，很多概念发源于中国古代人文哲学。要确切认识《红楼梦》中塑造的林黛玉，需要辨析"情"与"情志"的演变。"情"早期多以"人之欲"来解释，最初也常以"志"为"情"，《左传》称"好乐喜怒哀恶"为"六志"，而后"情""志"的含义逐渐深化，《礼记》中出现"喜怒哀惧爱恶欲"，"'七情'之说已然定调，后世沿用至今"[⑤]。"情志"一词最初见于东汉诗句"荡涤放情志，

---

① 段振离：《医说红楼》，新世界出版社2003年版，第1—4页。

② 胡献国、胡爱萍、孙志海编著：《看红楼说中医》，山东画报出版社2006年版，第234页。

③ 陈存仁、宋淇：《红楼梦人物医事考》，广西师范大学出版社2006年版，第158页。

④ 李姝淳：《〈红楼梦〉人物的情志病解读》，《辽宁中医学院学报》2003年第3期。

⑤ 余国藩：《重读石头记：〈红楼梦〉里的情欲与虚构》，李奭学译，城邦文化事业股份有限公司2004年版，第112页。

何为自结束"①，取"感情志趣"之意。南宋医家陈无择在《三因极一病证方论》中归纳"喜、怒、忧、思、悲、恐、惊"，成为"七情"说，②明代张景岳在《类经》中提及"情志九气"和"情志病"，③"情志"自此明确载入中医文献并开始相合而用。迨至清代，"情"已转意为"心之动"，"志"是"情"的外显。

中医情志学认为，"情"是内心体验，主要发生在机体生理需要得到满足或因外物影响而致心动时，是主观感受到、意识到的情绪状态；"志"为"情"的外显反应，即由情绪波动导致的面部表情、语声及姿态。"情志"是有关"情绪"的心理活动。④这与美国汉学家余国藩所论证的"情志双方都同意所指乃主体性及其外现的情况"⑤相似。从医学角度切入，会发现《红楼梦》中出现的疾病，大到痘疹小月，小至风寒腹泻，虽表征不同，但共通点是都与情志相关。例如，宝玉经大惊大恐而发癫狂，凤姐因思虑多怒而生崩漏，贾瑞由于所欲不得出现遗精，香菱因恼怒怨恨肝气郁滞导致闭经等。

二　情志致病：不良情志对身体的反噬

《红楼梦》第一回虚构黛玉前世是"西方灵河岸上三生石畔"的一株"绛珠草"，诚如脂批所言，"草胎卉质，岂能胜物耶"⑥，因是草木之

---

① 隋树森编著：《古诗十九首集释》，中华书局香港分局1975年版，第18页。
② （宋）陈言（无择）:《三因极一病证方论》，人民卫生出版社1983年版，第19页。
③ （明）张介宾编著，郭洪耀等校注：《类经》，中国中医药出版社1997年版，第498—500页。
④ 乔明琦、张惠云：《中医情志学》，人民卫生出版社2009年版，第26—28页。
⑤ 余国藩：《重读石头记：〈红楼梦〉里的情欲与虚构》，李奭学译，城邦文化事业股份有限公司2004年版，第121页。
⑥ （清）曹雪芹著，脂砚斋评，邓遂夫校订：《脂砚斋重评石头记甲戌校本》，作家出版社2008年版，第116页。

体化身的"草木之人",自幼姣怯纤细,孱弱单薄,注定是先天不足之质。而且,下世为人就是要以"一生所有的眼泪"偿神瑛侍者灌溉之情,"五内便郁结着一段缠绵不尽之意"①。同时,"人性虽同,禀气不能无偏重。有得木气重者,则恻隐之心常多,而羞恶、辞逊、是非之心,为其所塞而不发"②,"孤高自许,目无下尘",黛玉确实还具有禀气上的偏颇。作者由一则看似邈远虚幻实则精心安排的前世神话,不仅勾勒出林黛玉"草胎木质"的天性与气质,而且预示了她以泪偿情、为情所困的今生。

首先,黛玉情志异常源于幼失恃怙、背井离乡、寄人篱下,所受的精神创伤化为难解哀愁深植内心。宝玉初见黛玉就察觉她眉尖若蹙,从而送字"颦颦",喻示忧苦感伤的愁绪会烙印般伴随黛玉一生。正如余国藩指出:"黛玉幼失爹娘,游丝独飏,才是她诸绪烦心、忧戚郁结、苦难不曾或离的原因。"③

其次,黛玉情志异常还源于人际关系不良。许多丫鬟远黛亲钗,宝钗进府之后,"比黛玉大得下人之心","便是那些小丫头子们,亦多喜与宝钗去顽","因此黛玉心中便有些悒郁不忿之意"。④小红在宝钗的诱导下误以为黛玉偷听了自己议论贾芸的话,立刻认准她嘴尖心细,有走漏风声的可能。黛玉与众姐妹的关系也不那么亲厚。一开始,湘云每到贾府都与黛玉同住,可是到第三十七回宝钗将湘云邀往蘅芜苑安歇,自此湘云便一直与宝钗同住。黛玉与湘云都在相处中逐渐疏远,更不消说

① (清)曹雪芹:《脂砚斋重评石头记:庚辰本》,人民文学出版社2006年版,第10页。

② (宋)朱熹:《朱子语类》卷4,载朱杰人等主编:《朱子全书》第14册,上海古籍出版社、安徽教育出版社2010年版,第205页。

③ 余国藩:《重读石头记:〈红楼梦〉里的情欲与虚构》,李奭学译,城邦文化事业股份有限公司2004年版,第318页。

④ (清)曹雪芹:《脂砚斋重评石头记:庚辰本》,人民文学出版社2006年版,第97—98页。

与他人了。小说中一再强调黛玉"本性懒与人共，原不肯多语"①，当她养病烦闷时，内心"盼个姊妹来说些闲话排遣"，但"说不得三五句话又厌烦了"，②第七十六回甚至自忖"虽有迎春惜春二人，偏又素日不大甚合"③，其与众姐妹的关系可见一斑。情志理论认为"人际关系紧张、欠协调常使人缺乏安全感、轻松感，易产生自责、愤恨、嫉妒、抑郁、焦虑等不良情志状态"④。以此为依据，便能够解释为什么黛玉虽受尽宠爱，却动辄垂泪自怜，自觉孤苦无依，发出"一年三百六十日，风刀霜剑严相逼"⑤的感慨了。

黛玉禀情而生，在对"情"孜孜不倦的追求路上备尝艰辛，不免烦恼丛生，换言之，这种对"情"的求而不得、欲求不遂，正是导致她情志异常的另一方面因素。初入贾府时黛玉年纪尚幼，却知道"步步留心，时时在意，不肯轻易多说一句话，多行一步路，惟恐被人耻笑了他去"⑥。亦懂得迅速依贾府之式将家中习惯一一改过。这表面"写黛玉自幼之心机"⑦是不错，实则挑明"黛玉平生之心思过人"⑧。试想一个人如果不够聪明敏感，是无法及时、准确洞察人情世故的。中医心身医学

---

① （清）曹雪芹：《脂砚斋重评石头记：庚辰本》，人民文学出版社2006年版，第503页。

② （清）曹雪芹：《脂砚斋重评石头记：庚辰本》，人民文学出版社2006年版，第1039页。

③ （清）曹雪芹：《脂砚斋重评石头记：庚辰本》，人民文学出版社2006年版，第1841页。

④ 何裕民主编：《中医心理学临床研究》，人民卫生出版社2010年版，第90页。

⑤ （清）曹雪芹：《脂砚斋重评石头记：庚辰本》，人民文学出版社2006年版，第624页。

⑥ （清）曹雪芹：《脂砚斋重评石头记：庚辰本》，人民文学出版社2006年版，第52页。

⑦ （清）曹雪芹著，脂砚斋评：《脂砚斋甲戌抄阅重评石头记》，沈阳出版社2005年版，第69页。

⑧ （清）曹雪芹著，脂砚斋评：《脂砚斋甲戌抄阅重评石头记》，沈阳出版社2005年版，第88页。

认为，"精神心理方面存在着个体差异"，"个体的心理特性也影响着身心健康"。①林黛玉过度敏感，多疑多虑，最终情志失常影响了健康。这一症结，张爱玲早就一语道破："黛玉太聪明了，过于敏感，自己伤身体。"②脂批也感叹："代（黛）玉一生是聪明所悮（误）。"③

具体而言，首先，对于亲情的缺失，黛玉一直未能释怀，日常有意无意总是感触良多。例如，自觉受了委屈，便马上回思"到底是客边。如今父母双亡，无依无靠"，"认真淘气，也觉没趣……一面又滚下泪珠来"。④看到大家去探望挨打的宝玉，又"想起有父母的人的好处来，早又泪珠满面"，紫鹃好心催她吃药，她倒要反问一句"只是催，我吃不吃，管你什么相干"，如此不够，更要自怜薄命胜于崔莺莺，"今日林黛玉之命薄，一并连孀母弱弟俱无"⑤，自寻烦闷。宝钗送给众姐妹土物，也唯有黛玉"反自触物伤情"，想到"父母双亡，又无兄弟，寄居亲戚家中"，"不觉的又伤起心来了"。⑥紫鹃也提醒过黛玉："遭蹋了自己身子。"⑦长此以往，本就单薄孱弱的身体怎么可能好呢？

其次，对于爱情，黛玉的敏感表现得更为强烈。金锁和金麒麟的存在，使得宝钗、湘云一度成为黛玉感情的假想敌，黛玉心中长期横亘"金玉良姻"的心结，每每患得患失。她经常忍不住伶牙俐齿讥讽，"亏

---

① 何裕民主编：《中医心理学临床研究》，人民卫生出版社2010年版，第71页。
② 张爱玲：《红楼梦魇》，皇冠出版社（香港）有限公司1992年版，第329页。
③（清）曹雪芹：《脂砚斋重评石头记：庚辰本》，人民文学出版社2006年版，第495页。
④（清）曹雪芹：《脂砚斋重评石头记：庚辰本》，人民文学出版社2006年版，第602—603页。
⑤（清）曹雪芹：《脂砚斋重评石头记：庚辰本》，人民文学出版社2006年版，第788页。
⑥（清）曹雪芹：《脂砚斋重评石头记：庚辰本》，人民文学出版社2006年版，第1597页。
⑦（清）曹雪芹：《脂砚斋重评石头记：庚辰本》，人民文学出版社2006年版，第1598页。

在那里绊住，不然早就飞了来了"①，"他在别的上还有限，惟有这些人带的东西上越发留心"②，"他不会说话，他的金麒麟会说话"③。她嫉妒宝玉"只是见了'姐姐'，就把'妹妹'忘了"④，也气恼宝玉"又拿我作情，到（倒）说我小性儿"⑤。这其中固然有宝玉"情不情"的不是，但结果却是黛玉自食苦果，难过动气，耗神伤身。

张太医对秦可卿病情的一段分析也同样适用于林黛玉："聪明特过，则不如意事常有；不如意事常有，则思虑太过。此病是忧虑伤脾，肝木特旺……"⑥黛玉思乡念亲，步步为营，以致愁肠百转，思虑悲伤，偏又情愫暗生，外加诸事不遂，百无着落，于是郁结于心，闲来无事她还喜欢作诗抚琴，常常思考过度。思本伤脾，脾为生化之源，脾弱则运化无能，气血乏源，故而不思饮食，头晕乏力。思虑过度，气结停滞不行，气机不畅，故善叹息。同时，怒伤肝，亦可导致肝气郁滞，肝失疏泄，甚至咯血。悲、忧则伤肺，肺气耗散，易发咳嗽，又肺主皮毛，常生皮肤诸疾，是以黛玉常犯"杏斑癣"。过度悲哀使心身沮丧、肺气耗散，哀叹愁苦，泪涌抽泣自不必多言，久则体弱懒言，易于伤风。过分忧愁，更使气聚而不行。清沈金鳌在《杂病源流犀烛》中即指出，"怒

---

① （清）曹雪芹：《脂砚斋重评石头记：庚辰本》，人民文学出版社2006年版，第449页。

② （清）曹雪芹：《脂砚斋重评石头记：庚辰本》，人民文学出版社2006年版，第672页。

③ （清）曹雪芹：《脂砚斋重评石头记：庚辰本》，人民文学出版社2006年版，第723页。

④ （清）曹雪芹：《脂砚斋重评石头记：庚辰本》，人民文学出版社2006年版，第654页。

⑤ （清）曹雪芹：《脂砚斋重评石头记：庚辰本》，人民文学出版社2006年版，第493页。

⑥ （清）曹雪芹：《脂砚斋重评石头记：庚辰本》，人民文学出版社2006年版，第230页。

本情之正，惟发不中节则肝胆之气横逆"①，发而为病。

情志有良劣常异之分，思虑、愤怒都属劣性情志。"社会生活事件忤其意向，个体出现了愤怒、焦虑、忧伤、恐惧等情志反应者为劣性。劣性情志反应易导致情绪障碍而促发疾病。"②而情志所谓"异"，一是持续时间太久，二是反应强度太过。黛玉复杂的病情正与她经年累月的情志不佳有关。王太医开出的黑逍遥散方也明确了这一点："六脉弦迟，素由积郁。左寸无力，心气已衰。关脉独洪，肝邪偏旺。木气不能疏达，势必上侵脾土，饮食无味；甚至胜所不胜，肺金定受其殃。气不流精，凝而为痰；血随气涌，自然咳吐。"③

三 疾病对性情的反噬

前期的林黛玉因为人格气质的先天倾向、少失怙恃的孤独、寄人篱下的压力、感情无着的恐惧等诸多原因致使自身多有劣性情志反应，身体逐渐变差，后期打开心扉后的她有了更多欢乐、喜悦的良性情志。第四十五回的"金兰契互剖金兰语"后，钗黛冰释前嫌，黛玉破除了自我孤绝。更重要的是，黛玉以为自己得到了宝玉的心，平静喜悦之下对诸事都报以友好善意。于是，"天性喜散不喜聚"的黛玉，逐渐开阔心胸，广泛接纳，几乎丢弃旧我，与之前判若两人。比如黛玉待宝琴直如亲姊妹一般，也因此得到宝琴"亲敬异常"的回报。从宝钗的话"他喜欢的比我还疼呢，那里还恼"④也不难看出黛玉不再是随意气恼的促狭小姐，

---

① 何裕民主编：《中医心理学临床研究》，人民卫生出版社2010年版，第88页。
② 何裕民主编：《中医心理学临床研究》，人民卫生出版社2010年版，第88页。
③（清）曹雪芹著，高鹗续：《程甲本红楼梦》影印本，沈阳出版社2006年版，第2301页。
④（清）曹雪芹：《脂砚斋重评石头记：庚辰本》，人民文学出版社2006年版，第1137页。

而是心境逐渐平静、和谐的贵族千金。

不良情志积郁会导致身体疾病，反过来，某些身体疾病也会导致性情大变，表现为人格改变、智力及记忆力下降、认知及注意力缺陷和情绪异常等。假如疾病严重到一定程度或者某些与情志密切相关的脏腑如肝脏发生病变，个人的情志也会发生改变且不由个人控制，所以王太医在拟黑逍遥散方时，指出林黛玉"即日间听见不干自己的事，也必要动气，且多疑多惧。不知者疑为性情乖诞，其实因肝阴亏损，心气衰耗，都是这个病在那里作怪"[1]。与此相印证的是，外面一个婆子管教外孙女，黛玉听了"竟像专骂着自己的"，委屈莫名，"肝肠崩裂，哭晕去了"，[2] 探春就问："想是听见老婆子的话，你疑了心了么？"[3] 这在旁人贴不上也犯不着的区区一件平常小事上，黛玉表现得如此失常失态，并非心窄多疑那样简单。黛玉已经成长转变，虽然本性难以全改，也断不至于小性儿到这种地步。这种情志的异常是由她当时"肝阴亏损，心气衰耗"所致。

湘云曾经告诉翠缕，"花草也是同人一样，气脉充足，长的就好"[4]。这话看似朴素，其实非常有道理。试想一个人血脉不通，必然一样会"长得不好"，这"不好"包括身体疾病的外在表征，也包含同样显之于外却容易为人忽略的情志变化。人的异常情志反应本身就是一种病态，当情志的病态波及身体，造成身体疾病，久而久之疾病就会反过来束缚情志的表达。鉴于此，回溯原文众姊妹来潇湘馆探病，黛玉心中暗想的

---

[1]（清）曹雪芹著，高鹗续：《程甲本红楼梦》影印本，沈阳出版社2006年版，第2300页。

[2]（清）曹雪芹著，高鹗续：《程甲本红楼梦》影印本，沈阳出版社2006年版，第2291页。

[3]（清）曹雪芹著，高鹗续：《程甲本红楼梦》影印本，沈阳出版社2006年版，第2293页。

[4]（清）曹雪芹：《脂砚斋重评石头记：庚辰本》，人民文学出版社2006年版，第724页。

居然是"况且我不请他们，他们还不来呢"[1]时，才能体会到此番不可理喻的心理活动亦源于其身体的变化，从而才可能更加公正、深入地解读林黛玉，而不至于凭此抹杀人物成长，误读人物性格。

《儒林外史》中最为世人熟知的范进中举，实际暗合多重情志原则。范进潦倒半生，突然高中，随即言行失常，这是情志过极而致病的案例中典型的"喜伤心"类型，心本藏神，大喜过望令心气过度耗损，以致心神涣散，功能失调，故而小说中说，"他只因欢喜狠了，痰涌上来，迷了心窍"[2]。胡屠户这时的一巴掌就是"以情胜情"——范进素来对胡屠户的惧怕为恐之一，突如其来的巴掌为恐之二，"该死的畜生！你中了什么"[3]的恐吓为恐之三，三管齐下，以恐胜喜，范进果然眼睛明亮，不疯了。在"蛇影杯弓颦卿绝粒"一回，也有同样的以情胜情事件。雪雁将宝玉定亲之事偷偷说与紫鹃，却被一腔心事的黛玉窃听到，黛玉执意自戕，被也不盖，衣也不添，饭都不吃，以泪洗面，很快肠胃日薄，疑心愈增，"恹恹一息，垂毙殆尽"[4]。残喘微延之际，听得定亲议而未成，又听见宝玉的事要亲上作亲，顿时"阴极阳生，心神顿觉清爽许多"，居然慢慢"病渐减退"[5]了。

情志异常，发不中节，一是持续过久，二是情志反应过于强烈。《灵枢·口问》篇云："大惊卒恐，则气血分离，阴阳破败，经络厥绝，脉道不通。"[6]此处黛玉听到结亲传闻，惊恐怒等劣性情志掺杂并激烈

---

① （清）曹雪芹著，高鹗续：《程甲本红楼梦》影印本，沈阳出版社2006年版，第2288页。

② （清）吴敬梓：《儒林外史》，人民文学出版社1981年版，第33页。

③ （清）吴敬梓：《儒林外史》，人民文学出版社1981年版，第34页。

④ （清）曹雪芹著，高鹗续：《程甲本红楼梦》影印本，沈阳出版社2006年版，第2476页。

⑤ （清）曹雪芹著，高鹗续：《程甲本红楼梦》影印本，沈阳出版社2006年版，第2482—2483页。

⑥ （战国）佚名：《黄帝内经灵枢》，中华书局1991年版，第167页。

爆发,所以立刻感觉 "如同将身撂在大海里一般"①,随即 "思前想后","千愁万恨",②忧怒悲思合而发之,致使疾病甚笃。黛玉先前经王太医诊断为 "素有积郁",现在越发 "满腔心事,只是说不出来"③,由于情志过激加速了疾病的进程,宿疾又反过来加重情志的反应,在情志爆发消散之后,长久的悲忧刺激存留下来,于是过度的悲忧令正气消散而生诸病,更致意冷心灰,甚至悲观厌世,所以黛玉一时之间求死心切。而此后的 "病渐减退" 就转折在喜胜悲忧的情志反应后,正是 "议而未成"④ 与 "非自己而谁"⑤ 的精神喜悦使黛玉从悲伤中解脱。

这次疾病离奇的突发与痊愈,引起了众人猜疑,尤其贾母略猜着了八九,于是她决意果断主张二玉各自的婚事,以永绝后患。所以黛玉在身体渐愈,完全没到病入膏肓的情况下,突然从傻大姐口中得知宝二爷娶宝姑娘,立即如同被一个疾雷劈得心头乱跳,这显然是再一次突如其来的强烈情志刺激。但有了不久前的经验,说话的又是个 "蠢货",黛玉故而还可暂时镇定,"略定了定神" 问个详细。待清楚原委,她 "已经听呆了"⑥,首先感受到的是惊,惊则气乱,心无所依,身无所附,不知所措,所以她在心中体验到真正的五味杂陈,"竟是油儿、酱儿、糖儿、醋儿倒在一处的一般,甜、苦、酸、咸,竟说不上什么味儿

---

① (清) 曹雪芹著,高鹗续:《程甲本红楼梦》影印本,沈阳出版社2006年版,第2472页。

② (清) 曹雪芹著,高鹗续:《程甲本红楼梦》影印本,沈阳出版社2006年版,第2472页。

③ (清) 曹雪芹著,高鹗续:《程甲本红楼梦》影印本,沈阳出版社2006年版,第2475页。

④ (清) 曹雪芹著,高鹗续:《程甲本红楼梦》影印本,沈阳出版社2006年版,第2482页。

⑤ (清) 曹雪芹著,高鹗续:《程甲本红楼梦》影印本,沈阳出版社2006年版,第2482页。

⑥ (清) 曹雪芹著,高鹗续:《程甲本红楼梦》影印本,沈阳出版社2006年版,第2647页。

来了"①。马上黛玉又感到了恐惧，由于恐则气下，是以"身子竟有千百斤重的，两只脚却像踩着棉花一般，早已软了"，惊恐交加之下，连心也"迷迷痴痴"，耳朵"也只模糊听见"。②到了宝玉处，黛玉怒气丛生，故凡事不理，只管与宝玉"对着脸傻笑"，出门时都"不用丫头们搀扶，自己却走得比往常飞快"了。③直到离潇湘馆门不远，一直凭借怒气勉强支撑的黛玉已然肝气上逆，血随气上，终于薄厥咯血，"身子往前一栽，'哇'的一声，一口血直吐出来"④，不省人事了。

待黛玉苏醒，她终于醒悟，此前的一场噩梦，阴森诡异，荒诞离奇，却是深藏自己内心深处的潜意识，是以谶语方式提早做出的预告。她已孤绝无援，万念俱灰，于是自我放弃，"焚稿断痴情"。以情胜情在无意中减缓了她灭亡的速度，却没有办法阻止她最终香消玉殒。林黛玉完成自我成长的转变后，仍然没有走出情感困境，反而在内外交困中自我沉沦，深陷其中不能自拔，最终走投无路，成全了文学中"情情"的定格。

四 以情胜情：情志治病对当代的启悟

在社会节奏加快、生存压力骤增的当下，因情志异常引起的情志病已成为多发病。以世人最为熟知的抑郁症举例，据世界卫生组织报告，典型的以情绪异常为主的抑郁症已跃居心脑血管疾病与肿瘤之前，成为

---

① （清）曹雪芹著，高鹗续：《程甲本红楼梦》影印本，沈阳出版社2006年版，第2648页。

② （清）曹雪芹著，高鹗续：《程甲本红楼梦》影印本，沈阳出版社2006年版，第2648—2649页。

③ （清）曹雪芹著，高鹗续：《程甲本红楼梦》影印本，沈阳出版社2006年版，第2652页。

④ （清）曹雪芹著，高鹗续：《程甲本红楼梦》影印本，沈阳出版社2006年版，第2652页。

全球第一大疾病。国内研究报告也显示，抑郁症及心身疾病的发病率逐年上升。[1] 显然并不只有郁证才属于情志疾病，情志问题广泛渗透于各种病变之中，如有研究表明，导致胃脘痛的首要因素是恼怒，与肝有关的证型在胃脘痛的常见证型中占90.88%。[2] 中医理论认为，情志不遂，气郁化火，可致肝失疏泄，肝气犯胃则胃脘胀痛。

《红楼梦》中，黛玉在回答"如何不急为疗治"这个问题时还原了"癞头和尚"的话："若要好时，除非从此以后总不许见哭声，除父母之外，凡有外姓亲友之人，一概不见，方可平安了此一世。"[3] 多方延医配药，皆不见效，这表明非得以出家的方式才可化解黛玉的疾病，出家等同于了却情缘，通过斩断情根来治疗的先天不足显然并非身体之疾，而是内心之情。据此可以推测，黛玉的先天不足在身体上表现为气血衰弱，正气不足，其内在根由却应归于情志，她非不能而是不愿逃脱疾病早夭的命运，她清醒着沉沦于愁海情天。世人在感叹黛玉痴情的同时，并没有潇洒跳脱尘网，这正如黛玉的父母的"固是不从"。对普通人来说，贪恋红尘或尘缘难了本无可厚非，出世也决非绝对意义上简单可行的解决之道。所以，在不得不承认感情的精神困境是人类永恒困境的同时，我们不得不思考面对它时究竟该如何自处。

《红楼梦》给出的解答中最贴合实际的莫过于"以情胜情"。尽管在实际应用中，因为病情的复杂性，情志相胜疗法很多时候或许无法达到文学作品中描述的神乎其神的地步，但是这种以情胜情的思想有很大的启迪意义。劣性情志剧烈或长期的刺激会导致一系列身体状况的出现，但只要及时调整，便可釜底抽薪，出现的症状也将随之不药而愈。反

---

[1] 乔明琦、张惠云：《中医情志学》，人民卫生出版社2009年版，第3页。

[2] 何文彬：《〈内经〉情志致病理论及对后世的影响》，《浙江中医学院学报》2000年第5期。

[3]（清）曹雪芹：《脂砚斋重评石头记：庚辰本》，人民文学出版社2006年版，第55页。

之，如果对情志问题丝毫不关心，则很有可能错过最佳治疗时机，导致疾病缠绵不愈。聚焦于此，这部伟大的古典文学作品的意义原来远不止于文学范畴。

林黛玉拥有以孤傲疏离、感伤自怜为基调的人格气质，又受到境遇骤变、生活意外、人际失衡、欲求不遂等不可避免的主客观因素影响，长期饱受劣性和异性情志的困扰，身体疾病的发生、发展、转归也长期受控于此。然而，作为一个跃然纸上的人物，如同真实存在般，林黛玉一路成长，在这样的转变过程中，她的情志问题也因心境的改变出现过若干转向，甚至呈现过峰回路转的趋势。可惜，以情胜情也没能治愈她，当身体疾病严重到一定程度时，我们清晰地看到疾病对情志的反操纵。在有情人生的苦海中，林黛玉终因生无可恋而选择自戕，义无反顾为情而亡。

选择以"情志"的眼光去看待林黛玉，正是因为情志不仅塑造了她忧郁、感伤的人格基调，也贯穿了她整个人生，更左右着她的命运。《红楼梦》所体现的不可低估的医学性，丰富了小说的人物形象和故事情节，平添了真实，以情为本的文学性则强化了人物的个性。这种文学和医学的水乳交融，是《红楼梦》魅力长存的原因之一，也使林黛玉这样基于复杂的人性真实写就的古典文学人物拥有了强大的生命力，对当代现实生活也有所启悟。

出土医学文献数术文化研究述要

谷建军

摘要： 数术是古代社会生活与医事活动的一项重要内容，其中蕴含了丰富的哲学文化思想，反映了古人认识自然、认识生命的基本规律。数术深入参与了早期中医学理论体系建构，对中医理论和实践起到积极作用。按《汉书·艺文志·数术略》，出土简帛的数术文献可分为天文、历谱、五行、蓍龟、杂占、形法六类。医学简帛记录的数术文献，概要则可分为导引行气、服食、房中、巫术与祝由、相术等类。导引行气、服食、房中属于早期养生学范畴。祝由祈禳等内容在医学简帛中记载极为丰富，表明我国古代浓厚的鬼神致病观念。相术包括相脉、相人、相色、相目、相病以及决死生术等，与望闻问切四诊皆有密切联系，是中医诊断学的早期起源样态。出土简帛中的医学数术，上承先秦数术之学，下及早期医学传世经典，体现了文化的传承性。不同领域的学者在各自的角度作了很多研究工作，但从医学数术的视角出发，对这一领域的系统研究尚显不足。出土医学简帛的数术文献极为丰富，有很高学术价值，对这些文献进行系统整理，深入研究，对深化出土医学文献研究，深化数术文献研究均有重要意义。

作者简介： 谷建军，北京中医药大学中医学院教授，博士生导师，研究方向：藏象学术史、中医哲学思想史。
基金项目： 国家社科基金冷门绝学研究专项（22VJXG041）。

关键词： 出土医学简帛；数术之学；文化起源；先秦两汉

自20世纪以来，医学简帛文献不断出土，真实地再现了当时的医学文化面貌，为先秦两汉时期医学起源研究提供了丰富资料，具有极高的学术价值。数术是古代社会生活与医事活动的一项重要内容，虽然带有一定神秘色彩，但其中蕴含了丰富的哲学文化思想，反映了古人认识自然、认识生命的基本规律。秦汉出土医学简帛中含有众多数术文献，其中的数术思想大多与先秦诸子关系密切，尤其较多体现了先秦道家、阴阳家的哲学观，"中国哲学的天人合一的主要沟通工具就是术数"[①]。出土医学简帛与中医传世四大经典同时或更早，这些内容融入早期中医学理论体系建构，对中医理论和实践均起到积极作用。与中华传统数术相较，医学数术含有鲜明的医学特征，形成了独特的医学数术知识体系，具有极为重要的研究价值，阐明数术中的"道"，对揭示医学简帛的"道"、中医理论的"道"，都有重要意义，并有助于促进数术思想史研究，丰富中国哲学史、社会文化史。

一 数术之学对中医学的作用与价值

数术，又称术数，是与天地自然有关的古代知识体系，包括天文历算、物候之学、占卜之术等，在中国古代是一种专门之学。古代中医学隶属方技的范畴，李零先生指出，数术之学是研究"天道"的学问，方技之学则是研究"生命"的学问，"它们都有自己的学术传统、知识体系和概念术语"，在中国近代化的过程中，这些学术传统和相关知识

---

① 何丽野：《论术数对中国古代哲学的影响》，载刘大钧：《百年易学菁华集成——〈周易〉与术数》，上海科学技术文献出版社2010年版，第101—106页。

多被淘汰、替换，"唯一得以幸存的只有中医。"① 中医经典《黄帝内经》中有一句名言："法于阴阳，和于术数。"② 此为"知道者"，可见数术本是医学之道的重要组成部分。梁健康、张其成《出土简帛医书养生思想渊源探析》③ 一文指出，简帛医书养生思想融入贵生、天人同构、阴阳、精气等哲学观念，形成了完整的理论构建，和诸子百家是同源异流、相互影响的关系，医学与诸子百家拥有共同的天人一体的宇宙观和身体观，天人遵循共同的运行规律。医学是独立发展的另一条思想脉络，有其自身的流变轨迹和思想内涵。古代中医学是数术与方技的统一，并一直在历史演变中传承至今。秦汉出土文献中，与数术、方技有关的简帛数量众多，体现了鲜明的时代特色。

《汉书·艺文志》对西汉皇家藏书的分类，有六艺、诸子、诗赋、兵书、数术、方技六类，数术和方技皆为六略之一，表明了二者学术地位的重要性。按《汉书·艺文志》的《数术略》，数术之学又可分为天文、历谱、五行、蓍龟、杂占、形法六个小类，共收录数术类著作书目约109种，合计2550卷。④ 天文，指根据天象变化占断人事吉凶的一种数术方法，相当于天文学与星占学。《汉书·艺文志》说："天文者，序二十八宿，步五星日月，以纪吉凶之象，圣王所以参政也。"⑤ 历谱，主要指历法、算术和年谱之类的书籍，《艺文志》说："历谱者，序四时之位，正分至之节，会日月五星之辰，以考寒暑杀生之实。故圣王必正历数，以定三统服色之制，又以探知五星日月之会。凶厄之患，吉隆之

---

① 李零：《中国方术正考》，中华书局2006年版，第15页。

②（唐）王冰：《重广补注黄帝内经素问》，中医古籍出版社2015年版，第2页。

③ 梁健康、张其成：《出土简帛医书养生思想渊源探析》，《中医杂志》2019年第17期。

④ 按：《数术略》原文记为"凡数术百九十家，二千五百二十八卷"，本文书目和卷数按朱一新、姚明辉统计为准。参见张舜徽：《汉书艺文志通释》，湖北教育出版社1990年版，第288页。

⑤ 张舜徽：《汉书艺文志通释》，湖北教育出版社1990年版，第261页。

喜，其术皆出焉。"①如广为熟知的《颛顼历》即属于历谱类。五行，指依据五行之序、五星之变，选择时日吉凶的方法，也与律历有关。《艺文志》说："五行者，五常之刑（形）气也。《书》云：初一曰五行，次二曰羞用五事。言进用五事以顺五行也。貌、言、视、听、思、心失，而五行之序乱，五星之变作，皆出于律历之数而分为一者也。"②蓍龟即卜筮，以蓍草与龟甲占卜凶吉，包括龟卜和筮占。《艺文志》说："蓍龟者，圣人之所用也。《书》曰：女则有大疑，谋及卜筮。"张舜徽先生按语说："古代最重卜筮。卜用龟，筮用蓍。所以决疑惑、问吉凶也。"③《周易》为蓍龟类，《易·系辞上》云："探赜索隐，钩深致远，以定天下之吉凶，成天下之亹亹者，莫大乎蓍龟。"④《史记·龟策列传》亦云："王者决定诸疑，参以卜筮，断以蓍龟，不易之道也。"⑤杂占指蓍龟以外的占卜术，用以"纪百事之象，候善恶之征"⑥，如占梦、望气、六壬、遁甲等占法均属于杂占，以及驱鬼祈福的厌劾术、祈禳术，与农牧业有关的候岁术等。形法主要指堪舆、相术等，包括相地、相宅、相人、相物："大举九州之势，以立城郭室舍，形人及六畜骨法之度数，器物之形容，以求其声气贵贱吉凶"⑦。《山海经》则为形法类。

《数术略》所记载的数术之学，涵盖了天文历法、地理、气象、农林牧业等多个门类，其内容广泛庞杂，集科学、迷信、宗教于一体，"是一套广为流行且具有实际功效的技术和观念"，反映了"西汉及其以前

① 张舜徽：《汉书艺文志通释》，湖北教育出版社1990年版，第266页。
② 张舜徽：《汉书艺文志通释》，湖北教育出版社1990年版，第273页。
③ 张舜徽：《汉书艺文志通释》，湖北教育出版社1990年版，第274、277页。
④ （魏）王弼注，（唐）孔颖达疏，李学勤主编：《周易正义》，北京大学出版社1999年版，第289—290页。
⑤ 梁勇编著：《史记》，吉林人民出版社1996年版，第1666页。
⑥ 张舜徽：《汉书艺文志通释》，湖北教育出版社1990年版，第282页。
⑦ 张舜徽：《汉书艺文志通释》，湖北教育出版社1990年版，第287页。

人的知识体系"。①中医所论数术，与《汉书·艺文志》所述不完全相同，主要指修养之法则，还涉及导引按跷、养生保健等内容。如王冰称数术为"保生之大伦""修养者必谨先之"②；张景岳说数术为修身养性之法；马莳亦云数术为修养之法则，将呼吸按跷、七损八益、养生之道都归属于数术的范畴："术数所该甚广，如呼吸按跻（蹻），及《四气调神大论》养生、养长、养收、养藏之道，《生气通天论》阴平阳秘，《阴阳应象大论》七损八益，《灵枢·本神篇》长生久视，本篇下文饮食起居之类。"③日本医学家森立之则将药方、养生、衣服、饮食、男女等皆称为数术："仲景治疫分六病及药方，有味数、两数、水数、煮服数，皆是数也。养生、衣服、饮食、男女之法，皆固有数。"④故而本文为中医所论数术附加了医学特征，称为医学数术，可以表述为："与天地自然、人体生命有关的古代知识体系。"关于数术的本质，《四库全书总目》说："术数之兴，多在秦汉以后。要其旨不出乎阴阳五行、生克制化。"⑤可见阴阳五行是数术的理论基础，这与中医基本理论是完全一致的。

历代以来，数术一直是中医理论的主要内容，并在历史演变中代代传承，著名古文字学家、诸子学家顾实先生说："此明数术之学，出于古史，则今之江湖医卜星相之流，皆其苗裔也。"⑥秦汉时期是中医理论体系奠基时期，数术全面参与了以《黄帝内经》为代表的中医理论建构，除阴阳五行外，五运六气学说以及九宫八风均为数术的内容，其中还记载了四象人、五行人等相人、相病术，通过梦境推断疾病的占梦术

---

① 刘乐贤：《简帛数术文献探论》（增订版），中国人民大学出版社2012年版，第2页。

②（唐）王冰：《重广补注黄帝内经素问》，中医古籍出版社2015年版，第2页。

③（明）马莳著，田代华主校：《黄帝内经素问注证发微》，人民卫生出版社1998年版，第4页。

④ 王育林、翟双庆：《黄帝内经素问纂义》，学苑出版社2018年版，第12—13页。

⑤ 周云青：《四库全书提要叙》，文明书局1927年版，第76页。

⑥ 张舜徽：《汉书艺文志通释》，湖北教育出版社1990年版，第288页。

等。王洪弘的博士论文《〈黄帝内经〉术数思想研究》，系统考察了与数字有关的《内经》数术思想，提出其主要来源于秦汉之际的天文实践活动，涉及天文、历法、式盘、授时法、算术等多方面知识。①

二 出土数术简帛文献概要

关于数术的分类，因其内容庞大驳杂，学者的分类方式各有出发点。如李零《中国方术正考》分数术为占卜、式、日书，方技包括炼丹、服食、辟谷、导引行气、祝由、房中；其主编的《中国方术概观》，则分为占星、卜筮、式法、选择、相术、星命、杂术、服食、导引行气、房中13大类，其中前7种属于数术，后3类属于方技。刘永明《增补四库未收术数类大全》，有数法、占候、六壬、易占、命相、堪舆、遁甲、杂占、杂术、阴阳五行等。郑同《四库全书术数初集》，又按星学、堪舆、命相、六壬、遁甲、式等分类。关于出土简帛的数术分类，刘钊《出土简帛的分类及其在历史文献学上的意义》一文，提出将出土简帛纳入当时的图书分类中，"这样才能站在当时的立场了解和分析图书的性质和内容。"②故依《汉书·艺文志》，分为六艺、诸子、诗赋、兵书、数术、方技等，医学简帛皆归为方技类。

出土简帛的数术文献，刘乐贤亦依据《汉书·艺文志·数术略》的分类作了梳理。其中，天文类出土简帛有马王堆帛书《五星占》《天文气象杂占》《星占书》、银雀山汉简《占书》、阜阳汉简《五星》《星占》等。马王堆帛书《五星占》主要依据五星的运行，从天象占测用兵吉凶；《天

---

① 王洪弘：《〈黄帝内经〉术数思想研究》，博士学位论文，北京中医药大学，2017年。

② 刘钊：《出土简帛的分类及其在历史文献学上的意义》，《厦门大学学报》(哲学社会科学版) 2003年第6期。

文气象杂占》主要记载日月占、彗星占和云气占;《星占书》则涉及日月占、风雨雷占、云气占和星宿分野。历谱类简帛,有关历法的有阜阳汉简《天历》《汉初朔闰表》,年谱有阜阳汉简《年表》,算术有张家山汉简《算数书》和阜阳汉简《算术书》等。五行类简帛主要包括《日书》《刑德》。《日书》是战国秦汉时期最为流行的一类数术读物,各类简帛的有关写本也比较多,如九店楚简、放马滩秦简、王家台秦简、睡虎地秦简、周家台秦简、孔家坡汉简、阜阳汉简等均有《日书》。其中睡虎地秦简《日书》的内容较为丰富,包括有"建除"(根据天象占测人事吉凶祸福)、"丛辰"(以阴阳五行配合岁月日时以附会人事),以及"相宅""诘咎"(有关驱鬼的法术)等。睡虎地秦简《日书》是最受学术界关注和重视的一种数术文献,对秦汉时期社会文化研究有很大价值。《刑德》类简帛主要有马王堆帛书《刑德》、阜阳汉简《刑德》,前者多论及军事占测,后者则涉及刑、皇德,以及青龙、白虎等神祇的运行规则。

著龟类简帛,主要有阜阳汉简《周易》和王家台秦简《归藏》。前者与传世本《周易》有很多相同之处,但同时也存在不少差异,有卜病者、卜系者、卜居官等卜辞;后者被证实为传本《归藏》的古抄本。杂占类简帛,记录厌劾术的,有马王堆帛书《避兵图》,祈禳术的有楚卜筮祭祷简、胡场汉简、东汉序宁简等,其余如占梦、占嚏、占耳鸣等杂占术,多散在各类简帛文献之中。形法类简帛,有关相宅、相地的内容多记载于《日书》等文献中;相刀剑的,有居延汉简《相宝剑刀》;马王堆帛书《木人占》中有关于相人术的内容;相六畜的文献比较丰富,有马王堆帛书《相马经》、银雀山汉简《相狗方》、阜阳汉简《相狗》等。

三 出土医学简帛记载的数术内容

出土文献中与医学有关的数术内容,一部分分散记载于前述数术类简帛中，如放马滩秦简《日书》记载了有关医学数术的阴阳五行、生育预测、十二律占病、禹步与音律治病等内容①，主要部分则收载于出土医学简帛中。医学简帛记录了丰富的数术文献，广泛体现在医学理论、疾病阐释、预测、治疗、预防、养生等医事活动的方方面面，形成了有自身特征的知识体系，呈现了鲜明的医学色彩。医学数术，主要指用于医事活动的数术内容，按《汉书·艺文志》，方技是与数术并列存在的一个学术门类，故很难用《汉志》的分类法规范医学数术。参考前述学者对术数的各种分类，结合医学简帛术数的特点，本文对简帛医学数术，概要分为导引行气、服食、房中、巫术与祝由、相术等几个大类。

（一）导引行气与服食

有关养生的医学简帛比较丰富，涵盖了导引行气、服食、房中等内容，《汉志·方技略》列有医经、经方、房中、神仙四个门类，其中房中、神仙皆与医学有关。李零说房中属于养生术一类，服食、行气、导引等术皆与求仙有关，应归类于神仙，"中国古代的方技是医药养生和神仙家说杂糅不分的体系"，最初二者是"紧密地结合在一起"。②故本文将出土医学简帛涉及的导引行气、服食、房中等内容皆置于养生学范畴进行讨论，这些内容主要集中于马王堆汉墓帛书中，如《却谷食气》《导引图》《十问》《养生方》，以及张家山汉简《引书》、阜阳汉简《万物》等。《却谷食气》是一部充满道家思想的养生学著作，却谷指辟谷，不吃五谷杂粮，而服用其他药食等物替代；食气是一种呼吸吐纳的导引行气方法。书中记载了辟谷的方法，可以食用石韦，配合吹呴呼吸的吐纳方法："去（却）穀者食石韋""食氣者爲呴（呴）炊（吹）"。③石韦是

---

① 张炜：《放马滩日书涉医简研究》，《中医文献杂志》2016年第2期。
② 李零：《中国方术正考》，中华书局2006年版，第238页。
③ 周祖亮、方懿林：《简帛医药文献校释》，学苑出版社2014年版，第183页。

一种草药，按《神农本草经》《名医别录》的记载，可以利小便，安五脏，益精气。这种导引术在不同季节、时间、环境下都有相应的要求，如春应避开浊阳的邪气，夏避酷暑热风，秋冬则避开风寒霜雾等。《十问》谈到了有关服食和呼吸吐纳的方法和要求，如服食柏实（柏子仁）、走兽泉英（牛羊乳汁）、雀卵、雄鸡等，可使肌肤润泽，返老还壮；食气导引，呼吸吐纳，需顺应天地规律，身体力行。《导引图》是一幅彩绘的导引图式帛书，共描摹了44幅导引动作，如"螳狼（螂）""鹞北（背）"，是模仿螳螂、鹞鹰动作的导引术式；"引癩""引聋"，则为治疗癩疝、聋病的术式。张家山汉简《引书》阐述了一年四季的养生之道，包括起居、饮食、服食、导引行气等，并记载了57种导引术式，其中部分内容与《导引图》相同或相近。

阜阳汉简《万物》主要介绍各种药物的药性、疗效、采药方法，和一些神仙服食的内容，还讨论了一些物理现象和自然现象，是一部早期"本草、方术书"。[①]简文涉及服食的药物，有能令人疾行的，有乌喙、蜘蛛，"服乌喙百日，令人善趋也"[②]，服用乌喙百日，可以使人善于行走。乌喙，一般认为是乌头，有大毒，是治疗风湿关节病的主药，《万物》记载乌喙可令人和马善走。马王堆帛书《养生方》中的《走》《疾行》2篇，记载了10首可令人疾行的方剂，其中有4首以乌喙为主药。如一方以蜚蠊（蟑螂）、防葵、石韦、桔梗、紫葳各一小束，乌喙三颗，白臘蛇（白花蛇）三四寸，枣膏糊丸，走五十里服一丸，可行七百里。[③]《万物》的服食药物还有可明目、轻身、登高的，如牛胆；使人善潜水、游泳的，如马胭（马喉管）、菖蒲等。

李零结合《神农本草经》《淮南子》、葛洪《抱朴子》，讨论了服食

---

① 胡平生、韩自强：《万物略说》，《文物》1988年第4期。
② 周祖亮、方懿林：《简帛医药文献校释》，学苑出版社2014年版，第401页。
③ 周祖亮、方懿林：《简帛医药文献校释》，学苑出版社2014年版，第238页。

的文化内涵，在道教修仙中的作用，和与医学的关系，对《万物》的服食药物作了梳理，归纳出了疾行善趋类、明目登高类、潜水行水类、避蛊类、悬镜类、控制寒热类等六个类别，讨论了《养生方》的疾行方，以及辟谷食气的药物和方法。[①] 关于导引简帛的研究，多从体育、养生功法角度进行讨论。李零对《导引图》与《引书》的导引术式作了详细说明，提出导引是将呼吸吐纳和形体运动相结合的一种养形练气之术。李零将《导引图》的术式按题名分为禽戏和除病二类，《引书》则分为下肢运动、头颈运动、腰背和上肢运动三类；同时讨论了《引书》的四时起居之宜，所除之病，和适应寒暑之道的方法。[②] 论文如于兵《论〈导引图〉内涵及与〈引书〉、导引俑的关联》，讨论了图中秉承的"与天同序""与天同德"的生命观和重人贵生的思想，动以养生、静以养生相结合的特色，提出《导引图》与《引书》及导引俑共同建构了墓葬的象征意蕴。[③] 其他有陈剑《从马王堆〈导引图〉看中国传统体育与艺术精神》[④]、刘远航《从"导引图"论古代运动医学》[⑤]、王震、邱丕相、李志明《从导引图与养生功法的流变探研中国健身气功的本质特征》[⑥]，杨舒婷的硕士论文《马王堆帛画〈导引图〉与张家山汉简〈引书〉导引术式对比研究》[⑦] 等。

一些简帛养生论文综合讨论了有关内容。如张其成、梁健康《简帛

① 李零：《中国方术正考》，中华书局2006年版，第238—280页。
② 李零：《中国方术正考》，中华书局2006年版，第281—290页。
③ 于兵：《论〈导引图〉内涵及与〈引书〉、导引俑的关联》，《求索》2013年第8期。
④ 陈剑：《从马王堆〈导引图〉看中国传统体育与艺术精神》，《南京艺术学院学报》（美术与设计版）2008年第4期。
⑤ 刘远航：《从"导引图"论古代运动医学》，《体育文化导刊》2006年第9期。
⑥ 王震、邱丕相、李志明：《从导引图与养生功法的流变探研中国健身气功的本质特征》，《体育科学》2005年第7期。
⑦ 杨舒婷：《马王堆帛画〈导引图〉与张家山汉简〈引书〉导引术式对比研究》，硕士学位论文，中国中医科学院，2022年。

医书养生方法中的哲学思想探析》，提出简帛医书中的养生方法多内外兼修，采用服食、行气、睡眠结合的方法，以治气抟精为核心，以接阴食气为主要手段，辅助服用动植物食材，分析了养生方法背后的哲学思想，是以天人合一、取象比类为底色。[①]梁健康的博士论文《身体观视角下的简帛医书养生思想和方法研究》整理了简帛医书中的养生方法，涉及导引、行气、服食、房中、睡眠和巫术祝由，以身体观为研究视角，总结了简帛医书的养生模型，是基于阴阳的天地认识和身体认识，秉持治身为先的价值选择，以养精为核心、治气为手段、寿长为目的、通神明为理想。具体的养生修炼路径则是治气——抟精——神明，养生都要"与天地求"。论文将简帛医书与古希腊医书的养生内容对照，二者在哲学基础、对身体的认识和人与自然的关系等方面有着明显的共通之处，但二者的思维方式、对待哲学与医学的关系等又大相径庭。[②]

（二）房中

有关房中养生的著作，马王堆汉墓帛书共有5种，分别是《十问》《合阴阳》《天下至道谈》和《养生方》《杂疗方》，占全部15种帛医书的1/3，可见这类养生方法在彼时占有较为重要的地位。前三种主要记载房中术，如《天下至道谈》论述了七损八益、五音八观等性保健、性科学问题，并视之为养生的最高境界："善用八益，去七孙（损），耳目葱（聪）明，身膲（体）轻利，阴氣益强，延年益壽，居处（處）樂长。"[③] "凡能此道者，命曰天士。"[④]《养生方》和《杂疗方》主要收录了

---

① 张其成、梁健康：《简帛医书养生方法中的哲学思想探析》，《南京中医药大学学报》（社会科学版）2021年第1期。
② 梁健康：《身体观视角下的简帛医书养生思想和方法研究》，博士学位论文，北京中医药大学，2019年。
③ 周祖亮、方懿林：《简帛医药文献校释》，学苑出版社2014年版，第332页。
④ 周祖亮、方懿林：《简帛医药文献校释》，学苑出版社2014年版，第338页。

养生延年、房中补益的方药和技法。这些著作是"研究性生理和性心理的专著，是目前世界上研究性医学的最早专科文献。"①

李零《中国方术正考》第七章《马王堆房中书研究》②，专门讨论了马王堆房中书，涉及"古房中书的著录和遗存""马王堆房中书的基本内容""马王堆房中书的术语系统""与《房内》引文和《素女妙论》的比较"，以及"房中术与中国古代文化"五个部分。《古房中书的著录和遗存》系统梳理了史籍可考的隋唐前房中著作，有《汉志·方技略》8种，《抱朴子·遐览》8种，《隋志》11种，《日本国见在书目》2种，《旧唐志》2种，《新唐志》3种，合计34种；并介绍了在房中书整理方面的著名学者叶德辉、高罗佩的有关成果。《马王堆房中书的基本内容》简要介绍了几种房中书的整理过程和主要内容，对周世容先生的早期释文和马王堆帛书整理小组的晚期释文作了评价。《马王堆房中书的术语系统》归纳并解释了关于生殖器、与交合有关的各种术语。《与〈房内〉引文和〈素女妙论〉的比较》，归纳总结了现存隋唐以前的房中书的术语系统，如《素女经》《玄女经》《彭祖经》《玉房秘诀》《玉房指要》《洞玄子》和《素女妙论》等，提出这些著作与马王堆房中书保持了术语和体系上的延续性。《房中术与中国古代文化》提出马王堆房中书是世界上年代最早的房中书，已经具备相当完备的体系，与中国古代文化息息相关。马王堆房中书包含三个基本层次，即合天道、养性命，以及和合夫妇、延续子嗣，并以道教历史发展为例，说明房中术对中国古代文化的综合影响。王化平《马王堆汉墓房中书的儒家因素》一文，将马王堆房中书与《素女经》《玄女经》《彭祖经》等早期传世房中书作了对比，发现马王堆房中书极少出现女性对话者，更强调房事对于夫妻双方

① 周祖亮、方懿林：《简帛医药文献校释》，学苑出版社2014年版，第5页。
② 李零：《中国方术正考》，中华书局2006年版，第302—342页。

的益处，并将房事和谐与家庭伦理和政治相联系，表现出了一些儒家思想的特点。传世文献房中书则受道教影响很大，视房中术为成仙之道，记载的内容也越发趋向于夸张与荒诞。①

（三）巫术与祝由

我国古代先民曾长期持有浓厚的鬼神致疾观念，如殷墟出土的甲骨卜辞中多见先祖、先妣、死去的父辈、先臣，以及上帝、神灵等致病的记载，睡虎地秦墓竹简《日书》甲种《诘咎》篇提到的就有棘鬼、阳鬼、饮鬼、不辜鬼、粲迟之鬼、疠鬼等多种致病鬼怪。②马王堆汉墓帛书《五十二病方》中提到了狐、漆王、魃等鬼怪，魃是一种可使小儿生病的疫鬼。故而医学简帛有关祝由祈禳的内容也较为丰富，在《汉书·艺文志·数术略》中应归类于杂占，这类著作有马王堆汉墓帛书《杂禁方》《五十二病方》，周家台秦简《病方》等。《杂禁方》讨论了用符咒方法消除夫妻不和、婆媳相斗，治疗婴儿啼哭、多噩梦等内容；《五十二病方》则记录了多种咒禁祝由疗法，用于禳除蛇虫咬伤、痈疽、漆疮等各种疾病。如治疗赘疣的祝由法，令患者抱着稻草，让人向他喊话："你为何这样做？"患者回答："我有疣病。"说完将稻草丢弃离开，不向后看。"令尤（疣）者抱禾，令人嘑（呼）曰：若胡爲是？應曰：吾尤（疣）。置去禾，勿顧。"③祝由法中一种较为多见的方法是禹步，很多简帛都有相关记载，周家台秦简《病方》有8处记录了禹步，其中3处用于治疗龋齿，其余分别用于治疗心病、痈疮、疟、马心（马的癫狂病）等。禹步是一种巫师做法术时的行走方法，据传是模仿大禹行走

---

① 王化平：《马王堆汉墓房中书的儒家因素》，《中医药文化》2020年第2期。

② 吕亚虎：《战国秦汉简帛文献所见巫术研究》，博士学位论文，陕西师范大学，2008年。

③ 周祖亮、方懿林：《简帛医药文献校释》，学苑出版社2014年版，第92页。

的步态，故有此称。《病方》已龋方："见東陳垣，禹步三步，曰：皋！敢告東陳垣君子，某病龋齿，笱（苟）令某龋已，请献骊牛子母。"①东陈垣，东边的旧墙。骊牛子母，指黑色的母牛。祝者对着东边旧墙走禹步，再念祝辞，以及其他相关操作。龋齿的祝由法，可对着东西墙，也可对着车施行禹步和祝念。祝由使用的道具多样，有石、铁椎、杵、柏、桃枝、唾液、葵茎等，祈求的神灵有东陈垣君子、曲池、泰山、东方之王、东君明星、凤鸟、天神、神女、天帝、黄神等。

出土医学简帛中还有很多关于择时日吉凶的文献，可归于《汉书·艺文志·数术略》的五行类，如马王堆汉墓帛书《胎产书》、武威汉代医简等。《胎产书》是记载有关胎产知识的医著，包括孕子、养胎、埋胞、产后保健等内容，其中还有2幅彩图，分别是《禹藏图》和《人字图》。书中将月经称为"月朔"，记录了择日孕子的时机，和十月养胎的方法。对产后胞衣的处理，有各种埋胞之法，如将胞衣反复清洗，埋在席下、垣下，丢弃于溪谷中等，可使婴儿不生疮疡、疥癣等疾。《禹藏图》可与《杂疗方》中的《禹藏埋胞法》参看，据马继兴教授考证②，此图按月建方位排布，展示了埋胞法的禁忌。每月12个方位，其中两个具有凶杀之义，表示不可埋胞的两个时辰，图中标识为"死"，埋胞必须避开这两个方位，即《杂疗方·禹藏埋胞法》说："貍（埋）包（胞），避小時、大時所在。"③《人字图》是依据胎儿出生时间预测命运的方法，为彩绘的两个全身人像，残损较多，马继兴教授对其进行了复原与解释④。与择日有关的还有武威汉代医简"黄帝治病神魂忌"，是有关刺灸法的禁忌日，如人生一岁不可灸心，否则十日死；二岁不可灸

---

① 周祖亮、方懿林：《简帛医药文献校释》，学苑出版社2014年版，第32页。
② 马继兴：《马王堆古医书考释》，湖南科学技术出版社1992年版，第817—821页。
③ 周祖亮、方懿林：《简帛医药文献校释》，学苑出版社2014年版，第266页。
④ 马继兴：《马王堆古医书考释》，湖南科学技术出版社1992年版，第814—817页。

腹，否则五日死；三岁不可灸背，否则二十日死等。

李零《中国方术正考》列有《出土医方中的祝由术》篇①，认为祝由具有心理治疗的意义，整理《五十二病方》祝由术29条，《养生方》4条，《杂疗方》1条，并作了简单解释；总结归纳了多种术法，如喷、唾、呼、鼓、摩、涂、弃、覆、禹步、画地、桃枝、骑扫帚、骑黑猪等。对医学简帛祝由术的研究论文不少，如石琳、胡娟、钟如雄《从汉代医简看祝由术的禳病法》，以《五十二病方》的语料为依据，对祝由的字形嬗变及其意义源流进行考释，说明了"祝由"的语义结构，对祝由术能禳除的疾病作了归纳，提出最常用的禳除法是祈祷法、祈祷与行为配合疗法、祈祷与药物配合疗法、祈祷与行为、药物综合疗法等。②陈宁《由史入医：从祝由方看上古巫医传统》，讨论了施祝者的有关问题，提出施祝者是联系巫和医的重要纽带，也是厘清"巫医"概念的关键所在。论文从战国祝由方切入，定义"祝由"概念，讨论了"巫"这一上古治疗者角色的多重性，并涉及治疗手段、医者游历场所、患者意识等方面问题。③王化平对马王堆帛书《五十二病方》中的一些道具、动作频度等进行了解释，如祝由方中多用奇数，奇数为阳，阳可克阴；行禹步，是冒充神灵恐吓鬼怪以驱疾。祝由方位的选择、施祝时间的选择、祈求何种神灵等，均与古代的数术思维存在关联。④沈晋贤《从巫祝用"土"到以"土"为药论——兼论马王堆医书巫祝用土》，梳理了先秦时期用"土"的巫术，有扬土、洒土、喷土、涂土泥、以土造室、以灰末拌食等诸多方式来驱逐鬼怪邪祟。论文从医学简帛祝由法对

① 李零：《中国方术正考》，中华书局2006年版，第261—268页。

② 石琳、胡娟、钟如雄：《从汉代医简看祝由术的禳病法》，《云南师范大学学报》（哲学社会科学版）2016年第4期。

③ 陈宁：《由史入医：从祝由方看上古巫医传统》，《中医典籍与文化》2020年第1期。

④ 王化平：《鬼神信仰与数术——〈五十二病方〉中所见祝由术的解读》，《中医药文化》2016年第5期。

"土"的使用，考察了巫医同源异流的发展方向。[①]冯春《医籍文献中的楚地"巫觋"方术研究》，对传世文献《国语》《汉书》《山海经》《黄帝内经》等著作中关于楚地的"巫觋"之风，与出土医学简帛文献相互印证，提出在楚医学的早期阶段，医、巫的社会角色并没有明显区分，巫觋方术在巫医族群中有重要地位，是楚医学早期发展的一个特殊现象。[②]另有陈宁《马王堆帛书〈五十二病方〉祝由语"喷"义及其宗教文化意蕴》[③]、周琦《天回医简"治心暴痛"祝由方浅析》[④]、王蕾的硕士论文《先秦巫医文化研究》[⑤]等。

（四）相术

出土医学简帛中还有一类关于相术的重要文献，包括相脉、相人、相色、相目、相病，以及决死生术等，可归于《汉书·艺文志·数术略》的形法类，如马王堆汉墓帛书《脉法》《阴阳脉死候》、张家山汉简《脉书》、天回医简《脉书》《尒理》等。这些文献明确记载了相脉、相目、相平人、相死脉等概念，涉及到望闻问切等四诊的很多内容，表明相术应该是中医诊断学的早期起源样态。马王堆汉墓帛书《脉法》是一部古诊断学著作，阐述了人体气与脉的关系，说明气在人体中的传导路径、脉诊的理论和方法，以及依据脉诊对疾病进行刺灸治疗的手段。书中述及"相眽（脉）之道"[⑥]，即诊察脉象的方法，以左手按足内踝，右手在踝上轻轻叩弹，以候脉气。脉象提到了盈虚、滑涩、动静六

---

① 沈晋贤：《从巫祝用"土"到以"土"为药论——兼论马王堆医书巫祝用土》，《安徽大学学报》2004年第6期。

② 冯春：《医籍文献中的楚地"巫觋"方术研究》，《江汉论坛》2009年第12期。

③ 陈宁：《马王堆帛书〈五十二病方〉祝由语"喷"义及其宗教文化意蕴》，《信阳师范学院学报》（哲学社会科学版）2018年第4期。

④ 周琦：《天回医简"治心暴痛"祝由方浅析》，《简帛》2021年第2期。

⑤ 王蕾：《先秦巫医文化研究》，硕士学位论文，青岛大学，2016年。

⑥ 周祖亮、方懿林：《简帛医药文献校释》，学苑出版社2014年版，第63页。

种，虚、涩、动皆主病，称为"有过之脉"。脉象的主病与否是相对的，此脉与"它脉"相比照，若独虚、独涩、独动方为病脉。关于动脉，肝少阴、臂大阴、臂少阴脉以动为常脉，若"动疾"则主病。张家山汉简《脉书》、天回医简《脉书·下经·相脉之过》篇记载的相脉内容与《脉法》基本一致。天回医简中尚有相色、相目、相平人的记载，如《逆顺五色脉藏验精神》篇相五色观五脏气："凡五色，以觀五臧（藏）之氣，有餘不足，用此節（節）之。"① 《脉书·上经》论及相目与相平人："所胃（謂）相目之会（陰）易（陽）者，非相平人也，皆病之直五氣之見。"② 平人指无病之人，《素问·调经论》云："阴阳匀平，以充其形，九候若一，命曰平人。"③ 此处说相目不是针对正常人，而是诊察病人眼目的阴阳病状，也是观察五脏气的一种诊断方法。

决死生术是医学简帛文献中记载比较多的一类相法，即今所云预后，是具有鲜明医学特征的一类数术，包括有视死征、相死脉等。天回医简《脉书·上经》："敀（扁）昔（鹊）曰：心病之正，亟（極）徵（微）亟（極）精，以觀死生，可□全。"④ 张家山汉简《脉书》记载了"視死徵"，马王堆汉墓帛书《阴阳脉死候》称作"五死"，分别是肉先死、骨先死、血先死、气先死、筋先死，具体表现有唇反人迎、龈齐齿长、目环视邪、汗出如丝、舌捆（舌僵）橐卷（睾丸卷缩）等，"凡徵五，一徵見（現），先〈无〉活人。"⑤ 天回医简《犮理》中有一篇《五死》，与前述不同，分别是形死、气死、心死、志死、神死，五者备具，则"萬全必死"，具备数条，则"百全必死"，或"十全必死"⑥。

---

① 天回医简整理组：《天回医简》下册，文物出版社2023年版，第57页。
② 天回医简整理组：《天回医简》下册，文物出版社2023年版，第13页。
③ （唐）王冰：《重广补注黄帝内经素问》，中医古籍出版社2015年版，第297页。
④ 天回医简整理组：《天回医简》下册，文物出版社2023年版，第5页。
⑤ 周祖亮、方懿林：《简帛医药文献校释》，学苑出版社2014年版，第359页。
⑥ 天回医简整理组：《天回医简》下册，文物出版社2023年版，第73页。

关于相死脉，几部脉书都有相关记载，马王堆汉墓帛书《阴阳脉死候》："凡三陰，地氣殹（也），死脈（脈）殹（也）。"① 张家山汉简《脉书》提到这种三阴死脉会令人五脏、肠胃腐烂而死："腐藏（臟）闌（爛）腸而主殺。"② 天回医简《逆顺五色脉藏验精神》篇则明确提到了"相死脉"："相死脈者，足手之陰……不表不裏（裏）者，死／。"③ 按医简注释，足手之阴，指手足内侧的脉动。不表不里，据《灵枢·寿夭刚柔》篇，指脉象乍有乍无。相脉还可以通过诊察"莞脉"决死生："知死生之期，謹精莞脈。"④ 莞，指胃脘，候莞脉似与后世所云候脉之胃气意近，诊察脉象中的胃气情况，若胃气绝则死。

《脉书·上经》还记载了色脉相参的决死生术，"凡脈與五色變，内乘外者死，外乘内者可以每（毒）⎬。"⑤ 按整理组的注释，内、外即指色、脉。每，指毒药，即用药治疗。若"白乘白，病自已"；白黑相乘，则伤肺，"以夏死"。白乘白，指面色白而见肺脉，此为色脉相应，其病为顺，故不治自已。白黑相乘，指面色白而见肾脉，或面色黑而见肺脉，主伤肺。夏死，夏季属火，火克肺金，故死。

目前发表的医学简帛与诊断学有关的论文，从医学文化溯源讨论的不少，而较少从数术的角度进行研究。顾漫、柳长华《天回汉墓医简中"通天"的涵义》一文，提出医简涉及呼吸通天、五脏通天、五色通天、五行通天、经脉通天，从五脏、五色、五行诸方面反映古代中医对人体生命的认识，与扁鹊医学的"五色脉诊"体系关系密切，是构建中医脉诊方法与经脉体系的理论基础。⑥ 陈欣然、王天芳《中医脉诊起源——

① 周祖亮、方懿林：《简帛医药文献校释》，学苑出版社2014年版，第65页。
② 周祖亮、方懿林：《简帛医药文献校释》，学苑出版社2014年版，第359页。
③ 天回医简整理组：《天回医简》下册，文物出版社2023年版，第56页。
④ 天回医简整理组：《天回医简》下册，文物出版社2023年版，第14页。
⑤ 天回医简整理组：《天回医简》下册，文物出版社2023年版，第10页。
⑥ 顾漫、柳长华：《天回汉墓医简中"通天"的涵义》，《中医杂志》2018年第13期。

"脉"的医学知识衍生与脉诊学源流考》，从古代史书以及先秦传世医学文献、出土文献材料入手，解析了"脉"的原字字形，认为张家山《脉书》、马王堆《足臂经》的记载表明，当时中医脉学理论已建立了以脉统病、凭脉辨病理论体系，并贯穿着经脉理论的内容，体现了中医学"天人相应""取类比象"的思想方法，是古人通过对自然宇宙与人体的观察获得的认识和体悟。① 另有陈星等《老官山汉墓医简时间医学思想初探》，对老官山医简时间医学思想的源流进行了考证；② 刘小梅、李继明《老官山汉墓医简中的色诊内容初探》的五色诊考③ 等。

简帛文献的出土，使很多久已亡佚的先秦古书得以面世，出现了比传世典籍早得多的简帛古本，裘锡圭先生说："古书中很多过去无法纠正的错误和无法正确理解的地方得以纠正或正确理解。"④ 医学文献也同样，张显成先生指出："简帛文献的问世，使人们不得不重新认识和改写上古中医药学史。"⑤ 秦汉出土简帛中的医学数术，上承先秦数术之学，下及早期医学传世经典，体现了传统文化的传承性，并在传承中不断演变。数术历来是中医理论研究的重要内容，秦汉医学简帛的出土给这些研究带来了新材料、新视角、新方法，也带来了新成果、新理论。出土医学简帛的数术文献极为丰富，有很高学术价值，对这些文献进行系统整理、深入研究，对深化出土医学文献研究、数术文献研究均有重要意义。

---

① 陈欣然、王天芳：《中医脉诊起源——"脉"的医学知识衍生与脉诊学源流考》，《北京中医药大学学报》2016年第10期。

② 陈星、马程功、王一童、李继明：《老官山汉墓医简时间医学思想初探》，《中医药文化》2018年第1期。

③ 刘小梅、李继明：《老官山汉墓医简中的色诊内容初探》，《中医药文化》2016年第6期。

④ 裘锡圭：《中国出土古文献十讲》，复旦大学出版社2004年版，第4页。

⑤ 张显成：《论简帛的中医药学史研究价值》，《简牍学研究》，2004年。

地不爱宝　片羽重现

——《天回医简》评述

熊益亮　王启航

摘要： 2012年7月，成都发现一组古墓群，出土了大量涉医文献、文物，受世界瞩目。2014年10月，国家中医药管理局与国家文物局共同立项，中国中医科学院中国医史文献研究所、成都文物考古研究院、成都中医药大学、荆州文物保护中心联合成立天回医简整理组，开展整理研究工作。从出土重现至出版刊行，历经十年余，《天回医简》终于揭开神秘面纱。《天回医简》共包含七部医书：《脉书·上经》即以"五色脉诊"为核心，《脉书·下经》则论经脉病候，《治六十病和齐汤法》讲述药味调和的方书，《刺数》为刺法专论，《逆顺五色脉藏验精神》论及疾病之表里顺逆、五脏与五色脉诊等内容，《疗马书》为论述治疗马病的专书，并有《经脉》一书与《灵枢·经脉》篇相类。《天回医简》与扁鹊医派密切相关，"色脉法"既是扁鹊医学最为显著的特征，又是《天回医简》的核心内容，扁鹊医学所代表的上古医学知识历经千年，随着《天回医简》的出版，重见天日，所谓"地不爱宝，片羽重现"。

关键词： 天回医简；扁鹊；简帛医学；五色脉诊

作者简介： 熊益亮，北京中医药大学国学院副教授，研究方向：中医药文化与中国传统文化；王启航，北京中医药大学国学院研究生，专业方向：中医药文化与传统文化。

在《史记·扁鹊仓公列传》中，中庶子曾这样描述上古医学："臣闻上古之时，医有俞跗，治病不以汤液醴洒，镵石挢引，案扤毒熨，一拔见病之应，因五脏之输，乃割皮解肌，诀脉结筋，搦髓脑，揲荒爪幕，湔浣肠胃，漱涤五脏，练精易形"。似乎在这位战国时期的士大夫看来，远古之时曾经存在过高度发展的医学。《素问·移精变气论》[①]将医学的发展划分为"上古""中古""今世"三个阶段，并这样描述"上古"之时的医学，其言："上古使僦贷季，理色脉而通神明，合之金木水火土，四时八风六合，不离其常，变化相移，以观其妙，以知其要。欲知其要，则色脉是矣。色以应日，脉以应月，常求其要，则其要也。夫色之变化，以应四时之脉，此上帝之所贵，以合于神明也。所以远死而近生，生道以长，命曰圣王"。这样看来，在比《内经》成书的更古之时，应该存在过较为昌明的医学理论与临床体系，这种体系以"色脉"为核心，并参阴阳五行、四时八风，知常达变以远死近生。

《黄帝内经》已是中医理论的奠基性著作，在其成熟之前，当真存有如此发展水平的医学吗？学界往往以"圣贤史观"的理念来理解古人对上古医学的描述，认为这是一种理想化构建，而近五十年来的考古发现亦不断佐证这一论断：从马王堆医书到张家山医书，武威医简到额济纳医简，这些出土医学文献，从战国末期到两汉，横跨祖国大江南北东西，但无一不显示出原始医学的粗犷面貌，这些文献分明在告诉我们，早期的中医学就是一种巫医不分的经验医学状态，与《素问·移精变气论》对上古医学的描述相去甚远。直到《天回医简》的出世，我们才敢肯定的说，早在《黄帝内经》成书之前，中国大地上已经孕育出了昌明的医学，而这种医学正是以"色脉理论"为核心，具有丰富的阴阳五行理论内涵。再考《素问》，文章中所引述古医经三十余处，其引述内容

---

① （唐）王冰：《素问》，时代文艺出版社2008年版，第7页。

与《天回医简》高度重合，故《天回医简》可能正是《素问》所依古医经之原貌。如此看来《素问·移精变气论》所言非虚，其文所述的上古医学历经千年，随着《天回医简》的出版，重见天日，真可谓：地不爱宝，片羽重现。

一 地不爱宝：《天回医简》的考古挖掘

2012年7月，在成都地铁3号线建设的地下施工作业中，偶然发现了一组古墓群，成都市文物考古研究所和荆州文化保护中心即刻组成联合考古队，对这组古墓进行抢救性挖掘工作。此次挖掘，共发掘出西汉时期的墓葬4座，出土了大量陶器、木器当然还有震惊世界的医学简牍。简牍的出土地位于成都市金牛区天回镇土门社区卫生站东侧，当地俗称"老官山"，故称天回医简或老官山汉墓医简。出土文物中有木牍约50枚内容涉及巫术及官府文书；有人体经穴漆人像一尊，刻有纵横经络线，并有圆点标注穴位，系迄今为止我国发掘出的最早、最完整的经穴人体模型；并有大量医学竹简。挖掘过程中，发现墓葬存有多个盗洞，但尽管如此，墓葬仍出土了大量随葬物品，依据这些物品的时代特征，学者推测其墓葬年代在西汉早期，即景帝至武帝时期。其M3墓葬出土了众多医简、制药工具、经脉人像等医学相关文物，推测墓主人生前即从事医学相关工作。《汉书·艺文志》言："方技者，皆生生之具，王官之一守也"。[①]结合墓葬一并出土的官府文书，这位墓主人可能正是一位帮助王官守备"生生之具"的医官，所以《天回医简》所记载的医学或可反映西汉早期的官府医学水平。

---

① （东汉）班固：《汉书》，吉林文史出版社2017年版，第1页。

二　片羽重现：《天回医简》的整理出版

2014年10月，国家中医药管理局与国家文物局共同立项，中国中医科学院中国医史文献研究所、成都文物考古研究院、成都中医药大学、荆州文物保护中心联合成立天回医简整理组，柳长华教授担任负责人，他根据医简内容并结合多年以来的秦汉医学史研究积累，判断这批医简从学术渊源上应与仓公所受之扁鹊医书相关。这批简书在水中浸泡千年，至出土之时已是残缺不全且散乱无序，无从阅读。整理组结合竹简形制、堆叠状况、书写字体、文字内容等信息，离析重组，耗时三年，基本解决了竹简的编联与释读问题。经整理拼接，共得到医简930支，共计两万余字，字体兼见篆隶、古隶与隶书。整理小组经过谨慎厘定校读，将其拆合成医书7部，并命名为：《脉书·上经》《脉书·下经》《治六十病和齐汤法》《刺数》《逆顺五色脉藏验精神》《经脉》《疗马书》，内容涵盖中医之理、法、方、药。出版的《天回医简》分上下两部，上部简介了《天回医简》的发掘及整理过程，并附整理说明与凡例；收录了《天回医简》的全部图版，包括红外线扫描影像及彩色图像两种形式。下部收录释文注释，采用传世文献与出土文献的互证方法，并在附录中收录了反印图版与清理整理对照表。全书即完整保留了出土文献原始风貌，又包含详尽的考释注文，将对出土医学文献的研究大有裨益。

（一）《脉书》：沟通脉诊与经脉

《天回医简》中有《脉书·上经》《脉书·下经》两卷，柳长华等认为，此即公乘阳庆传授仓公之医书。①《脉书》之名见于《史记·扁鹊仓

---

① 柳长华、顾漫、周琦、刘阳、罗琼：《四川成都天回汉墓医简的命名与学术源流考》，《文物》2017年第12期。

公列传》，其言："太仓公者，齐太仓长，姓淳于氏，名意。少而喜医方术。高后八年，更受师同郡元里公乘阳庆。庆年七十余，无子，使意尽去其故方，更悉以禁方予之，传黄帝、扁鹊之脉书，五色诊病，知人死生，决嫌疑，定可治，及药论，甚精。"①从上述内容上看，《脉书》似乎为论述脉诊方法之书，所谓"五色诊病，知人死生"。而《脉书》名又见于出土文献马王堆医书、张家山医书，内容却皆为论述经脉病候，似乎又为论述经脉循行之书。直到《天回医简》问世，《脉书·上经》即以"五色脉诊"为核心，《脉书·下经》则论经脉病候，解决了传世文献与出土文献的内容差异和矛盾，亦让我们看到了"经脉循行"与"脉法诊断"之间的密切关联。《素问·三部九候论》言："九候以决死生，以知病之所在，故察其腑脏，以知死生之期，病在腑则生，病在脏则死也。必先知经脉，然后知病脉。真脏脉见者，胜死"。②《素问·三部九候论》中记载的这种脉诊方法是古代广泛应用的"遍诊法"，即诊断人身头面、腕、踝的九处脉动，脉诊部位即经脉循行部位。《伤寒论》及《金匮要略》中有"人迎""扶阳""少阴"脉，即直接以经脉名称命名脉诊部分。《伤寒论·辨脉篇》言："趺阳脉浮而濇，少阴脉如经者，其病在脾。"③《伤寒论》中仲景序亦言："按寸不及尺，握手不及足，人迎、趺阳，三部不参，动数发息，不满五十，短期未知决诊，九候曾无仿佛……夫欲视死别生，实为难矣！"可见这种遍诊法确为张仲景所推崇，而这种脉诊方法显然与经脉循行有着密不可分的关系。

《素问·病能论》中有"《上经》者，言气之通天也"即此《脉书·上经》之主旨。《脉书·上经》篇首云："敝昔曰：人有九徽（窍）

---

① （汉）司马迁：《史记》，谢冰欣校注，四川人民出版社2019年版。
② （唐）王冰：《素问》，时代文艺出版社2008年版。
③ 上海中医学院中医基础理论教研组校注：《伤寒论》，上海人民出版社1976年版，第7页。

五臧（藏）十二节，皆晕（朝）于气"《素问·生气通天论》有相近论述，其言："夫自古通天者，生之本，本于阴阳。天地之间，六合之内，其气九州、九窍、五脏、十二节，皆通乎天气。"所谓"通天"即"气之通天"，就是人体之气与天地之气的一致性。简文内容包括：呼吸通天、五脏通天、五色通天、五行通天、经脉通天五部分，五色脉诊是此部医书的核心内容。脉法是扁鹊医学的重要特征，《史记·扁鹊仓公列传》言："至今天下言脉者，由扁鹊也"。《淮南子》言："所以贵扁鹊者，非贵其随病而调药，贵其犘息脉血，知病之所从生也。所以贵圣人者，非贵随罪而鉴刑也，贵其知乱之所由起也"。①《盐铁论》有言："昔扁鹊抚息脉而知疾所由生，阳气盛则损之调阴，寒气盛则损之调阳，是以气脉调和而邪气无所留。拙医不知脉理之腠，血气之分，妄刺而无益于疾，伤肌肤而已"。②《韩非子·喻老》篇亦有相似论述。③可见扁鹊善脉在其时以广为流传，而扁鹊脉法的核心正是《脉书·上经》中论述的核心内容——五色脉诊。《脉经·扁鹊华佗察声色要诀第四》中言：诊血脉者，多赤多热，多青多痛，多黑为久痹。多赤多黑多青皆见者，寒热身痛。"色脉法"在今本《素问》中亦颇受重视，故《素问·阴阳应象大论》言："善诊者，察色按脉，先别阴阳"。《素问·移精变气论》有言："岐伯曰：治之要极，无失色脉，用之不惑，治之大则。逆从到行，标本不得，亡神失国。去故就新，乃得真人。帝曰：余闻其要于夫子矣，夫子言不离色脉，此余之所知也"。《素问·玉版论要》言："请言道之至数，五色脉变，揆度奇恒，道在于一。神转不回，回则不转，乃失其机，至数之要，迫近于微，著之玉版，命曰合玉机"。此篇后文即展开论述了据容色选择用药的具体方法，其言："容色见上下左右，各在其

---

① （汉）刘安：《淮南子》，河南大学出版社2010年版，第10页。
② （汉）桓宽：《盐铁论》，上海人民出版社1974年版，第6页。
③ （战国）韩非：《韩非子》，辽宁教育出版社1997年版，第3页。

要。其色见浅者，汤液主治，十日已。其见深者，必齐主治，二十一日已。其见大深者，醪酒主治，百日已。色夭面脱，不治，百日尽已。脉短气绝死，病温虚甚死。色见上下左右，各在其要。上为逆，下为从。女子右为逆，左为从；男子左为逆，右为从"。今本《灵枢》中亦有五色脉诊的相关记述。《灵枢·五色》有言："雷公曰：官五色奈何？黄帝曰：青黑为痛，黄赤为热，白为寒，是谓五官"。《灵枢·经脉》云："凡诊络脉，脉色青，则寒，且痛；赤则有热。胃中寒，手鱼之络多青矣；胃中有热，鱼际络赤。其暴黑者，留久痹也。其有赤、有黑、有青者，寒热气也。其青短者，少气也。"①如此看来，今本《黄帝内经》中的色诊法与《天回医简》中记载的扁鹊脉法有传承关系，而以色脉法为核心特征的扁鹊脉学确为秦汉时期广泛应用的临床诊疗方法。

《素问·病能论》中有："下经者，言病之变化也"。此即《脉书·下经》之主旨，该部分简文以论述经脉病候为核心，与《脉书·上经》论五色脉诊相合则完整呈现了秦汉脉书之全貌。《汉书·艺文志》有言："医经者，原人血脉经落骨髓阴阳表里，以起百病之本，死生之分，而用度箴石汤火所施，调百药齐和之所宜。至齐之得，犹磁石取铁，以物相使。拙者失理，以愈为剧，以生为死。"作为汉代方技四家之一的医经家，其论述主旨有两个重要方面，一是"人血脉经落骨髓"，二则是"百病之本，死生之分"。这正与《天回医简·脉书》先论五色脉诊以决死生，再论经脉病候以原人身血脉经络骨髓相合。可见《脉书·上经》《脉书·下经》当为医经家著作。

《脉书·下经》的内容在既往发掘出的出土医学文献中有迹可循，如张家山《脉书》及马王堆《足臂十一脉灸经》《阴阳十一脉灸经》《脉法》《阴阳脉死候》等。而今本《黄帝内经》的《灵枢·经脉》篇中依

---

① （宋）史崧编校：《灵枢经》，山西科学技术出版社1992年版，第4页。

然大量保存了相关内容，可见今日成熟完备、广泛应用于临床的经脉理论正式这一步一步逐渐构建丰满又检验修订才形成的。这些医学文献的论述内容具有高度的对应性，将三者进行比较研究不仅可以相互校勘以明晰内容更可以基此以管窥秦汉时代的经脉理论发展脉络。值得注意的是，经脉理论应用于脉诊在今本《黄帝内经》中亦有所体现，如《灵枢·经脉》篇的手太阴、手少阴、手阳明、足阳明、足少阳之本与《素问·三部九候》脉法相应脉诊部位完全相同，《灵枢·经脉》的手足阳经之标则相当于三部九候脉法之上部天、地、人。今日临床所常用的寸口脉法亦可以看作是经脉理论的延伸。《灵枢·动输》记述了经脉理论下的胃气循行过程：由胃上注于肺，出肺时有两条分支，或"从太阴而行之"，变现于寸口脉；或"合阳明，并下人迎"，而且指出了两处脉动"阴阳上下，其动也若一"，故可以比较人迎寸口脉动判断胃气盛衰。胃为"六府之大源"，故可以藉由胃气以判断脏腑之气，于是"人迎寸口"距离"独取寸口"便只有一步之遥了，正如《素问·五藏别论》所言："帝曰：气口何以独为五藏主？岐伯曰：胃者，水谷之海，六府之大源也。五味入口，藏于胃，以养五藏气，气口亦太阴也。是以五藏六府之气味，皆出于胃，变见于气口"。

（二）《治六十病和齐汤法》：处方用药

此章学界最初拟定名为《六十病方》，即收录治疗六十种疾病之方，包括诸风疾、诸痹证、诸疝、诸瘅等，亦有消渴、伤中、金伤、女子瘕、婴儿痫，囊括内外妇儿诸科，共计106方，医方以复方为主，共计用药197种。《史记·扁鹊仓公列传》言："菑川王时遣太仓马长冯信正方，臣意教以案法逆顺，论药法，定五味及和齐汤法"。《和齐汤法》为仓公所传授弟子的一种医书，应是讲述药味调和的方书一类。按仓公诊籍所载医案25则中，应用医方包括：火齐、下气汤、药酒、寒水法、

丸药、窜药、消石齐等，在《六十病方》中均有涉及，故整理小组定名
为《治六十病和齐汤法》。《汉书·艺文志》有言："经方者，本草石之
寒温，量疾病之浅深，假药味之滋，因气感之宜，辩五苦六辛，致水火
之齐，以通闭解结，反之于平。及失其宜者，以热益热，以寒增寒，精
气内伤，不见于外，是所独失也。"此部医书即属此经方家类著作。对
比同类出土医学文献，马王堆《五十二病方》《养生方》《杂疗方》中有
很多的药物疗法仍处于较为原始的阶段，其特点以单方为主，复方药味
少，炮制方法亦简。而《治六十病和齐汤法》的方药则以复方为主，对
药物炮制、用法禁忌、配伍制剂等均有相近论述。这种差距一方面是因
为汉初方剂学本身的快速发展，另一方面也可能是"官方"与"民间"
医学间的差异。

（三）《刺数》：刺法桴鼓

《刺数》一篇是关于刺法的专论，简文言："剌数，必见病者状，扑
视病所，乃可"，[①] "剌"即"刺"，该篇即论述审查病状、检视病所并施
用针法的医书。《素问·缪刺》言："凡刺之数，必先视其经脉，切而从
之，审其虚实而调之，不调者经刺之，有痛而经不病者缪刺之，因视其
皮部有血络者尽取之，此缪刺之数也"其义与简文相同。简文《刺数》
可分为总论与分论两部分，总论先论刺法，分为脉刺、分次、刺水三
种，介绍其所用针具、操作要领等。简文《刺法》言："脉剌（刺），深
四分寸一，间相去七分寸一。脉刺，针大如缘葳针。分刺，□大□，间
相去少半寸。刺水，针大如履葳针，□三寸"。总论中还记述了针刺禁
忌及针刺异常时的处理办法等。如"短气，不剌（刺）"。"剌（刺）血
不当出，剌（刺）辄以指案，有（又）以脂肪寒（塞）之，勿令得□，

---

① 天回医简整理组：《天回医简》，文物出版社2023年版，第2页。

已。"顾漫等的研究指出，总论与今本《黄帝内经》中《灵枢·官能》篇有对应关系。[①] 分论部分则对各类疾病等针刺方法展开论述，包括风疾、颠疾、疝病、痿证等。针刺部位多以三阴三阳命名，如：巨阳，少阳，阳明，大阴，少阴，厥阴，并在经脉名称前冠以具体部位，如足、辟、胕、肩、北、项、头、颊、耳前等。此即总论所言之脉刺法。

（四）《逆顺五色脉藏验精神》：色脉验藏

《逆顺五色脉藏验精神》所论包括疾病之表里顺逆、五脏与五色脉诊等内容。《史记·扁鹊仓公列传》记载了这样一则医案，齐王的侍医患病，不能小便，侍医自己炼制"五石散"服用，无效。仓公去问候他，并指出他的疾病是"中热不溲者，不可服五石"侍医遂引扁鹊之言以证其治，其言："扁鹊曰'阴石以治阴病，阳石以治阳病。夫药石者有阴阳水火之齐，故中热，即为阴石柔齐治之；中寒，即为阳石刚齐治之。"仓公指出扁鹊所言虽是，但临床治病更应仔细审查疾病之色脉、表里、虚实、顺逆才能准确施治，其言："公所论远矣，扁鹊虽言若是，然必审诊，起度量，立规矩，称权衡，合色脉表里有余不足顺逆之法，参其人动静与息相应，乃可以论。"仓公强调的"合色脉表里有余不足顺逆之法"正是简文《逆顺五色脉藏验精神》所论述的内容。该篇内容与简文《脉书·上经》亦密切相关，即论述了"五色脉诊"，足见色脉法在《天回医简》中的重要地位。

（五）其他：疗马与残篇

《疗马书》是一部论述治疗马病的专书，属兽医书之列，此部医

---

① 顾漫、周琦、柳长华、武家璧：《天回医简〈经脉〉残篇与〈灵枢·经脉〉的渊源》，《中国针灸》2019年第10期。

书经缀合整理共计一百七十二支简，内容涉及马病治疗的理、法、方、药，采用分类论述的方法，每一类马病都列有提纲，提纲后则有症候分类，每一类症候下详述症状表现及病因病机，最后列治疗之法，包括疗马医方及砭刺汤熨等外治法。书中还有关于马的年龄与牙齿有关的图表，名为《马齿表》。兽医学专著《元亨疗马集》中亦有"三十二岁口齿诀"的内容，[①]与此《马齿表》的图文内容有对应关系，可见"马齿"在马病的诊断治疗中应有重要意义。

整理小组另析出《经脉》一部，体例与马王堆医书《足臂十一脉灸经》《阴阳十一脉灸经》、张家山《脉书》基本相同，与《天回医简》中的《脉书·下经》亦具有高度一致性，但多出了相应病症的刺法灸法，顾漫等指出其文句与《灵枢·经脉》篇具有明显传承关系，整理小组将其名为《经脉》，此部分简文残损严重，经缀合整理得标号简三十二支，完简3支。[②]

三 《天回医简》与简帛医学"扁鹊医派"

"简帛医学"是指以简帛医书为研究对象，系统研究其中医学理论与实践的学问。简帛是我国早期文献的主要载体，由于其不便于书写和保存的缺点逐渐被纸张所替代，现存世的多为墓葬考古发掘所得。出土文献中有相当数量的材料与医学相关，经过近百年的复原与整理，我们得以一窥早期医学之真实面貌。目前出土的简帛医书大多源于先秦两汉时期，与传世的中医四大经典为同一时期或更早，因此其对中医源头文化及理论体系的研究是有重大意义的。

---

① （明）喻本亨、喻本元：《元亨疗马集》，农业出版社1957年版，第2页。
② 顾漫、周琦、柳长华、武家璧：《天回医简〈经脉〉残篇与〈灵枢·经脉〉的渊源》，《中国针灸》2019年第10期。

　　《天回医简》的问世，可能会为简帛医学的相关研究注入新活力，带来新视野，有利于简帛医学流派体系的构建与研究，[①]譬如以《天回医简》为核心构建简帛医学的扁鹊医派，扁鹊医派即指阐述扁鹊及其门人学术思想的医学流派。"敝昔"即扁鹊，《脉书·上经》中"敝昔曰"字样凡五见，可见《脉书·上经》确为扁鹊医派的著作。扁鹊医学应是秦汉时期医经家的重要派别，《汉书·艺文志》的方技四家中有医经一派，著录有七部医经著作：《黄帝内经》《黄帝外经》《扁鹊内经》《扁鹊外经》《白氏内经》《白氏外经》《旁经》。

　　《扁鹊内经》与《扁鹊外经》不应将其看作扁鹊一人之著述，而应看作古人托古叙事之作，扁鹊之名与黄帝类似，是一种文化符号，而这种文化符号有很强的时代地域特色，即与古史时代至汉初，燕齐地区的鸟图腾崇拜相关。新石器时代，燕齐之地有东夷古国，族人即崇尚鸟类，大汶口文化与山东龙山文化遗址出土了部分鸠形与鹰形玉器，有学者指出，这可能是东夷古国的王权标志。[②]《左传·昭公十七年》言："少皞氏鸟名官，何故也？"少皞氏原为东夷部族的一个部落，后成为整个东夷部族的首领，部族内有20多个以鸟为名的部落，分任不同官职。昭公向郯子询问此事，郯子作如下回答，其言："吾祖也，我知之。昔者黄帝氏以云纪，故为云师而云名；炎帝氏以火纪，故为火师而火名；共工氏以水纪，故为水师而水名；太皞氏以龙纪，故为龙师而龙名。我高祖少皞挚之立也，凤鸟适至，故纪于鸟，为鸟师而鸟名：凤鸟氏，历正也；玄鸟氏，司分者也；伯赵氏，司至者也；青鸟氏，司启者也；丹鸟氏，司闭者也。祝鸠氏，司徒也；鴡鸠氏，司马也；鸤鸠氏，司空也；

[①] 熊益亮：《简帛医学研究述评》，《中华中医药杂志》2021年第3期。
[②] Shelley DeniseOchs（欧阳珊婷）：《扁鹊医学之研究》，博士学位论文，中国中医科学院，2013年。

爽鸠氏，司寇也；鹘鸠氏，司事也。五鸠，鸠民者也。"①氏族部落与鸟官相配是否真实存在于历史确无可考，但郯子之言亦可作为东夷部族依据鸟图腾崇拜构建政治组织的证据。殷商之时，来自中原的商文化亦影响此地，鸟图腾在商文化中亦占有重要地位，故有"玄鸟生商"的传说，《诗经·商颂·玄鸟》曰："天命玄鸟，降而生商。"山东出土的汉画像石《扁鹊行医图》证明这种信仰到了汉代仍然在这一地域流行，而此地亦是《史记》记载的扁鹊及仓公行医的核心区域。《素问·异法方宜论》言："砭石从东方来"。可见扁鹊医派原是燕齐地区，善用针石治疗经脉病候的地方性医学流派，此次出土的《天回医简》记载的大量扁鹊医学的相关知识，让我们对早期医学知识的流传演变有了更加深刻的认识，有学者指出，扁鹊经脉医学经由仓公传至老官山汉墓的墓主人"而由齐入蜀"正是汉代医学传承之一大关键环节。②东汉之时，蜀地所以能有涪翁、程高、郭玉师徒三代传承之脉学，亦当是扁鹊医学由燕齐传入蜀地之后发扬光大的结果。

结　语

"色脉法"即五色脉诊是扁鹊医学最为显著的特征，亦是《天回医简》的重要内容组成部分。这部分内容可能正是仓公当年传承的《黄帝扁鹊脉书》的主体，其原书虽已散佚，但其内容仍亦不同形式传承在诸多传本之中，如王叔和之《脉经》、今本《素问》《难经》《千金翼方》等，而《灵枢》中更有《五色》一篇，专论五色脉诊之法。"地不爱宝，片羽重现"，随着《天回医简》的问世，这些散落的中医脉诊遗珠终于

---

① （春秋）左丘明：《左传》，吉林文史出版社2009年版，第4页。
② 杨恺、柳长华：《秦汉时期扁仓医学传承脉络及学术思想探析》，《中华中医药杂志》2022年第9期。

可以籍此连缀成线，共同勾勒出秦汉时代的临床医学面貌，这对秦汉医学史的研究大有裨益。同时，作为早期中医广泛使用的诊断方法，"色脉法"具有相当可靠的临床意义，对《天回医简》中"色脉法"的深入研究亦可以进一步启发当今的中医临床诊断。

明清时期医者的地域与身份
——评《明清江南儒医的守正与通变》

高加康

摘要： 随着中国传统社会在政治、经济、文化方面的不断变动，医者的身份定位也随之发生变化。明清社会中医者的身份在延续宋元之际"儒医"倾向的同时，也呈现新的特点。杨奕望所著《明清江南儒医的守正与通变》一书正关注到这些新特点，该书从地域文化和身份认同两种视角探讨了地域文化与医者身份之间的互动与联系。作者通过分析明清江南地区医者群体的人生经历，认为医者的身份认同不仅是一种自身职业的选择，也受某一具体地域社会文化的影响，并且该影响是深远而持久的。此外，作者十分熟悉传统医学知识，这也使得其在分析医者群体行医用药时可以深入的探讨医药知识的流变。

关键词： 地域文化；身份认同；明清医者

明清时期的医者在社会、市场、知识及制度等因素的影响下，与前代医者已大不同，不再比附巫、佛、道等社会群体，转而贴近士人群体，医者与士人的接触与融通造就了儒医群体的专业化发展。一方面，

作者简介：高加康，无锡城市职业技术学院马克思主义学院教师，研究方向：中国近现代社会史、医疗史。

由于明清时期科举制竞争十分激烈，导致部分士人进入医疗领域，医学知识与宋明理学更加融合；另一方面，明清时期官方对医疗资源管理松弛，致使民间从事医疗行业的人数不断增加，医者群体逐渐呈现专业化的趋势。[①]在上述变化中，医者常游离于医儒之间，医者的身份成为必要的探讨问题，近年来学界对该问题的研究也颇为热衷，在历史学界与科技史界都涌现出不少优秀的研究成果。杨奕望所著《明清江南儒医的守正与通变》（以下简称《明清江南儒医》）便是其中之一。

《明清江南儒医》一书以明清时期江南地区的儒医群体为研究对象，从江南地域、医儒交游、医德病患、中西汇通四个方面对所涉18位医者进行了论述，既对个体医者的成长经历有深度描写，也对同属儒医的医者群体有群体性特点的阐发。《明清江南儒医》所选医者皆是儒医，在作者的论述中，可以看出，江南地区独特的地理和人文环境，造就了儒医辈出的现象，而在朝代更迭、时局变化的背景中，儒医群体共同的身份选择却能做到坚守不移。不同于历史学界的医疗社会史研究，《明清江南儒医》不仅重视历史与文献的发掘与解读，通过分析各类医案、医话，对医者自身医术也进行了专业剖析，深刻体现了历史与医学的贴合。

尽管《明清江南儒医》对反映不同主题的医者多以个案的形式进行论述，但在研究视角上主要聚焦于地域文化和身份认同两个方面，既强调地域文化的行程与医者形象的塑造之间的相互作用，又着重描写不同医者对自我身份的共同选择。以下将从地域文化与身份认同两种视角对《明清江南儒医》的主要内容进行分析与评述。

[①] 吴琦：《近世知识群体的专业化与社会变迁——以史家、儒医、讼师为中心的考察》，《学习与探索》2012年第7期。

一 地域文化视角下的医者群体研究

江南作为明清时期最为繁华富庶之地，拥有雄厚的经济实力和先进的文化观念，且留存有大量史料，因此学界对江南地区的相关研究甚为丰富。其中，区域史研究要求重视区域内的自然环境与人文因素，并发现具有区域性与典型性的特征。[①]明清时期的江南地区在历史开发过程中已经形成了独特的地域文化，其内涵大致包括开放包容、务实创新、精益求精和崇文重教等，这些文化特点对江南地区医学群体的发展产生了重要影响。《明清江南儒医》聚焦于江南一隅，探讨明清时期江南独特的地域文化对当地医者群体所产生的影响，主要包括地域文化对医学传承、医学交流和医学实践三方面。

古代医者多以"治病救人"作为自身的职业道德与价值取向，在宋明理学与科举制度的影响下，医者多持有"不为良相，便为良医"的理想追求，这种医者对儒学的融通在明清时期的江南地区体现最为明显。宋室南迁后，在政治、经济南移的影响下，医学文化中心也随之移动，迨至明初，江南地区成为全国性的医学中心，涌现出大量的知名医者，并形成了具有鲜明地域特色的医者世家与医学流派。《明清江南儒医》开篇即以明清时期传承百余年的上海何氏世医为例，认为江南文化的崇文重教、务实笃行、精细雅致和兼收并蓄的特点，不仅使得何氏世医传承百余年，而且形成了亦医亦儒、经世济民、善为诗文的行医风格。[②]在医者世家外，《明清江南儒医》以名医马元仪为例，论述了江南医者

---

① 郑起东、杜丽红：《区域史研究的方法与经验——郑起东研究员访谈》，《区域史研究》2021年第1期。

② 杨奕望：《明清江南儒医的守正与通变》，上海人民出版社2021年版，第4—15页。

的学术传承，可以看出，医者从师选择的首要条件是儒医身份，而非医学技艺，儒医成为医者追求的理想身份。①除以上两位医者外，《明清江南儒医》另外论述了李用粹、过孟起和费绳甫三位医者，尽管所论医者生活时间跨度较大，但在江南地区独特的地域文化影响下，这些医者都具有儒医这一共同的身份。

《明清江南儒医》在强调受江南文化影响而产生的的医者世家与医学流派之外，同样认识到家传世医在明清之际已趋于弱化。明清时期江南地区印刷术的进步和官修医学书籍传统不再，使得各类医学典籍在消费市场上超越社会群体，得到广泛流通，并为医者之间的学术交往奠定了基础。在家传和师承之外，通过阅读医学书籍、进行医术讨论等途径，医者也可获取医学知识。

江南文化的内涵并非一成不变，不同时期的江南文化具有不同的特点，并进而影响医者的不同选择，《明清江南儒医》中的论证也体现了此点。自明末以来，西医的传入影响了传统医学的发展，尤其是清末社会大变革的背景下，中西医之间更是彼此抗衡。

明清时期江南地区的医者群体面临两次时局的变化，并作出了不同的选择。医者群体在明清易代之际，对西方传教士宣传的西医概念持开放包容的态度。《明清江南儒医》以清初医家王宏翰为例，认为王宏翰将西医中的胚胎理论用以解释传统医学的命门学说以及将源于古希腊的四元素说用以修改中医的五行学说，虽有些刻意牵强，但体现了王宏翰的中西医汇通思想。此外，王宏翰结合西医理论，创造性的提出了"元神元质说"，区分了物质与精神，也可称为一大创举。而在清末西学广泛传播之际，西医以其强势的姿态侵占医疗市场，并污名化中医，挑起

---

① 杨奕望：《明清江南儒医的守正与通变》，上海人民出版社2021年版，第32—41页。

了近代历史上影响深远的"中西医之争"。在此背景下，清末民初的江南医者群体虽受到西医的攻伐，但江南文化的兼收并蓄、开放包容的特点使得这一时期的医者群体更多的主动接受西医，并寻求西医与中医的融汇。《明清江南儒医》以顾观光、周雪樵和蔡小香三位医者为例，从医药研究和医事活动等方面论述了清末民初江南医者对中西医的汇通。作为一位医者，顾观光不仅从事传统的医药考据，对《黄帝内经》《伤寒杂病论》和《神农本草经》等医学典籍进行校勘和辑注，还主张利用乾嘉考据训诂之学研究近代自然科学。医者周雪樵和蔡小香则开展了广泛的医事活动，如组建中医学会、创办医学报刊、出版医学典籍等，力图在西医对中医的批判中"保存国粹"。其中，周雪樵更是主张引进西洋医学，并编著了《西史纲目》一书，书中所涉及的西医学术语翻译精准，体现了周雪樵对西医包容开放的态度。

江南地区独特的文化不仅促使医者世家与医学流派的繁荣，也深刻影响了医者具体的医学实践。《明清江南儒医》认为具有鲜明地域特色的海派医学的产生正得益于江南文化开放包容、精益求精的特点，《明清江南儒医》列举了何氏世医、李用粹、王孟英等医者，指出他们结合风土气候，在医学实践上创造出极具地域特色的诊疗手段。如何氏世医结合江南温湿多热的气候特点，并不拘泥张仲景的温病理论，而是因地制宜，注重江南地域环境和南方人群的体质特点，形成独特的医治方式。①

《明清江南儒医》从地域文化视角观察江南地区医者的特点，与冯玉荣、余新忠等人的研究相类似。冯玉荣对江南地区儒医的研究也是从地域文化的视角切入，进而探讨江南地区湿热的气候特征与儒学兴盛的

---

① 杨奕望：《明清江南儒医的守正与通变》，上海人民出版社2021年版，第12—13页。

社会现象对医学的影响。不过，与《明清江南儒医》关注地域文化影响下江南医者的身份选择不同，冯玉荣多以江南医者的医学观念为个案，关注医学知识的地域化问题。[①]另外，余新忠也注意到清代江南医者在声名的获取与流传上的地域特征，并揭示了清代医者医名获取及其流传的社会文化机制。[②]

此外，以往学界对儒医问题的研究多关注儒医身份的生成过程或某一地域的儒医，且各区域间儒医的研究成果十分不平衡，如徽州医学的相关研究成果颇多，但华北、西北、华南等地域的研究成果十分稀少。《明清江南儒医》在进一步丰富江南地区儒医研究的同时，也为其他区域儒医的研究提供了可以借鉴的范式。

二　身份认同视角下医者的自我塑造

除强调以地域视角分析江南医者群体的成长特点外，《明清江南儒医》还注重考察医者在自我身份塑造方面的主动性，并从内外两方面论述了明清时期江南医者的儒医身份，即儒医身份的形成不仅是江南独特地域文化的影响，更是在时代背景下医者做出的主动选择。

以往学界对明清时期的儒医问题讨论颇多，尤其关注儒医这一社会身份的形成过程。自宋以来，在"良医良相"观念的影响下，医者逐渐脱离巫、佛、道等社会群体，转而依附儒士阶层，并衍生出"以医理喻儒家治国之理"的观念，使得医者与儒士之间的界限更加模糊。不同于宋金时期，医学中心在明清时期已由北方转移至江南，医学活动的繁荣

---

① 冯玉荣：《清代地域医学知识的书写——以钱塘王琦〈医林指月〉为中心的讨论》，《中医药文化》2019年第5期。

② 余新忠：《扬州"名医"李炳的医疗生涯及其历史记忆——兼论清代医生医名的获取与流传》，《社会科学》2011年第3期。

带来了江南地区儒医数量的增多。《明清江南儒医》认为造成该现象的原因是江南地区在明清时期已成为全国性的文化中心，文教事业高度发达，在科举制的影响下，崇文重教已成为江南社会的普遍共识，这也导致了儒家学说的广泛传播。在此背景下，医学与儒学相互融通，许多在科举竞争中失败的儒士转而从事医学实践。《明清江南儒医》在论述医者时，并不仅聚焦于医者的医学贡献，同样重视他们在儒学上的成就，体现所论医者"亦儒亦医"的双重身份。在《明清江南儒医》论述中，顾定芳和陈莲舫两位医者的例子深刻体现了上述特点。明嘉靖年间松江府医者顾定芳常在家乡救济他人，且与诸多儒士交往甚密，后便在太医院担任御医；另一位晚清医者陈莲舫自幼习儒，涉猎经书，凭借高超的医术和深厚的儒学底蕴，与岑春煊、盛宣怀和张之洞等督抚大员来往密切，最终利用个人名望和社会影响，进入太医院担任御医并数次为光绪帝治疗病症，陈莲舫的御医生涯也推动了其个人医学观念的传播。

因此，可以看出明清时期江南地区的医者对儒医身份基本已广泛认同，医者通过各种渠道获得儒医身份后，既有利于扩大自己的医名，获取更大利益，又有利于加强与士人阶层的联系。不仅如此，《明清江南儒医》还注意到一些儒士的医学研究，将其亦归为儒医行列，如冯时可和赵元益。冯时可虽是一位文学家，诗词成就较高，但其对医术颇有心得，不仅有许多以医药为主题的诗词创作，而且还编著了两部医书。晚清学者赵元益由于受其精通医术的外祖父影响，从小对医药颇感兴趣，藏书世家的生长环境又使得他对各类书籍十分熟稔，得益于此，赵元益在进入江南制造局翻译馆后，支持翻译了大量医学书籍，在随薛福成出使西洋时，担任医官，深受薛福成的信赖。

另一方面，医者对儒医身份的自我认同，使得在医疗活动中医者常以儒士的标准要求自己，并形成了浓厚的医德文化。《明清江南儒医》中专有"医德病患"主题，用以论述儒医与病患间的互动关系。《明清江南儒医》认为正是由于儒医的身份，致使医者在医疗活动中除最基本的治病救人外，尚有更多的道德追求，《明清江南儒医》以清代医者怀抱奇的《医彻》为例，认为儒医具有志诚之心、同理之心和能忍之心三方面的道德追求。此外，《明清江南儒医》还系统分析了晚清医者陆以湉《冷庐医话》中所体现的仁心仁术、和合共生、精益求精和抱诚守真的医德文化。

由上可见，《明清江南儒医》以身份认同视角剖析明清时期江南地区的儒医群体，更注重医者对自我身份的主动选择，以及医者所流传的优良品质。这与以往对儒医问题的研究不同。在儒医问题上，陈元朋所著《两宋的"尚医士人"与"儒医"：兼论其在金元的流变》当起发轫之功，在论述时间段上，与《明清江南儒医》刚好相衔接。另外，祝平一在《宋、明之际的医史与"儒医"》一文中对儒医身份的演变也有较为详细的论述。[①]不过，以上两者旨在论述儒医身份的形成过程以及影响因素，更注重分析外部原因。由于儒医身份在明代已经被大众所接受，因此《明清江南儒医》一书并不涉及儒医身份的形成问题，而是着重探讨医者自身对儒医这一兼具"医"与"士"双重身份的认可与接受。

此外，尽管《明清江南儒医》在探讨医德病患时多使用医案医话等史料，关注医者与病患之间的互动交流，试图打破以往医学史研究通常以医者为中心的研究角度，[②]但《明清江南儒医》似乎并未意识到，医案医话的记述者依旧是医者，因此，通过医案医话所观察到的医德病患仍是以医者为中心的探讨。由于"儒医"是一种兼具"医"与"士"的双重身份，因此，除从医者角度探讨之外，补充士人眼中的儒医形象，或

---

① 祝平一：《宋、明之际的医史与"儒医"》，《历史语言研究所集刊》第77册，2006年，第442—443页。

② 杨奕望：《明清江南儒医的守正与通变》，上海人民出版社2021年版，第118页。

许会使儒医相关的研究更加丰满。①

三　江南文化及其医者形象

《明清江南儒医》从地域文化视角和身份认同视角两方面论述了明清时期江南的儒医群体，通过分析18位个体医者的不同成长经历，归纳为江南地域、医儒交游、医德病患和中西汇通四个方面，为读者展现了明清时期江南地区医学文化发展流变的一个历史剖面。作为专业从事中医文献研究的学者，杨奕望对医学知识十分熟稔，对各类医学术语也了如指掌，因此对于一些具有专业性质的医学史料，《明清江南儒医》也可运用自如。如《明清江南儒医》在强调医者对儒学的态度时，注意到以往历史学者较少使用的医案医话，并使用其中表明医者自身立场的史料，更具客观性。

《明清江南儒医》对明清江南儒医群体的研究，既注意到在时局变迁过程中，医者为调适学术而做出的通变，也注意到由于江南文化特性的影响，医者对儒医的自我身份认同未曾更易，在医者的道德价值取向方便也始终守正如初。总之，《明清江南儒医》在一定程度上丰满了目前学界对地域文化与医者形象的相关研究，在提出问题与解决问题的同时，作者在书中也多次提及儒医所体现的优良品质对当今社会具有重要的借鉴意义。尽管我们无法将以史为鉴的有效性加以系统的量化，但正如作者在书中所憧憬的那样，来源于儒家学说的医者仁心仁术的医德具有普遍性，在当今时代，或仍有特殊意义。

---

① 参见高加康、吴大昕：《士医之交：程敏政〈篁墩文集〉中医者的形象书写》，《地域文化研究》2022年第2期。

注释凡例

本刊注释（除文内注外）一般采取页下注（脚注）的方式，注释序号用123……标示。具体注释规范如下：

1.著作

标注顺序：责任者与责任方式/书名/卷册/出版者、出版时间、版次（初版除外）/页码。

示例：

余东华：《论智慧》，中国社会科学出版社2005年版，第35页。

2.译著

标注顺序：责任者国别、责任者与责任方式/书名/其他责任者与责任方式/出版者、出版时间、版次（初版除外）/页码。

示例：

[美]弗朗西斯·福山：《历史的终结及最后之人》，黄胜强等译，中国社会科学出版社2003年版，第7页。

3.析出文献

标注顺序：①责任者/析出文献题名/所载文集责任者与责任方式/所载文集/出版者、出版时间、版次（初版除外）/页码。

示例：

刘民权等：《地区间发展不平衡与农村地区资金外流的关系分析》，载姚洋《转轨中国：审视社会公正和平等》，中国人民大学出版社2004年版，第138—139页。

4. 期刊、报纸

标注顺序：责任者/所引文章名/所载期刊名、年期（或卷期、出版年月）。责任者/所引文章名/所载报纸名称/出版年、月、日及版别。

示例：

袁连生：《我国义务教育财政不公平探讨》，《教育与经济》2001年第4期。

杨侠：《品牌房企两级分化 中小企业"危""机"并存》，《参考消息》2009年4月3日第8版。

5.转引文献

标注顺序：责任者/文献题名/转引文献责任者与责任方式/转引文献题名/出版者、出版时间、版次（初版除外）/页码。

示例：

费孝通：《城乡和边区发展的思考》，转引自魏宏聚《偏失与匡正——义务教育经费投入政策失真现象研究》，中国社会科学出版社2008年版，第44页。

6.未刊文献

（1）学位论文、会议论文等

标注顺序：责任者/文献题名/论文性质/地点或学校/文献形成时间/页码。

示例：

赵可：《市政改革与城市发展》，博士学位论文，四川大学，2000年，第21页。

任东来：《对国际体制和国际制度的理解和翻译》，全球化与亚太区域化国际研讨会论文，天津，2006年6月，第9页。

（2）档案文献

标注顺序：文献题名/文献形成时间/藏所/卷宗号或编号。

示例：

《汉口各街市行道树报告》，1929年，武汉市档案馆藏，资料号：Bb1122/3。

7.电子文献

标注顺序：责任者与责任方式／文献题名／获取或访问路径。

示例：

陈旭阳：《关于区域旅游产业发展环境及其战略的研究》，2003年11月，中国知网（http://www.cnki.net/index.htm）。

8.古籍

标注顺序：责任者与责任方式／文献题名（卷次、篇名、部类）（选项）／版本、页码。部类名及篇名用书名号标示，其中不同层次可用中圆点隔开，原序号仍用汉字数字。页码应注明a、b面。

示例：

《太平寰宇记》卷36《关西道·夏州》，清金陵书局线装本。

姚际恒：《古今伪书考》卷3，光绪三年苏州文学山房活字本，第9页a。

9.外文文献

（1）专著

标注顺序：责任者与责任方式／书名／出版地／出版者／出版时间／页码。书名用斜体，其他内容用正体；出版地后用英文冒号，其余各标注项目之间用英文逗号隔开（下同）。

示例：

Seymou Matin Lipset and Cay Maks, *It Didn't Happen Hee:Why Socialism Failed in the United States*, New York: W.W.Norton & Company, 2000, p.266.

（2）析出文献

标注顺序：责任者与责任方式／析出文献题名／所载书名或期刊名

及卷册/出版时间，页码。析出文献题名用英文引号标示，期刊名或书名用斜体，其他内容用正体。

示例：

Christophe Roux-Dufort, "Is Crisis Management(Only) a Management of Exceptions?" *Journal of Contingencies and Crisis Management*,Vol.15, No.2, June 2007.

征稿启事

中医药学是中华传统文化的瑰宝，是打开中华文明宝库的钥匙。坚定中医药文化自信、彰显中医药人文底蕴，是当代中医药人的重要使命。基于此，长春中医药大学特创办《中医药历史与文化》学术集刊，旨在传承中医药历史、弘扬中医药文化，打造推动中医药人文研究的学术阵地。《中医药历史与文化》倡导跨学科、多学科交融的研究范式，涵盖中医药文化与哲学、文学、历史、考古、图像、叙事医学等学科领域，深入探索中医药发展规律，具有鲜明的中医药人文特色。本刊由中国社会科学出版社出版，每年两辑。诚请学界专家学者赐稿支持，一经录用，稿酬从优。

投稿注意事项如下：

1.稿件需坚持正确的政治导向，具有学术性和原创性。要求资料翔实、数据可靠、论点明确、结构严谨、层次分明、文字精炼。

2.稿件应包括题目（包括英文标题）、作者姓名、中英文摘要（300字左右）、关键词（4—6个）、基金项目名称及编号、作者简介（包括工作单位、学历、职称、研究方向、联系方式）等项。稿件字数以1.5万左右为宜，本刊亦欢迎精研大稿、精论长文。请用Word文档发至投稿邮箱。

3.本刊在编辑过程中可能会对来稿有文字性修改和删减，凡涉及内容的修改，则将提请作者酌处，文责自负。稿件请勿一稿多投。

4.本刊实行专家匿名审稿制度，审稿周期为2个月，若未能奉复，作者可自行处理。

    5.本刊注释采用页下注，注释规范请参照本刊《注释凡例》。

    投稿邮箱：zyylsywh@163.com

    联系电话：0431–86172613

《中医药历史与文化》编辑部